ZUR

PATHOLOGIE UND THERAPIE DES MENSCHLICHEN ÖDEMS

ZUGLEICH EIN BEITRAG ZUR LEHRE VON DER SCHILDDRÜSENFUNKTION

EINE KLINISCH-EXPERIMENTELLE STUDIE

AUS DER I. MEDIZINISCHEN KLINIK
UND DEM PHARMAKOLOGISCHEN INSTITUTE IN WIEN

VON

DR. HANS EPPINGER
A. O. PROFESSOR, ASSISTENT DER ERSTEN MEDIZINISCHEN KLINIK
DER UNIVERSITÄT WIEN

MIT 37 TEXTABBILDUNGEN

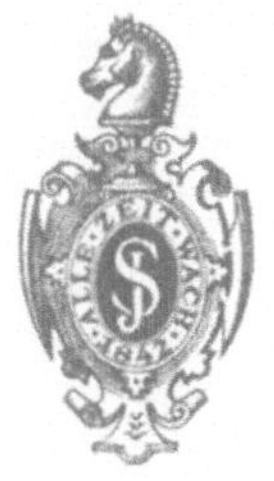

Springer-Verlag Berlin Heidelberg GmbH

1917

ISBN 978-3-642-98699-4 ISBN 978-3-642-99514-9 (eBook)
DOI 10.1007/978-3-642-99514-9

Originally published by Julius Springer in Berlin 1917.
Softcover reprint of the hardcover 1st edition 1917

IN MEMORIAM

12. VIII. 1916.

Vorwort.

Es war zunächst geplant, unsere Untersuchungen über den Einfluß des Schilddrüsensaftes auf die Diurese in Form aufeinanderfolgender Mitteilungen zu veröffentlichen. Das Tatsachenmaterial nahm aber allmählich einen großen Umfang an, so daß ich mich entschloß, die ganze hier aufgerollte Frage einheitlich zu bringen und sie in einer Monographie zusammenzufassen.

Bei einem großen Teil der klinischen Untersuchungen fand ich die Unterstützung durch cand. med. Georg Steiner. Herrn Prof. E. P. Pick, Assistent am pharmakologischen Institute danke ich vielmals für Rat und Tat bei den experimentellen Arbeiten.

Die „Prinz Lichtenstein-Stiftung“ hat mir eine namhafte Summe zur Verfügung gestellt, die es mir ermöglichte diese experimentelle Studie in Angriff zu nehmen. Es ist mir eine angenehme Pflicht dem Kuratorium an dieser Stelle meinen Dank abzustatten.

Wien, 3. Jänner 1917.

Hans Eppinger.

Inhaltsverzeichnis.

Einleitung.

Als ich vor mehreren Jahren mit der Thyreoidbehandlung mancher Formen von menschlichen Ödemen begann, glaubte ich zunächst einer rein klinischen Frage gegenüberzustehen und hoffte ein neues Diuretikum gefunden zu haben. Wenn ich auch auf Grund der relativ häufigen Erfolge davon überzeugt war, daß es sich hier kaum mehr um Zufälligkeiten handeln dürfte, so wollte ich doch diesem Einwande gleich von allem Anfange an begegnen und bemühte mich, dem ganzen Probleme eine gewisse experimentelle Grundlage zu geben, um auch auf diese Weise eventuell dem Verständnisse des Wirkungsmechanismus des Schilddrüsensaftes gegenüber dem Ödeme näher zu kommen.

Zuerst glaubte ich, daß vielleicht das Thyreoid, ähnlich wie andere harntreibende Mittel, seinen Angriffspunkt in der Niere besitzt; meine Versuche belehrten mich aber bald eines anderen. Obwohl sich unter Schilddrüsenfütterung Erfolge erzielen lassen, die leicht im Sinne einer direkt von der Niere ausgehenden Diurese gedeutet werden können, vermißten wir im akuten Nierenversuche jegliches Zeichen einer Thyreoidwirkung; es mußten daher noch andere Möglichkeiten in Betracht kommen, von denen in letzter Linie die Harnflut auch noch abhängig sein kann. Da auf dem Wege zwischen Magen und Niere die „Gewebe“ eingeschaltet sind und die sezernierenden Apparate unseres Organismus ihr Absonderungsmaterial nicht direkt aus dem Blute schöpfen, sondern es aus der „Lymphe“ beziehen, so drängte sich allmählich die Vorstellung auf, daß jenes Medium, das sich zwischen Bluträumen und Organzellen ausbreitet, vielleicht aktiv — ursprünglich wählten wir hier den Vergleich mit einem Schwamm — am Flüssigkeitskreislaufe beteiligt ist und daher auch Einfluß auf die Diurese nehmen kann; hier — stellte ich mir vor — könnte das Sekret der Thyreoidea eingreifen und indirekt zur vermehrten Harnabsonderung Anlaß geben, indem dieser supponierte Schwamm bald stärker, bald weniger reichlich das in den Blutgefäßen zirkulierende, eben getrunkene Wasser temporär der Niere entzieht.

Bevor wir uns mit dem Einflusse der Thyreoidea auf die Gewebsflüssigkeit beschäftigen konnten, war es notwendig, sich über den normalen Bewegungsmodus der Gewebslymphe zu orientieren und sich dabei auch zu fragen, ob sich die erwähnte Vorstellung überhaupt mit den physiologischen Tatsachen irgendwie in Einklang bringen läßt. Leider ist gerade dieses Gebiet der menschlichen Physiologie, weil es so schwer einer experimentellen Beobachtung zugänglich ist, nur wenig bearbeitet; es schien daher schon im Prinzipe wenig aussichtsreich, hier mit pathologischen Fragestellungen einen Versuch zu machen; trotzdem haben wir uns aber nicht abschrecken lassen und ich glaube nicht zum Nachteile des Studiums gerade der normalen Verhältnisse.

Im Laufe meiner Untersuchungen habe ich mich bemüht, in verschiedenster Weise einer Klärung der Schilddrüsenwirkung auf Ödemansammlungen näher zu kommen; da die einzelnen Tatsachen, wie sie sich im Laufe meiner Untersuchungen ergeben haben, jetzt nebeneinander gestellt, gut in Einklang stehen, wäre es nachträglich ein leichtes gewesen, das ganze hier aufgerollte Problem von Anfang an, gleichsam von einem vorher konzipierten, einheitlichen großen Gesichtspunkte aus, vorzubringen. Ich vermeide dies und will vielmehr versuchen, den ganzen Gegenstand so darzutun, wie er sich Schritt für Schritt im Verlaufe meiner Untersuchungen entwickelt hat.

Erstes Kapitel.

Kurzer Überblick über den gegenwärtigen Stand der Ödemfrage, speziell bei Nephritis. — Eigene Fragestellung. — Gibt es eine forme fruste des Myxödems? — Unsere klinischen Erfahrungen mit der Thyreoidbehandlung bei Ödemen: a) bei der sogenannten „Myodegeneratio cordis", b) bei Nierenkrankheiten, c) bei sicheren Herzaffektionen, d) bei Leberzirrhosen mit Aszites. — Schilddrüsentabletten sind gegen Ödeme kein Allheilmittel. — Verhalten zu anderen Medikamenten. — Art und Weise der von uns geübten Schilddrüsentherapie. — Ergeben sich aus den vorgebrachten klinischen Erfahrungen irgendwelche Konsequenzen für die Annahme eines Zusammenhanges zwischen dispositioneller forme fruste des Myxödems und Krankheitsentwicklung? — Wie verhält sich die Schilddrüse in solchen Fällen? Experimentelle Studien, die sich mit der Frage beschäftigen, ob länger währende venöse Stauung im Bereiche der Schilddrüse imstande ist, ihre Tätigkeit zu beeinflussen. — Zusammenfassung.

Kurzer Überblick über den gegenwärtigen Stand der Ödemfrage, speziell bei der Nephritis. Die Frage der Pathogenese der menschlichen Ödeme erscheint noch immer nicht völlig geklärt, obwohl gerade in letzter Zeit diesem Kapitel der allgemeinen Pathologie wieder ein erhöhtes Interesse entgegengebracht wurde.

Vor allem waren die verschiedenen Formen von Wassersucht, wie sie im Gefolge von akuten und chronischen Nierenkrankheiten aufzutreten pflegen, stets Gegenstand einer lebhaften Diskussion; noch immer, ähnlich wie zu Zeiten Cohnheims [1]), stehen sich auch heute noch zwei Meinungen über den Entstehungsmodus der Ödeme bei Nephritis gegenüber. Auf der einen Seite versucht man die Erkrankung des Nierenparenchyms allein für die Wassersucht verantwortlich zu machen, auf der anderen beschuldigt man auch extrarenale Faktoren. Für die Annahme einer ausschließlich renalen Ätiologie der Ödeme wurde vor allem das eigentümliche Verhalten der Wasserausscheidung herangezogen. So hat schon Bartels [2]) — zum größten Teile gelten seine Argumente auch heute noch — zeigen können, daß die Ödeme häufig auftreten und in dem Maße wachsen, als die Harnmenge abnimmt, resp. ansteigt. Da man bei Störungen im Wasserexporte in erster Linie

[1]) Cohnheim, Allg. Pathol. II. Aufl. I. Bd. p. 437 u. II. Bd. p. 446.

[2]) Bartels, Krankheiten d. Harnapparates. Tiemssens Handbuch IX. 1. Hälfte. 1875. p. 87.

die Nieren beschuldigte, so meinte man, daß unter krankhaften Bedingungen eben die Nieren die Fähigkeit verloren haben, das Wasser zur Ausscheidung zu bringen. Das retinierte Wasser soll sich zuerst in den Blutgefäßen stauen und wenn erst hier gleichsam kein Platz mehr ist, dann tritt der Überschuß in die Gewebsräume und gibt Anlaß zu jenen Erscheinungen, die wir Ödem nennen.

In neuerer Zeit beschuldigt man nicht so sehr die Unfähigkeit der Nieren das Wasser zu eliminieren, als vielmehr die Salze, vor allem das Kochsalz, und sieht darin den Grund für die Entstehung der Ödeme. Das Kochsalz wird in den Säften zurückgehalten und hält seinerseits wieder Wasser zurück. Tatsächlich gelingt es ja bei vielen Nierenkrankheiten, durch eine Zulage von Kochsalz zur Nahrung, die Ödeme zu steigern und andererseits, durch Entziehung desselben aus den gewöhnlichen Speisen, die Wassersucht oft zum Schwinden zu bringen.

Gegen die Annahme einer ausschließlich renal bedingten Wassersucht sind verschiedene Argumente angeführt worden. So besteht sicherlich kein Parallelismus zwischen der Schwere der Nierenerkrankung und der Intensität der Ödeme; gerade die schwersten Formen von Nephritis, die unter den Erscheinungen einer allgemeinen Harnvergiftung zum Tode führen, zeigen oft usque ad finem keine Wassersucht. Die in neuerer Zeit vertretene Anschauung, es wären vielleicht nur bestimmte Nierenabschnitte, die für den Salzexport in Betracht kämen, und nur die Erkrankung dieser Teile stünden in letzter Linie mit der Ödembildung in Zusammenhang, läßt sich durch anatomische Befunde nicht stützen. Gegen die Annahme einer rein renalen Störung spricht auch folgendes Moment: wenn tatsächlich das erkrankte Nierenfilter weder für Salze, noch für Wasser durchlässig wäre, so müßten sich beide bei nephritischen Ödemen zuerst in den Blutgefäßen angehäuft finden; in Wirklichkeit vermissen wir aber oft gerade hier die Hydrämie; ja man kann manchmal sogar das Gegenteil — Eindickung des Blutes — beim typischen Morbus Bright finden.

Man ist daher vielfach zu der Überzeugung gekommen, daß bei der Entstehung der nephritischen Ödeme auch extrarenale Faktoren in Frage kommen müssen. Schon Cohnheim hat ja bekanntlich dem Verhalten der Gefäßwandungen große Bedeutung zugemessen; ähnlich wie man bei der experimentellen Entzündung eine erhöhte Durchlässigkeit für rote und weiße Blutkörperchen durch die Kapillarwandungen mikroskopisch feststellen kann, in gleicher Weise dachte er, könnte man bei manchen Nierenkrankheiten an eine gesteigerte Durchlässigkeit für Flüssigkeit denken. Als Beweis für diese seine Anschauung dienten ihm die Versuche mit intravenöser Infusion großer Mengen von physiologischer Kochsalzlösung. Beim normalen Tier kam es nie zu Ödemen; wurde dagegen die Haut im Sinne einer Entzündung geschädigt, so kam es im Bereiche der gereizten Stelle zu einer Schwellung, ähnlich wie beim Ödem. Durch diese Versuche hat Cohnheim auch gleichzeitig einen direkten Zusammenhang zwischen Hydrämie und Ödembildung ausgeschlossen.

Viel versprach man sich für die Klärung der Frage, als man im Uran ein Gift kennen lernte, mit dem man experimentell ein Krankheitsbild erzeugen konnte, welches dem menschlichen Morbus Brightii bis zu einem gewissen Grade ähnlich ist. Kaninchen bekommen nach entsprechenden Dosen von Uran Nephritis und Ödeme. Vor allem hoffte man auf diese Weise an den Gefäßen Veränderungen nachweisen zu können. Anatomische Untersuchungen führten aber in dieser Richtung zu keinem Resultate; funktionell erwiesen sich allerdings die durch Uran geschädigten Gefäße für Salze durchlässig. Doch kann man auch diesen Befunden kaum eine weitere Bedeutung zumessen, nachdem sich eine erhöhte Permeabilität auch bei anderen experimentellen Nephritiden feststellen ließ, wo es aber zu keinem Ödem gekommen war.

In Erwägung dieser und noch vieler anderer Tatsachen haben sich die meisten Kliniker dahin geeinigt, daß bei der Entstehung der renalen Wassersucht, sowohl Veränderungen an den Gefäßen, als auch Störungen der Nierenfunktion in Betracht kommen. Meinungsverschiedenheiten bestehen derzeit nur noch darüber, ob die Alterationen an den Gefäßen auf dieselbe Noxe zurückzuführen sind, wie die Veränderungen an der Niere selbst, oder ob die Schädigung im Kapillarbereiche als eine Folge der Nephritis anzusehen ist.

Obwohl man sich also in der Klinik vielfach bemühte, für die Entstehung der renalen Ödeme Schädigungen an den Gefäßen verantwortlich zu machen, so kann man sich doch nicht verhehlen, daß man auf objektiv nachweisbare Veränderungen an denselben bis jetzt noch wenig geachtet hatte. Bloß Heß[1]) sah in nicht wenigen Fällen von Nephritis eine angeborene Enge des Gefäßsystemes und bezog dieselbe auf eine abnorme Beschaffenheit des Zirkulationssystemes infolge degenerativer Anlage. In jüngster Zeit hat Fischer[2]) eine Reihe interessanter Versuche über die Quellungsfähigkeit tierischer Gewebe angestellt und seine Resultate für eine Theorie des Ödems ausgebaut. So schön die theoretischen Voraussetzungen sind, so muß man doch seine Auffassung als unmöglich hinstellen, weil das menschliche Ödem ein rein interzelluläres ist, während nach den Vorstellungen von Fischer auch die Zellen selbst gequollen sein müßten, was aber nicht der Fall ist. Quellung und Schwellung lassen sich eben nicht miteinander identifizieren.

Endlich noch einige Worte über die Deutung der kardialen Wassersucht. Man glaubt vielfach, daß die Entstehung dieser Ödeme eine sehr einfache ist. Je mehr man sich aber mit dieser Frage beschäftigt, desto mehr kann man sich auch hier von den Schwierigkeiten überzeugen, die sich einer einfachen Erklärung gegenüberstellen; eine

---

[1]) Heß, Über das Brightsche Ödem. Zeitschr. f. klin. Med. 82. p. 1. 1915.
[2]) Fischer, Das Ödem, Dresden 1911 u. die Nephritis, Dresden 1912.

Erhöhung des venösen Blutdruckes allein erklärt die „kardiale“ Wassersucht durchaus nicht vollständig. Wir wissen, daß z. B. nach Verschließung einer großen Vene nicht immer Ödem auftritt; beim Tier gelingt es wenigstens nie, Schwellungen der hinteren Extremitäten zu erzeugen, wenn auch die Cava inferior abgebunden wurde. Vielleicht stimmt damit die vielfach klinisch beobachtete Tatsache überein, daß wir oft beim Menschen schwere „kardiale“ Störungen sehen können, die durchaus nicht immer zu Wassersucht führen müssen.

Eigene Fragestellung. Der Gedanke, daß dispositionelle Unterschiede bei den einzelnen Menschen bestehen dürften, warum das eine Mal dieselbe Noxe Ödem nach sich zieht, ein andermal aber der gleiche Prozeß ohne Wassersucht einhergeht, ist ein sehr alter. Klarere Begriffe im Sinne physiologischer Vorstellungen hat man aber damit nur selten verbunden. Mit der Möglichkeit unter diesen komplizierten Verhältnissen auch die Tätigkeit der Drüsen mit innerer Sekretion heranzuziehen, ist meines Wissens, soweit es sich um die Ödemfrage handelt, bisher noch nicht gerechnet worden. Daß aber manchmal, eben bei Zuständen, die auf dispositionelle Unterschiede zurückgreifen, die endokrinen Drüsen eine gewisse Rolle spielen können, ist schon einmal von uns hervorgehoben worden, als wir das verschiedene Verhalten im Tonus des vegetativen Nervensystems studiert haben. Eben weil diese Innervation vielfach unter der Kontrolle der Drüsen mit innerer Sekretion steht, schien es gerechtfertigt, eben bei einer Verschiebung des physiologischen Gleichgewichtes in diesem Systeme, Störungen der Funktion der Drüsen mit innerer Sekretion verantwortlich zu machen.

Wir gingen somit von folgender Fragestellung aus: es ist eine bekannte Tatsache, daß die Haut des Basedowkranken, wo wir doch einen Hyperthyreoidismus annehmen, dünn, elastisch und gut durchblutet ist. Man hat förmlich den Eindruck, hier eine Haut vor sich zu haben, die zur Aufnahme von Ödemflüssigkeit wenig prädisponiert erscheint. Im Gegensatze dazu ist die Haut des Myxödemkranken dick, sukkulent; daß auch in ihr die Stoffwechselvorgänge langsam vor sich gehen, lehrt nicht nur die allgemeine Beschaffenheit der Kutis (sie ist trocken, abschilfernd, Verletzungen oder Hautkrankheiten zeigen eine geringe Heilungstendenz), sondern auch das Wachstum jener Gebilde, die mit der Haut genetisch in unmittelbarem Zusammenhange stehen: die Brüchigkeit und das langsame Nachwachsen der Nägel — ist eine bekannte Erscheinung des Myxödems. Wenn man sich weiter daran erinnert — was auch in vielen Büchern zu lesen ist, in denen das Myxödem zur Sprache kommt —, wie häufig solche Patienten so aussehen, als litten sie an hochgradigem Ödem, so liegt es nahe, darüber einmal die Diskussion zu eröffnen, ob nicht die Schilddrüsentätigkeit und die Disposition zur Ödembildung zueinander in irgendeiner Beziehung stehen. Die konkrete Frage, die wir uns also ursprünglich vorgelegt haben, war: Neigen Individuen, die an einer milden Form von konstitutionellem Hypothyreoidismus leiden, ganz besonders zu Ödemen, und weiters, ist Schilddrüsensubstanz in jenen Fällen von chronischen Ödemen zu verwenden, wo sich durch die Beschaffenheit der Wassersucht bis jetzt jegliches Diuretikum als ohnmächtig erwiesen hat.

Gibt es eine forme fruste des Myxödems? Wenn wir auch von der Vorstellung ausgegangen sind, es könnte vielleicht ein gewisses Minus an Schilddrüsensubstanz von ausschlaggebender Bedeutung für die Anlage zu Ödemen sein, so waren wir uns natürlich darüber klar, daß dieses Moment nicht in jedem Falle von Wassersucht in Frage kommen kann. Denn die Häufigkeit der Krankheiten, bei denen es zu Ödemen kommt, ist so groß und umgekehrt ein echtes Myxödem so selten, daß ein statistischer Vergleich hier überhaupt ganz außer Frage steht. Aber selbst unter der Voraussetzung, daß nur in einem gewissen Prozentsatze eine leichte Insuffizienz der Schilddrüse in Betracht käme, so mußte man sich doch fragen, warum kennt man bis jetzt nicht das Krankheitsbild einer forme fruste des Myxödems? In der Klinik erwachsener Kranken wurde bis jetzt kaum mit dieser Möglichkeit gerechnet; bloß in der Kinderheilkunde wurde diese Frage bereits einmal aufgerollt: so spricht Hertoghe[1]) von einem chronischen gutartigen Hypothyreoidismus; er beschreibt dieses Krankheitsbild vor allem beim Kinde; in seiner Publikation kommt er aber auch auf einzelne Fälle beim Erwachsenen zu sprechen. Was für Symptome will nun Hertoghe als Zeichen des gutartigen Hypothyreoidismus gedeutet wissen? Beim Kinde spielt natürlich proportional dem Alter das Zurückbleiben im Wachstum eine große Rolle; verspätete Ossifikation läßt sich leicht durch das Röntgenverfahren feststellen. Von den vielen anderen Erscheinungen, auf die er zurückkommt, will ich hauptsächlich nur jene hervorheben, von denen ich glauben möchte, daß sie beim Erwachsenen in Betracht kommen und zum Teil auch von mir in einigen Fällen gesehen wurden: unmotivierter und frühzeitiger Haarausfall, besonders die vollständige Enthaarung der Augenbrauen; rasch fortschreitende Karies der Zähne, weniger der Schneide- als der Backenzähne; erstere sind oft fehlerhaft gestellt; Neigung zu Hernien, besonders die Nabelhernie habe ich in solchen, mir verdächtig erscheinenden Fällen oft gesehen; Varizen an den unteren Extremitäten und Ulcera cruris. Folgenden Satz, der auf die Symptomatologie des chronischen gutartigen Hypothyreoidismus Bezug nimmt, möchte ich aus der Publikation von Hertoghe abgedruckt wissen: „Jod und Quecksilber sind die Präparate für Syphilis und bilden oft das einzige Mittel (die Arbeit stammt aus dem Jahre 1900) zur Diagnose. Ebenso ist das Thyreoid der Prüfstein für den versteckten Hypothyreoidismus“. Die ganze

[1]) Hertoghe, Rolle der Schilddrüse bei Stillstand u. Hemmung des Wachstums übersetzt v. Spiegelberg. München (J. F. Lehmann) 1900.

Darstellung ist in mancher Beziehung zu weit gegangen, indem der Autor viel zu viel einbezogen wissen will, was sicher nicht hierher gehört. Trotzdem steckt meines Erachtens ein gesunder Kern in dieser Publikation und sie verdient daher mehr Interesse als es bis jetzt geschehen ist.

Sollten wir also im folgenden sehen, daß es tatsächlich gelingt, hartnäckige Ödeme durch Schilddrüsenzufuhr günstig zu beeinflussen, so kämen eigentlich bei der Beurteilung dieser Wirkung zwei Möglichkeiten in Betracht: entweder zwingt uns tatsächlich dieser Befund, fernerhin mit einem häufigeren Vorkommen gutartiger Formen von Hypothyreoidismus, eventuell mit formes frustes des Myxödems auch bei Erwachsenen im Sinne von Hertoghe zu rechnen, oder aber der Schilddrüsensaft ist ein Diuretikum wie andere Substanzen, was zwar pharmakologisch interessant ist, aber keine weitere biologische Bedeutung für sich in Anspruch nehmen würde.

Am Schlusse unserer Darlegungen werden wir noch einmal Gelegenheit haben, auf diesen Gegenstand zurückzukommen. Trotzdem glaube ich aber einem solchen abschließenden Urteile nicht vorzugreifen, wenn ich schon hier sage, daß es uns nicht unwahrscheinlich erscheint, wenn wir in Zukunft öfter mit milderen Formen von gutartigem Myxödem rechnen sollen, als es bis jetzt geschehen ist.

Unsere klinischen Erfahrungen mit der Thyreoidbehandlung bei Ödemen. Im Laufe der letzten vier Jahre haben wir bei Patienten mit hochgradigen Ödemen in einer ziemlich großen Zahl der Fälle Schilddrüsentabletten verfüttert und sahen sehr oft noch mächtige Diuresen einsetzen selbst wenn bis dahin jedes andere Medikament versagt hatte. Ohne uns hier schon mit der Indikationsstellung beschäftigen zu wollen, soll trotzdem betont werden, daß wir anfangs Thyreoidea nur dann gegeben haben, wenn sich vorher alle anderen Mittel — Digitalis, Kalomel, Diuretin, chlorfreie Diät — als unwirksam erwiesen hatten.

Im Laufe unserer Beobachtungen sind wir allmählich zu der Überzeugung gekommen, daß sich das Thyreoid speziell bei ganz bestimmten Krankheitstypen bewährt; wir werden daher im folgenden die einzelnen Fälle nicht wahllos nebeneinander fügen, sondern uns bemühen, sie in gewisse Systeme einzufügen. Wir werden daher im Anschlusse an die Besprechung einer solchen Gruppe einzelne allgemeine Bemerkungen anschließen, die uns für die Beurteilung dieses Krankheitsbildes wichtig erscheinen.

Bei der Auswahl der einzelnen Beispiele haben wir uns von zwei Momenten leiten lassen: einerseits Fälle vorzuführen, wo sich gleichsam wie im Experiment einwandsfrei demonstrieren läßt, daß tatsächlich nur die Thyreoideazufuhr zur Diurese führte, und andererseits wiederum Beispiele zu bringen, wo der diuretische Erfolg ein ganz hervorragender war.

Im Anschlusse daran werden wir auch einzelne Ödemformen zur Sprache bringen, wo wir durch Thyreoid keine sicheren oder überhaupt keine Erfolge erzielt haben. Auch diese Fälle mußten hier Erwähnung finden, weil wir erst auf Grund unseres ganzen Tatsachenmaterials die Frage aufrollen wollen, unter welchen Bedingungen es auch der praktische Arzt wagen darf, Schilddrüsentabletten seinen Patienten zu geben.

a) Thyreoidbehandlung bei der sogenannten Myodegeneratio cordis.

Fall I.

Es betrifft einen 55jährigen Arbeiter, der seit vier Jahren über Atembeschwerden klagt; hie und da etwas Husten mit geringem Auswurf. Seit ca. $3^1/_2$ Jahren bemerkt er, daß ihm die Füße gegen Abend anschwellen. Anfangs verrichtete er noch seine Arbeit als Tischler. Seit ca. zwei Jahren aber ist er invalid; die Ödeme nehmen immer mehr zu. Er ist von vielen Ärzten behandelt worden und bereits dreimal in Spitalbehandlung gestanden. Anfangs gelang es noch, durch Digitalis oder durch Diuretin der Schwellungen Herr zu werden, später sind sie aber trotz dieser Medikamente nicht mehr geschwunden, so daß Pat. eigentlich seit $1^1/_2$ Jahren kontinuierlich ödematös ist. In letzter Zeit wird sein Körper, trotz aller möglichen Medikamente, immer unförmiger, so daß er seit ca. vier Wochen das Bett überhaupt nicht mehr verlassen kann. In rascher Folge kam es nun auch zu Ödemen im Gesicht, an den oberen Extremitäten und schließlich auch am Genitale. Der Patient, der in der Nacht schlecht schläft, liegt fast immer teilnahmslos zu Bett.

Bei der Aufnahme auf die Klinik wurde folgender Befund erhoben. Körpergewicht: 115 kg (in früheren Jahren betrug sein Maximalgewicht 84 kg). Patient liegt halbsitzend im Bett, das er völlig ausfüllt; über Schmerzen klagt er nicht; das Gesicht hat einen müden Ausdruck, die Lippen erscheinen livid verfärbt, der Mund ist halb geöffnet, die Zähne sehr schadhaft; während der Atmung hört man ein tief gestimmtes tracheales Pfeifen, während des Schlafens laut hörbares Schnarchen; Hals relativ schmal, keine tastbare Struma. Halsvenen nicht sichtbar; Karotiden gut zu tasten, nicht auffallend geschlängelt. Puls 90 rhythmisch, voll; Blutdruck 145 mm Hg, das Gefäßrohr fühlt sich nicht auffallend rigid an; die Arme bis in die Mitte des Oberarmes ödematös. Haut leicht zyanotisch, trocken. Finger dick, Nägel kurz, dick. Thorax faßförmig, in den seitlichen Partien starkes Ödem, besonders aber rückwärts. Respiration 24, oberflächlich, von kostalem Typus. Die unteren Lungengrenzen hochstehend, mit nur geringer respiratorischer Verschieblichkeit; bei der Auskultation hört man diffuses Giemen und Pfeifen, nirgends dichtes Rasseln oder Bronchialatmen; bloß hinten unten Veränderungen, die an Atelektasen mahnen. Herzspitzenstoß schwach tastbar im 5. Interkostalraum außerhalb der Mamilla. Die Herzdämpfung reicht beträchtlich über den rechten Seitenrand des Sternums, nach links bis zum Spitzenstoß, nach oben bis zur 2. Rippe. Töne leise, aber überall rein. Zum mindesten sind keine Geräusche zu hören. Der zweite Pulmonal- und ebenso auch der II. Aortenton nicht auffällig laut. Bei der Röntgenuntersuchung zeigt sich der Herzschatten 14—15 cm breit, das Herz ist außerordentlich hochgedrängt, Aorta nur mäßig verbreitert. Rückwärts erscheinen die Lungengrenzen ebenfalls hochgestellt und nur gering verschieblich. Das Abdomen ist durch das kolossale Ödem der vorderen Bauchhaut sowohl der Perkussion als auch der Palpation nur schwer zugänglich. Durch die enorme Schwellung der Haut hat sich eine förmliche Schürze unterhalb des Nabels gebildet, die auf den geschwollenen Schenkeln aufruht. Außerdem besteht eine ziemlich große Nabelhernie. Die Hautvenen im Bereiche des Bauches erscheinen, soweit man infolge des Ödems überhaupt urteilen kann, nicht erweitert. Die Größe der Leber läßt sich gleichfalls infolge des Hydrops nur schwer abschätzen; sie scheint aber auf jeden Fall über den Rippenbogen weit vorzuragen. Viel Flüssigkeit ist in der freien Bauchhöhle sicher nicht vorhanden. Das Ödem am Genitale ist im Verhältnis zur allgemeinen Wassersucht gering. Die Behaarung des Mons veneris sehr gering. Beim Liegen verschwindet das Genitale hinter den ödematösen Oberschenkeln.

Das Ödem an den unteren Extremitäten ist hochgradig; es erscheint sehr derb und ist ein Fingereindruck fast unmöglich. Die Haut selbst ist trocken und livid, teils krustig und abschilfernd, besonders im Bereiche der Unterschenkel. Beim Stehen des Patienten zeigt der Fuß Plattfußanlage; außerdem besteht beiderseitiger Halux valgus. Die Zehen fühlen sich kühl an. Der Harn wird nur in geringer Menge entleert, beim Stehen setzt er reichliches Sedimentum lateritium ab. Er ist sehr dunkel gefärbt und enthält Spuren von Albumin, viel Urobilin. Im Sediment vereinzelte hyaline Zylinder. Das spezifische Gewicht schwankt zwischen 1020 und 1027.

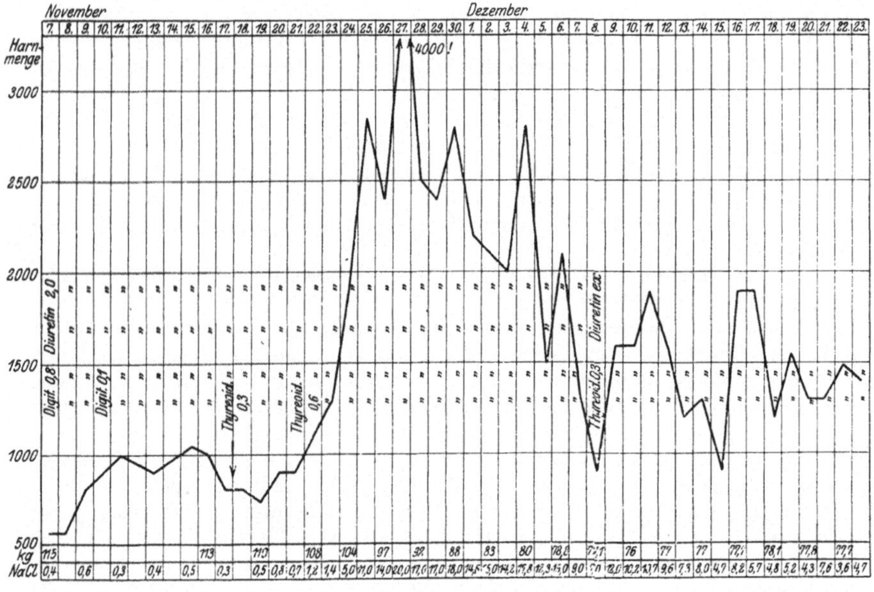

Abb. 1.

Obwohl wir aus den Mitteilungen seines Arztes erfahren hatten, daß der Patient eben erst Digitalis bekommen hatte, gaben wir ihm doch noch einmal größere Dosen davon. Hiebei war, wie aus der Abb. 1 zu entnehmen ist, ein leichter Erfolg zu erzielen, indem die Harnmenge von ca. 500 ccm auf 1000 ccm stieg; gleichzeitig erhält der Patient Diuretin. Nach einiger Zeit nahm die Diurese wieder ab, obwohl wir ihm noch immer kleine Digitalismengen und auch Diuretin weitergegeben haben. Ein wesentlicher Einfluß auf die Ödeme war nicht zu bemerken. Das Körpergewicht ist zwar um etwas heruntergegangen, aber eine allgemeine Besserung konnte nicht erreicht werden. Am 13. Tage nach der Spitalsaufnahme verabreichten wir dem Patienten Schilddrüsensubstanz. Vier Tage lang bekam er je eine Tablette zu

0,3 g. Da er sie sehr gut vertrug, reichten wir ihm von nun an zwei Tabletten — also 0,6 g Trockensubstanz pro die. Eine weitere genaue Beschreibung des Falles erscheint überflüssig, da das Wichtigste doch aus der beigegebenen Tabelle zu entnehmen ist. Jedenfalls stieg binnen kürzester Zeit die Harnmenge und erreicht sehr bald Werte — bis zu 4 Liter! Dementsprechend schwinden die Ödeme rasch, zuerst von den oberen Extremitäten, dann aus der Rücken- und Bauchhaut und erst ganz allmählich aus den unteren Extremitäten. Die Haut an den Unterschenkeln verlor bald die derben Schuppen der Ichthyosis und machte einer neuen weichen Platz. Der Patient, der vorher müde und schläfrig war, wird zusehends lebhafter und fühlt sich auch sonst, ganz abgesehen davon, daß er die Ödeme verloren hat, viel wohler.

Der objektive Befund am Herzen ist kaum ein anderer geworden: die Herzsilhouette erschien jetzt am Röntgenbilde viel kleiner; Geräusche oder eine besondere Akzentuierung der 2. Herztöne sind auch jetzt nach Schwund der Ödeme nicht deutlicher geworden. Das Giemen und Pfeifen über der Lunge ist noch hörbar. Der Blutdruck ist der gleiche geblieben. Die Pulsfrequenz, die im Anfange der Behandlung um 90 schwankte, stieg allmählich auf 98—100. Vermehrte Eiweißmengen waren während der ganzen Zeit im Harn nicht beobachtet worden. Der Stuhl, der anfangs angehalten war, wurde allmählich normal. Sobald die Ödeme geschwunden waren, haben wir mit der Schilddrüsenzufuhr ausgesetzt. Die Harnflut blieb andauernd hoch. Soweit wir jetzt, 10 Monate nach seiner Entlassung aus der Klinik, urteilen können, geht es ihm gut. In der Zwischenzeit hat er Kohlensäurebäder genommen, die ihm sehr gut angeschlagen haben. Schilddrüse haben wir dem Patienten, seit er die Klinik verlassen hatte, nicht mehr gereicht.

Fall II.

Der 54 Jahre alte Fleischhauer war gewohnt, stets schwere Arbeit zu leisten, die ihm bis vor 5 Jahren auch leicht fiel; bis dahin fühlte er sich immer wohl. Im Anschluß an eine Influenza konnte er sich nicht mehr völlig erholen, zum mindesten konnte er seinem Berufe kaum mehr nachkommen. Er ging jetzt viel spazieren und merkte, daß er öfters abends mit Schwellung der Beine nach Hause kam, die aber über Nacht in der Regel wieder schwand. Anfangs legte er dieser Erscheinung keine Bedeutung bei, erst als die Ödeme über Nacht nicht mehr schwanden, ging er zu einem Arzte. Beschwerden von seiten seines Herzens, wie Dyspnoe nach stärkeren Anstrengungen oder das Gefühl von Herzklopfen will er nie bemerkt haben. Er nahm dann eine Zeitlang Pulver, worauf die Ödeme an den Beinen geringer wurden, völlig sind sie jedoch nicht geschwunden. Mit diesen Schwellungen, die auch nach längerer Bettruhe bestehen blieben, ging er zwei Jahre herum. Höhere Grade haben die Schwellungen damals nicht angenommen. Nach einer neuerlichen Erkältung, die mit Hustenreiz und Fieber einherging, kam eine Verschlimmerung zustande. Während er bis dahin scheinbar normale Harnmengen hatte, nahm jetzt die tägliche Ausscheidung ab. Der Harn wurde auch dunkler. Nachdem ihm auch langsam das Genitale anschwoll, wurde ihm das Gehen sehr mühsam; so kam es, daß er fast den ganzen Tag sitzend oder liegend zubrachte. An einem solchen Zustande laborierte er fast durch ein ganzes Jahr. Während er früher nie gehustet hatte, zeigte er jetzt dauernd eine leichte Bronchitis; über auffallende Dyspnoe klagte er auch jetzt nicht. Im letzten halben Jahr verschlimmerte sich aber sein Zustand zusehends. Indem die Ödeme immer stärker wurden, beteiligte sich an denselben auch die Haut der vorderen Bauchwand, des Rückens und schließlich auch der oberen Extremitäten. Patient wurde sehr unbeholfen und konnte sich kaum mehr selbständig bewegen; obwohl er in der Nacht schlecht schlief, dämmerte er doch fast den ganzen Tag vor sich hin. Die Nahrungszufuhr wurde immer geringer, die Harnmenge stieg selten über einen Liter. Die Haut an den Unterschenkeln wurde sehr derb und begann fischschuppenartigen Charakter anzunehmen. Innerhalb des letzten halben Jahres bekam der Patient von seinem Hausarzte mehrmals Digitalis als Infus und in der Zwischenzeit auch in Pulverform, ebenso fast dauernd Diuretin oder ein anderes Koffeinpräparat. Hie und da kam es zu einer leichten Diurese, die aber in der Regel in längstens 3—4 Tagen zurückging.

Bei der Aufnahme auf die Klinik konnten wir folgenden Befund erheben: Der relativ kleine Mann hat ein Körpergewicht von ca. 90 kg, er liegt ruhig im Bette und macht nur selten eine Bewegung; aufsetzen kann er sich nur mit Hilfe einer Pflegerin. Das faltige Gesicht verrät Müdigkeit und Teilnahmslosigkeit; die Haut über der Stirne läßt sich leicht zu dicken Falten zusammenziehen. Es besteht ein leichter Grad von Zyanose, die Zunge wird zitternd vorgestreckt; die Zähne sind sehr schadhaft; Bart- und Haupthaar sehr schütter und soll sehr langsam wachsen. Am Hals prominiert eine große Struma, die aber durchaus nicht auf die Trachea drückt. Die Halsvenen sind nicht auffallend erweitert, jedenfalls finden sich hier keine Pulsationen. Das Ödem an den oberen Extremitäten fühlt sich weich an und lokalisiert sich hauptsächlich in den tiefer liegenden Partien. Die Nägel an den Fingern sind dick und sehr spröde. Thorax durch das Ödem an den seitlichen Partien sehr breit aussehend; mächtige Flüssigkeitsansammlung im Bereiche der Rückenhaut, die Herzdämpfung ist wegen der Höhe des Zwerchfelles und der Ödeme nur schwer abzugrenzen. Die Röntgenuntersuchung ergibt eine Herzbreite — bei Zwerchfellhochstand — von 15 cm, Aortenschatten 4 cm. Die Töne über dem Herzen dumpf, jedoch nirgends Geräusche zu hören. Über der Lunge nirgends Dämpfung, auskultatorisch hie und da Giemen oder Pfeifen. Abdomen durch eine mächtige Umbilikalhernie und außerdem durch das gewaltige Ödem der vorderen Bauchwand wie bei Aszites konfiguriert. Freie Flüssigkeit scheint dagegen in der Bauchhöhle nicht reichlich vorhanden zu sein. Leber ist etwas vergrößert, jedoch nicht druckempfindlich; sie pulsiert auch nicht. Die unteren Extremitäten imponieren wie derbe Säulen. Sie verlassen den Rumpf wegen der starken Schwellungen unter einem Winkel von fast 60^0. Zwischen den mächtig geschwollenen Oberschenkeln liegt das ödematöse Skrotum. Der Penis ist eigentlich klein, die Behaarung des Genitales fast fehlend. Die Haut an den Unterschenkeln bietet Veränderungen wie bei Ichthyosis dar; an einer Stelle ein schwer heilendes Geschwür (Ulcus cruris), das ein höchst übel riechendes Sekret absondert. Die Temperatur des Patienten bewegt sich zumeist unter 36,5. Puls 80—92 per Minute rhythmisch, Blutdruck 130 mm Hg. Die Gefäße an der Peripherie zeigen deutliche Rigidität. Die tägliche Harnmenge schwankt zwischen 5—600 ccm, das spezifische Gewicht 1012—1030. Spuren von Eiweiß, viel Urobilinogen. Der Harn, der eine dunkle Farbe zeigt, wirft viel Sedimentum lateritium ab.

Zunächst wollten wir uns selbst bei dem Patienten davon überzeugen, ob sich tatsächlich durch Digitalis oder ein Diuretikum keine Besserung erzielen läßt. Wir wollten weiters dem Patienten eine chlorarme Diät empfehlen, doch war er hiezu nicht zu bewegen. Auch ein Versuch, die Flüssigkeitszufuhr einzuschränken, stieß auf Widerstand.

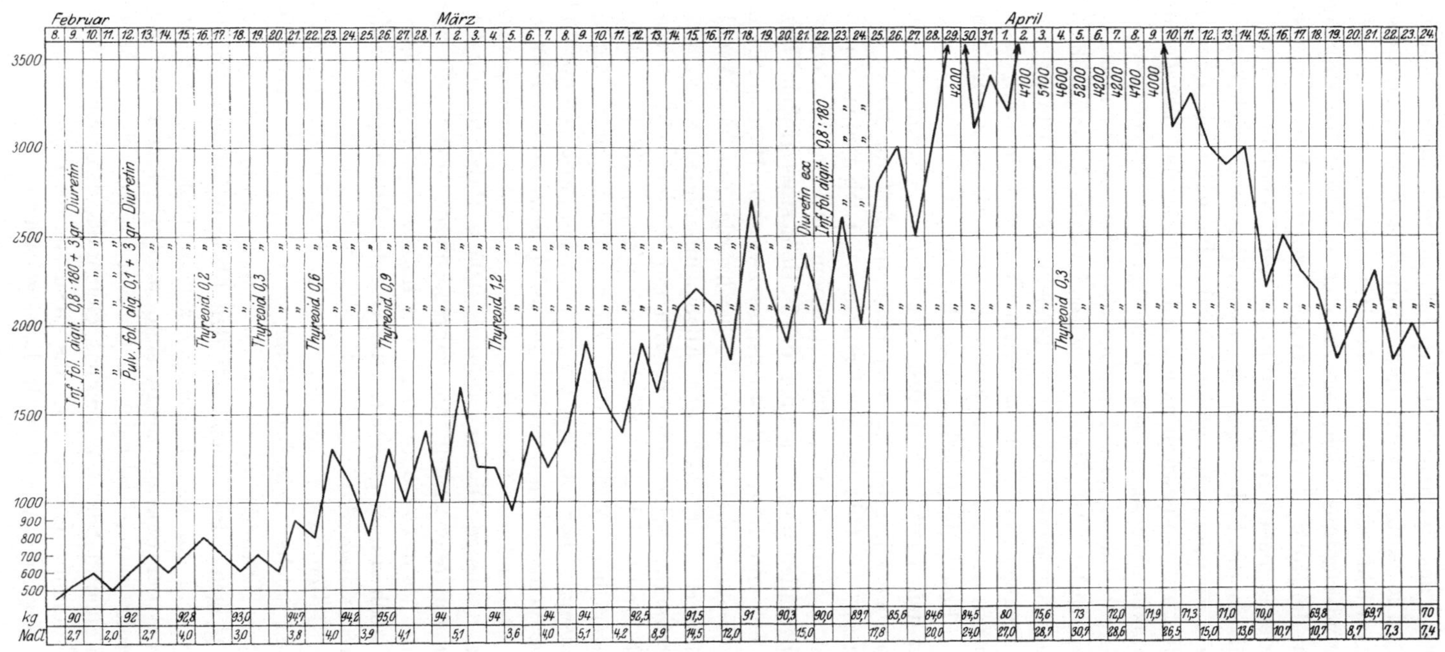
Februar
März
April
3500
3000
2500
2000
1500
1000
900
800
700
600
500
kg
NaCl
Inf. fol. digit. 0,8 : 180 + 3 gr Diuretin
Pulv. fol. dig. 0,1 + 3 gr Diuretin
Thyreoid 0,2
Thyreoid 0,3
Thyreoid 0,6
Thyreoid 0,9
Thyreoid 1,2
Diuretin ex
Inf. fol. digit. 0,8 : 180
Thyreoid 0,3
4200
4100
5100
4600
5200
4200
4200
4100
4000

Abb. 2.

Am 10. Tage des Spitalaufenthaltes bekam der Patient zum erstenmal Thyreoid. Die Abb. 2 zeigt den Einfluß auf die Harnausscheidung und die Gewichtsschwankung. Die Harnmengen, die bis dahin trotz Diuretin und Digitalis höchstens 700 ccm betragen hatten, gingen allmählich in die Höhe. Merkwürdigerweise zeigt sich nun zwar eine Vermehrung der täglichen Harnmengen, während das Körpergewicht zuerst sogar noch in die Höhe ging, dann eine Zeitlang gleich blieb und erst relativ spät abzunehmen begann. Da der Patient noch immer sehr viel Flüssigkeit trank, so gewann man den Eindruck, daß hier gleichsam das eben getrunkene Wasser in erster Linie Anlaß zu der vermehrten Diurese wird, während die eigentlichen Ödembestände noch kaum in Angriff genommen wurden. Allmählich begannen aber die Ödeme doch zu schwinden und das Körpergewicht sank nunmehr. Als die Diurese im vollsten Flusse war, gaben wir dem Patienten noch einmal Digitalis, obwohl nicht die geringsten Erscheinungen von seiten des Herzens vorlagen, die zu irgendeiner Besorgnis Anlaß gegeben hätten. Vier Tage, nachdem wir wieder mit dem Digitalisinfus ausgesetzt hatten, begann nun eine Harnflut, die binnen kürzester Zeit den Patienten fast um 20 kg an Körpergewicht, resp. an Ödemen verlieren ließ. Proportional den enormen Harnmengen hätte man erwarten können, daß die Wassersucht noch rascher abgefallen wäre; da aber der Patient stets großen Durst zeigte, so kann kein unbedingter Parallelismus zwischen Harnmenge und Einbuße an Wassersucht bestehen. Gleichzeitig mit der Abnahme der Ödeme besserte sich auch das Allgemeinbefinden zusehends. Trotz noch bestehender Schwellung begann der Patient mit Gehversuchen. Allmählich stellte sich auch wieder eine normale Haut an den unteren Extremitäten her. Während der ganzen Behandlung stieg die Pulsfrequenz niemals über 100. Wir haben dann den Patienten noch 3 Monate, nachdem er vollkommen ödemfrei geworden war, an der Klinik zurückgehalten; während dieser Zeit fühlte er sich wohl. Abgesehen von einer ganz kleinen Menge Digitalis (täglich 0,05 g Pulv. fol. digit.), die er täglich bekam, reichten wir ihm während dieser ganzen Zeit täglich nur eine Schilddrüsentablette zu 0,1 g. Ein halbes Jahr später habe ich den Patienten noch einmal gesehen; eine Verschlechterung seines Zustandes hat sich nicht bemerkbar gemacht.

Außer diesen zwei Fällen habe ich im Verlaufe der letzten 4 Jahre noch sieben solche Fälle beobachten können. Zwei kamen in einem so desolaten Zustande an die Klinik, daß sie binnen kürzester Zeit zugrunde gingen. Bei einem von den übrigen fünf Fällen haben wir durch Thyreoid gar keinen Erfolg erzielen können; der Mann ist gestorben; bei der Sektion zeigte sich, daß wir hier eine falsche Diagnose gestellt hatten, es lag eine Concretio cordis vor. Bei den vier anderen Fällen haben wir dreimal gleichfalls sehr gute Erfolge verzeichnen können. Einmal war das Resultat ein negatives; der Mann ist nach 5 Wochen ungeheilt nach Hause gegangen. Von den acht Fällen, die ich gesehen habe — den einen Fall, wo wir eine falsche Diagnose gestellt haben, rechne ich natürlich nicht mit —, waren sieben Männer und nur eine Frau.

Es gibt also ein mit schweren Ödemen einhergehendes Krankheitsbild, das in seiner Deutung nicht nur den Klinikern, sondern auch den Anatomen gelegentlich der Obduktion Schwierigkeiten in der Beurteilung des ganzen Falles bereitet. Obwohl am Herzen weder anatomisch, noch klinisch, greifbare Gründe für die Ödeme nachweisbar sind, hat man sich trotzdem gewöhnt alle Stauungserscheinungen, soweit sie nicht „renal" begründet erscheinen, „kardial" erklären zu wollen. Man glaubte das Herzfleisch hiefür beschuldigen zu müssen, und prägte für diese immerhin dunklen Fälle den Namen: Myodegeneratio cordis. Da ich gerade hier schöne Erfolge mit der Schilddrüsentherapie gesehen habe, so möchte ich das Krankheitsbild kurz zusammenfassen.

Das voll entwickelte Krankheitsbild habe ich hauptsächlich bei Männern im Alter von 45—65 Jahren gesehen. Es scheint in einzelnen Gegenden, z. B. in den Alpen (Steiermark) öfter vorzukommen. Zeichen von minderer Leistungsfähigkeit vor der Erkrankung solcher Menschen brauchen nicht vorhanden zu sein. Manchmal sehen diese Leute auch schon vor Einsetzen der Ödeme älter aus als sie sind. Oft sind es Menschen, die vor ihrer Erkrankung sehr schwer und fett waren. Die ersten krankhaften Erscheinungen, über welche diese Leute in der Regel zu klagen pflegen, sind Schwellungen an den Beinen. Im Beginne verschwinden sie über Nacht, später bleiben sie bestehen, auch wenn die Leute 1—2 Tage zu Bette bleiben. Anfangs möchte man wegen Fehlen von Albuminurie, Dyspnoe, Stauungsleber, von Herzklopfen, — speziell in den Anfangsstadien — einen stärker ausgeprägten Plattfuß, tiefliegende Varizen an den Beinen beschuldigen; sobald jedoch die Schwellungen intensivere Grade erreichen, beginnt man an seiner ursprünglichen Diagnose zweifelhaft zu werden und sein Augenmerk hauptsächlich einer eventuellen Herz- oder Nierenschädigung zuzuwenden. Die Untersuchung des Herzens verrät in der Regel nichts Auffälliges. Die Dämpfungsfigur kann etwas größer erscheinen, akustisch sind aber völlig normale Verhältnisse vorhanden. Auch aus der Beschaffenheit des Pulses kann man kaum auf eine schwerere Schädigung des Herzens schließen; er ist in der Regel langsam, von normaler Spannung und Rhythmus. Bronchitis fehlt in den Anfangsstadien ebenso wie eine Erweiterung des Lungenraumes. Auch jetzt noch fehlen alle subjektiven Erscheinungen eines Herzleidens. In diesem Stadium diagnostischen Zweifels legt man einem eventuellen Eiweißbefunde im Harn große Bedeutung bei. Manchmal fehlt aber Albumen vollkommen; nachdem, wie gesagt, auch der Blutdruck höchstens um 150 mm Hg schwankt, so wird man in der Deutung der Ödeme als renale unsicher. Da nun gerade in den ersten Monaten die Ödeme manchmal noch durch

Darreichung von Digitalis zu bannen sind, so kommt man schließlich zu der Überzeugung, daß vielleicht der ganze Prozeß doch ein kardialer ist. Dieses Anfangsstadium kann lange (Monate, selbst Jahre) anhalten.

Eine jähe Verschlimmerung erfolgt oft im Anschlusse an eine interkurrente Krankheit; im Stadium einer Bronchitis oder einer fieberhaften Erkrankung (Angina, Cholelithiasis, Bronchopneumonie usw.) können die Ödeme rasch an Intensität zunehmen; war schon eine Spur von Eiweiß vorhanden, so kann es zu einer beträchtlichen Vermehrung desselben kommen; wegen des häufig hinzutretenden Sedimentes drängt sich — besonders wenn man das ganze Krankheitsbild nicht während seiner Entwicklung gesehen hat, und jetzt den Patienten z. B. bei der Spitalsaufnahme zum ersten Male sieht — die Vermutungsdiagnose einer Nephritis resp. Nephrose auf. Die reichliche Anwesenheit von Urobilinogen im Harn sowie das oft zyanotische Aussehen solcher Menschen, mahnt aber zur Vorsicht. Gegen die Annahme, daß durch die Komplikation das Herz geschädigt sei und daß deswegen die Ödeme mehr in den Vordergrund treten, sprechen vielfach die geringen kardialen Erscheinungen. Die Patienten leiden vielfach z. B. auf der Höhe des Fiebers an Orthopnoe und Stauungsbronchitis; trotzdem aber muß man sagen, daß ein krasser Unterschied zwischen der Schwere der mittlerweile aufgetretenen Ödeme und dem objektiven Befunde am Herzen und an den Gefäßen besteht. Sobald die akute Verschlimmerung zurücktritt, möchte man glauben, daß nunmehr auch die Ödeme wiederum geringer werden; das muß nun nicht immer eintreten; im Gegenteile, die Ödeme können sogar allmählich noch an Intensität zunehmen. Während anfangs die Wassersucht höchstens auf die Beine lokalisiert blieb, kann es jetzt auch zu Schwellungen im Bereiche des Rumpfes kommen. Da ich in nicht wenigen Fällen ein Vorkommen von großen Hernien — speziell Nabelbrüche — konstatieren konnte, so wird durch das Hinzutreten der Hautschwellungen das Abdomen ganz besonders verunstaltet. Selbstverständlich beteiligen sich an der allgemeinen Wassersucht auch die Genitalien, doch tritt diese meiner Erfahrung nach erst relativ spät hinzu. Die Bewegungsfreiheit solcher Menschen wird langsam so stark eingeschränkt, daß sie bald zu dauernder Bettlägerigkeit verurteilt sind.

So entwickeln sich langsam hilflose Kolosse, die sich bald nur mehr mit Unterstützung im Bette bewegen können; da sie meist auch eine große Teilnahmslosigkeit zur Schau tragen, vor sich hinschlummern, ohne aber in der Nacht wirklich Ruhe finden zu können, so wird man bei ihrem Anblicke an das myxödematöse Krankheitsbild erinnert. Die Nahrungsaufnahme, die anfangs noch reichlich sein kann, reduziert sich oft wegen mangelnden Appetites auf ein Minimum. Sehr gequält werden solche Leute vom Durst; der Harn wird nur in geringen Mengen produziert, er ist immer hochgestellt und enthält reichlich Pigmente. Beim voll ausgebildeten Krankheitsbilde besteht fast immer Albuminurie, doch nimmt sie fast nie hochgradigere Dimensionen an.

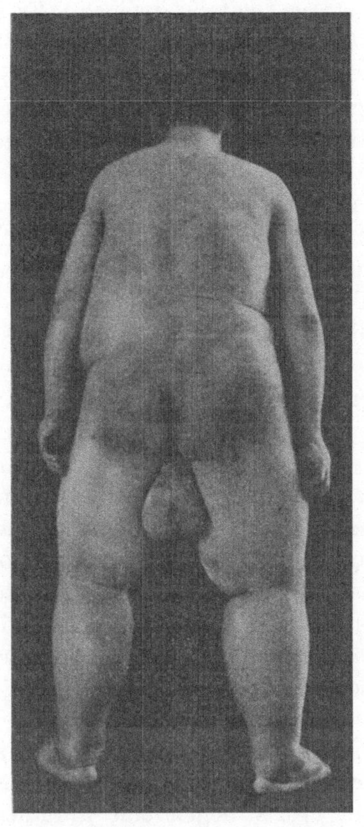

Abb. 3.

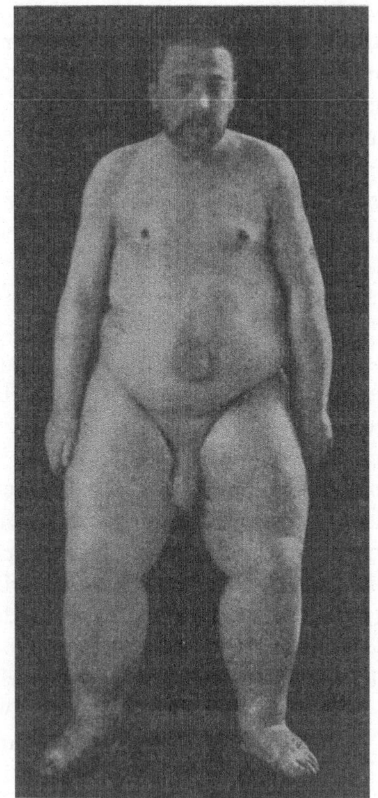

Abb. 4.

Die beiden Abbildungen rühren von einem Fall her, den wir klinisch beobachtet haben und wo wir gleichfalls die Diagnose: „sogenannte Myodegeneratio cordis“ stellten.

Der Patient, der bei seiner Einlieferung in die Klinik ein Körpergewicht von zirka 105 kg hatte, ist gestorben, bevor wir noch versucht hatten, ihm Thyreoid zu geben. Die anatomische Untersuchung hat uns insofern Recht gegeben, als die Sektion eigentlich ein negatives Resultat ergab. Jedenfalls ließ sich kein handgreiflicher Grund für die mächtige Ausdehnung der Ödeme ausfindig machen.

Obstipation ist ein sehr häufiges Vorkommnis. Besteht schon im ersten Stadium eine gewisse Resistenz gegenüber Digitalis, so ist auf der Höhe des ganzen Prozesses in der Regel damit gar nichts zu erzielen. Im guten Glauben, diesen Leuten doch etwas zu nützen, wird solchen Patienten von den Ärzten vielfach immer wieder etwas Digitalis gegeben. Es ist merkwürdig, wie gut es vertragen wird; zu einem diuretischen Effekt kommt es aber leider nicht. Ganz dasselbe gilt auch vom Diuretin. Manchmal kann man sehr gute Erfolge erzielen entweder mit einem energischen Aderlaß oder durch die Hautpunktion. Oft fließt nach Einstechen in die Haut nur sehr wenig Flüssigkeit ab; gelingt es aber, große Mengen von Ödemflüssigkeit zu entfernen, so fühlen sich die Leute viel besser und es kann oft Monate anhalten, bevor die Wassersucht wieder in den Vordergrund tritt. Einmal habe ich auch einen schönen Erfolg nach einer energischen Kalomelkur gesehen.

Je länger der Prozeß anhält und die Wassersucht zunimmt, desto eher können Erscheinungen auftreten, die tatsächlich an eine schwere Herzaffektion erinnern. Speziell bei den geringsten Bewegungen (schon beim Versuch, sich im Bett aufzusetzen) können Atemnot, Steigerung der Pulsfrequenz, Zunahme der Zyanose stark in den Vordergrund treten. Kehren diese ödematösen Kolosse wieder in ihre alte Lage zurück, so flacht die vorher stark beschleunigte Atmung wieder ab, die Pulsfrequenz sinkt auf ihr ursprüngliches Niveau und die Zyanose wird geringer. Es ist merkwürdig, daß die Ödeme oft die höchsten Grade erreichen können, ohne daß es zur Bildung von Aszites oder Hydrothorax kommt. Auch die Veränderungen am Herzen können während der ganzen Zeit gleich gering bleiben; Geräusche oder Störungen des Pulses (Puls. irreg. perp.) können bis zuletzt fehlen.

Durch das Ödem an den unteren Extremitäten können eigentümliche Veränderungen an der Haut auftreten, die vielfach an Ichthyosis erinnern. Eventuell auftretende Ulcera cruris zeigen eine auffallend schlechte Heilungstendenz.

Der Patient stirbt in der Regel nicht an den Folgen der Ödeme, sondern an einer Komplikation. In Kliniken sind diese Fälle nicht gerne gesehen; man rubriziert solche Patienten gern in das Kapitel Marasmus und verlegt sie daher gern in Versorgungsanstalten; so kommt es, daß diese Fälle eigentlich dem praktischen Arzte bekannter sind als uns Klinikern. Wenn wir sie zu Gesicht bekommen, so sehen wir sie zumeist im allerletzten Stadium, oft erst 1—2 Tage ante mortem.

Beim Versuche, solche Fälle einheitlich erklären zu wollen, konzentriert man sein ganzes Interesse hauptsächlich auf die Beschaffenheit des Herzens. Weil aber hier, außer einer leichten Verbreiterung nach rechts und links, sowie dumpfer Töne keine sicheren Ursachen für die Entstehung der Ödeme nachweisbar werden, so rekurriert man diagnostisch teils auf seltene Krankheitsbilder (Concretio cordis, Mitralstenose ohne akustische Erscheinungen) oder auf funktionelle Schäden des Herzmuskels. So beschuldigt man entweder ein Herz, das früher schwer zu arbeiten hatte, jetzt aber unterleistungsfähig geworden ist, oder man bemüht sich, ein Mißverhältnis zwischen Körpermasse und Herzgröße zu konstruieren oder führt den Prozeß auf eine Unterernährung des ganzen Organismus und natürlich auch des Herzens zurück. Jedenfalls gewinnt man als Arzt den Eindruck, daß wegen des Mißverhältnisses zwischen objektivem Herzbefund und den schweren Ödemen irgend ein individuelles Moment hier mit in Frage kommen muß, über das wir aber vorläufig noch nicht orientiert sind. Wenn man manchmal sieht, wie solche Kolosse z. B. nach einer geglückten Hautpunktion förmlich neu aufleben, ohne dabei über irgendwelche Herzbeschwerden zu klagen, so verstehen wir, wie recht solche Patienten eigentlich haben, wenn sie sagen: wenn ich nicht geschwollen wäre, könnte ich ein ganz gesunder Mensch sein. —

Dem Anatomen bereiten diese Fälle in ähnlicher Weise wie dem Kliniker Schwierigkeiten, da er gleichfalls nicht immer imstande ist, den wahren Grund für die Ödeme aufzudecken. Meist rekurriert auch er auf mehrere Faktoren, z. B. auf das geringe Lungenemphysem, die mäßige Arteriosklerose, eventuell auf den geringen Grad der Nierengefäßsklerose. Weil sehr oft das Herzfleisch brüchig und mürb erscheint, und auch hie und da leichte Schwielen im Herzen nachweisbar sind, so wird darauf das größte Gewicht gelegt und die Schlußdiagnose gleichfalls im Sinne einer Myodegeneratio cordis gestellt.

Auch bei uns Klinikern hat sich diese Diagnose eingebürgert. Ich glaube mit Unrecht! Jedenfalls bedeutet dieses nicht ganz so seltene Krankheitsbild für den physiologisch denkenden Arzt ein Rätsel, da es ihn in seinem Bestreben, all die vorliegenden Symptome einheitlich zu deuten, unmöglich befriedigen kann.

Vorläufig will ich zu der Tatsache, daß es hier gelingt mit Thyreoidea sehr schöne Erfolge zu erzielen, ja sogar bis zu einem gewissen Grade den Prozeß zur Ausheilung zu bringen, nicht weiter Stellung nehmen, sondern nur noch einmal darauf hinweisen, daß es manchmal, speziell in den Anfangsstadien und auch wenn der Prozeß bereits eine gewisse Höhe erreicht hat, leicht gelingt, der Ödeme Herr zu werden.

b) Thyreoidbehandlung bei Nierenkrankheiten.

Fall III.

19 Jahre alte Näherin. In der Familie spielt Tuberkulose eine große Rolle. 9 Geschwister sind an Tuberkulose gestorben. Sie selbst hatte mehrmals Lungenspitzenkatarrh. Seit 11 Monaten leidet sie an Wassersucht und Nierenentzündung. Als Ursache wird eine Durchnässung angegeben. Bald nachher kam es zu Schwellungen an den Beinen. Sie lag 9 Wochen in einem Wiener Krankenhaus; ihr Zustand hat sich nicht gebessert, im Gegenteil, sie verließ noch stärker geschwollen das Spital. Eine Zeitlang blieb der Zustand der Patientin stationär, sie war zwar noch immer an den Beinen ödematös, konnte aber wenigstens etwas herumgehen.

In den letzten 5 Monaten hatte sich aber ihr Zustand wesentlich verschlimmert. Sie ist seit ca. vier Monaten dauernd bettlägerig. Durch das Zunehmen der Ödeme wurde ihr Körper ganz unförmig. Ihre Angehörigen sagten von ihr, sie habe in ihrem Bette kaum mehr Platz. Trotz der Ödeme hatte sie noch immer Appetit, wenn sie auch nur sehr wenig aß. Über Brechreiz oder Kopfschmerzen hatte sie niemals zu klagen. Sie bekam von ärztlicher Seite sehr viel Medikamente. Die Harnmenge, die während der letzten Zeit nie mehr als höchstens einen halben Liter betrug, ist dabei nie größer geworden. Die Farbe des Harns war stets dunkel.

Wir haben die Patientin unter folgenden Erscheinungen an die Klinik bekommen: Körpergewicht 82 kg (ihr Normalgewicht war früher 47 kg). Körperlänge 147 cm. Die Person ist von grazilem Knochenbau; um so mehr fallen die enormen Ödeme auf. Der ganze Körper ist förmlich elephantiastisch, das Gesicht ist stark

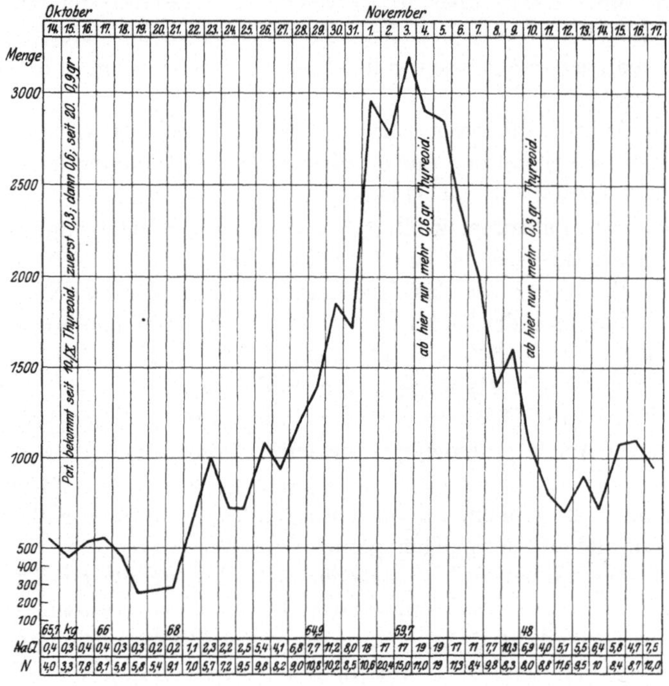

Abb. 5.

gedunsen, sie kann kaum zwischen den Lidern herausblicken. Die Ödeme fühlen sich überall sehr hart an; die Haut ist dabei sehr trocken, nicht einmal unter den Achseln fühlt sich die Haut feucht an. Patientin liegt in halbsitzender Stellung im Bette, macht mit ihrem Körper nur sehr wenig Bewegung, kümmert sich nur wenig um ihre Umgebung, und schläft zumeist. Sie hat Appetit und ißt sogar auffallend gern Fleisch. Der Harn ist dunkelbraun, ohne aber das Kolorit eines blutigen zu haben. Nach längerem Stehen scheidet sich ein dickes Sedimentum lateritium ab, so daß die Flüssigkeit kaum mehr als Harn zu erkennen ist. Das spezifische Gewicht des Harnes beträgt 1050—55! Die Harnmenge schwankt zwischen 3—400. Mit dem Stuhl, der zumeist breiig ist und einmal im Tage entleert wird, geht immer etwas Harn verloren. Im Sediment des Harnes neben vielen Detritusmassen und vereinzelten Zylindern viele Lipoide, keine roten Blutkörperchen. Bei der Kochprobe oder bei Zusatz von Esbachschem Reagenz erstarrt die Flüssigkeit in der Eprouvette. Der Eiweißgehalt schwankt zwischen 40—50 $^0/_{00}$. Chemisch läßt sich eine Spur Blutfarbstoff nachweisen. Der Blutdruck beträgt 120 mm Hg. Keine Retinitis album. Der Reststickstoffgehalt im Blute beträgt 0,055 g in 100 ccm. Wassermannsche Probe negativ.

Die Frau bekam chlorarme Diät. Da uns in diesem Falle vor allem die Diurese interessiert, so unterlassen wir eine weitere genaue Beschreibung des Verlaufes und verweisen auf die Abb. 5. Hier finden wir neben den Schwankungen im Gewicht und den Harnmengen auch die täglichen N- und NaCl-Werte vermerkt. So sehen wir, daß die Stickstoffwerte sich entsprechend der geringen Nahrungsaufnahme innerhalb normaler Grenzen bewegen; ganz im Gegensatze dazu sind die Kochsalzwerte außerordentlich gering. Tagesmengen von 0,4 g stellen eine Seltenheit dar. Das Körpergewicht, das unter Diarrhöen stark eingebüßt hatte, ist in letzter Zeit wieder in die Höhe gegangen. Es ist klar, daß auch hier die verschiedensten diuretischen Maßnahmen versucht wurden. Einmal wurden der Patientin durch Hautpunktion ca. 4 Liter entleert; die Diurese ist deswegen nicht besser geworden; die Hautkanülen wurden, nachdem aus ihnen keine Ödemflüssigkeit mehr abfloß, entfernt, worauf es neuerlich zu einer Gewichtszunahme kam. Unter diesen Bedingungen haben wir nun mit der Thyreoidbehandlung begonnen. In fortlaufenden Untersuchungen wurden die Kochsalz- und Stickstoffwerte vor und während der Schilddrüsenwirkung bestimmt. Ziemlich plötzlich erfolgt am 13. Tage der Thyreoidbehandlung eine Steigerung der Wasser- und Salzausscheidung. Während anfangs, als es noch zu keiner Diurese gekommen war, sich das Verhältnis zwischen Wasser und Kochsalz wie 100 : 0,1 stellte, stieg jetzt der relative Chlorwert rasch in die Höhe. Zuerst kommt es noch zu einer Ausscheidung einer 0,23 $^0/_0$igen NaCl-Lösung, später auf der Höhe der Diurese wird durch den Harn sogar eine 0,6 $^0/_0$ige Kochsalz-Lösung exportiert. Später, als sozusagen das Gleichgewicht hergestellt war, blieb das Verhältnis zwischen Wasser und Kochsalz gleich günstig. Die Patientin hat durch die enorme Diurese innerhalb kurzer Zeit fast ihre ganzen Ödeme verloren. So kam es, daß sie in 21 Tagen 20 Kilo an Körpergewicht eingebüßt hatte. Der Eiweißgehalt, der vor der Thyreoidbehandlung bei einer Harnmenge von 500 ccm zwischen 40—50 $^0/_{00}$ schwankte, ist nunmehr bei einer durchschnittlichen Harnausscheidung von ca. 1000 ccm auf 3—4 $^0/_{00}$ gesunken.

Sehr interessant sind die Stickstoffzahlen. Während vor der Thyreoiddarreichung die Werte zwischen 4—5 g pro die schwankten, und sich auf dieser Höhe bei uns fast durch 3 Wochen bewegten, gingen nunmehr die Stickstoffzahlen in die Höhe, und zwar bereits vor dem Einsetzen der eigentlichen Diurese. Ja auf der Höhe der Diurese finden wir einmal den Wert 20,4 g. Den späteren hohen Werten — ich meine ab ca. 8. XI. — will ich kaum mehr eine größere Bedeutung zumessen, weil die Patientin wieder besseren Appetit bekommen hatte und daher

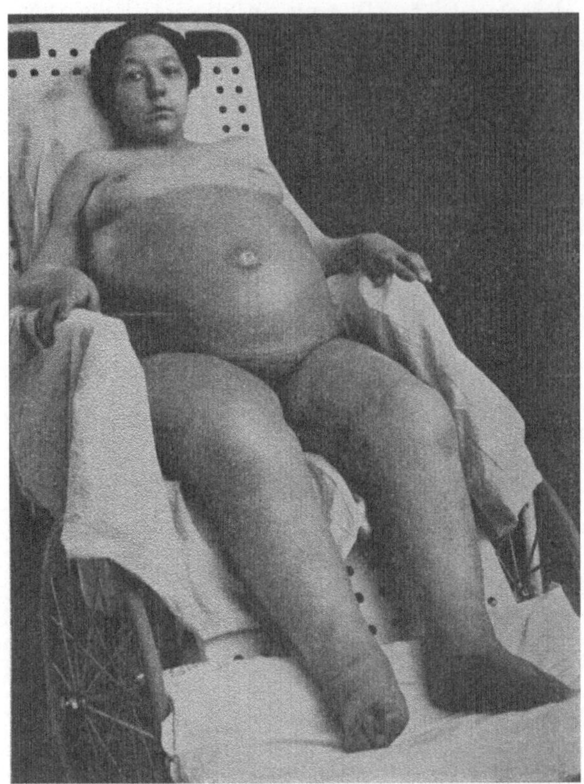

Abb. 6.

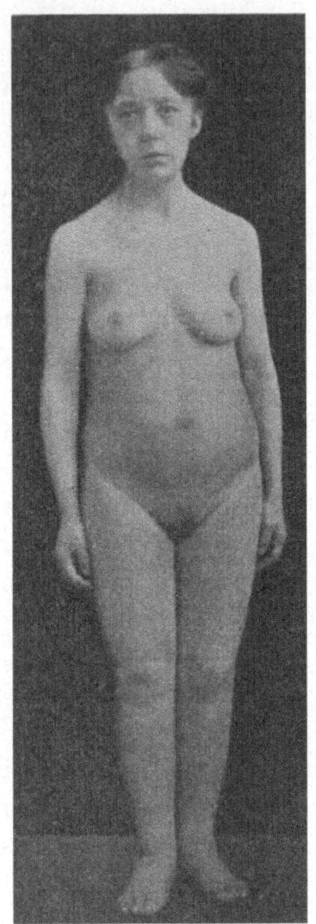

Abb. 7.

Die beiden Abbildungen zeigen uns das Mädchen, deren Krankengeschichte unter Fall III mitgeteilt wurde.

Wir sehen auf Abb. 6 die Patientin vor ihrer Behandlung mit Thyreoid. Ihr Körpergewicht war zur Zeit der photographischen Aufnahme 67 kg.

Abb. 7 zeigt uns den Erfolg der Thyreoidbehandlung. Wie aus der Krankengeschichte ersichtlich ist, bekam die Patientin über 7 Wochen Thyreoid. Das Aussehen der Patientin ist jetzt, 1 Jahr nach der Behandlung, noch dasselbe, wie im Bilde 7. (Nach Beendigung der Thyreoidbehandlung — Körpergewicht 48 kg.)

mehr Nahrung zu sich nahm als im ödematösen Stadium. Die hohen Stickstoffwerte deuten entweder auf einen vermehrten Eiweißzerfall oder auf eine vorangehende Retention von Stickstoff hin. Auf der Höhe der Diurese, also an dem Tag, wo der Stickstoffwert 20,4 g betrug, enthielt der Harn 2 $^0/_{00}$ Eiweiß, der Rest-N im Blute betrug 0,05. Auch in der Ödemflüssigkeit war der Rest-N nur sehr niedrig (0,044 $^0/_0$). Dies nur zur Illustration, daß es sich hier wohl kaum um den Export eines retinierten abgebauten Stickstoffes gehandelt haben dürfte, sondern eher um das Produkt eines Eiweißzerfalles.

Auf diese Überlegungen werden wir noch später zu sprechen kommen. Das Mädchen hatte sich unter dem Einflusse des Thyreoids ausgezeichnet erholt (cf. Abb. 6 und 7). Anfangs—was auf der Tabelle nicht notiert ist —, als wir mit der Darreichung der Schilddrüsentabletten ausgesetzt haben, kam es wiederum zu leichten Ödemen, die sofort wieder bei gleichzeitiger Zunahme der Harnmenge schwanden, als abermals Thyreoid gegeben wurde. Nach ca. 2 Monaten stabilisierte sich der Zustand, die Ödeme schienen dauernd geschwunden und nahmen auch nicht zu, wenn mehr als 7—8 g Kochsalz gegeben wurden. Der Eiweißgehalt schwankte zwischen 2—4 $^0/_{00}$. Das Sediment war spärlich, enthielt aber immer noch reichlich Zylinder und Lipoide. Rote Blutkörperchen fehlten auch jetzt noch.

Fall IV.

21 Jahre altes Mädchen. War bis vor einem Jahre immer auf dem Lande und immer gesund, außer als ganz kleines Kind (Diphtheritis). Zwei Monate bevor sie an die Klinik kam, hatte sie eine Angina. Im Anschluß daran erkrankte sie mit Schwellungen an den Beinen und im Gesichte. Gleich im Anfange hatte sie auch Fieber. Die Ödeme wurden immer stärker; schließlich schwollen ihr auch die Bauchhaut und die äußeren Geschlechtsorgane an. Zu Schwellungen an den oberen Extremitäten kam es erst unmittelbar vor ihrer Spitalaufnahme.

Status praes.: Das Körpergewicht beträgt 66 kg, das Gesicht ist stark geschwollen, ebenso der Hals; dadurch sitzt der Kopf breit dem Thorax auf. Die ganze Haut des Stammes ist prall ödematös, das Gewebe der nicht sehr großen Mammae sulzig. Die unteren Extremitäten sind monströs; dadurch, daß die äußeren Genitalien geschwollen sind, treten sie über das Niveau der Oberschenkel. Keine Retinitis album. Herzdämpfung ist nicht vergrößert. Pulszahl um 84 schwankend. Blutdruck 100 mm Hg. Gefäßrohr eng. Die Bestimmung des Rest-N ergibt den Wert 0,058 g pro 100 ccm. Die Harnmenge bewegt sich zwischen 400—600 ccm pro die. Der Eiweißgehalt ist sehr hoch (14—18 $^0/_{00}$ nach Esbach). Im Harn ist weder chemisch noch mikroskopisch Blut nachweisbar. Im Sediment, das in großer Menge zu gewinnen ist, finden sich teils Formen, die als Sedimentum lateritium anzusehen sind, teils Zylinder, darunter viele hyaline und granulierte, einzelne sind mit Fett und Lipoiden besetzt; daneben verfettete Nierenepithelien und Leukozyten. Das spezifische Gewicht des Harnes schwankt zwischen 1025 bis 1032. Bevor wir mit den Bestimmungen des Stickstoffes und des Kochsalzes im Harn begonnen haben, stand das Mädchen bereits eine Woche unter chlorarmer Diät (mit einem durchschnittlichen Kochsalzgehalt von 3—3,5 g pro die). So niedrige Chlorwerte wie gerade in diesem Harn haben wir selten gesehen; nebenbei sei bemerkt, daß nicht nur in diesem Fall, sondern überhaupt bei den Nephrosen das Enteiweißen des Harnes mit ziemlichen Schwierigkeiten verbunden ist. Es scheint dies in erster

Linie vom niedrigen Salzgehalt abzuhängen. Bei Zusatz von etwas Kaliumbiphosphat stößt das Entfernen des Eiweißes durch Erhitzen kaum mehr auf Schwierigkeiten.

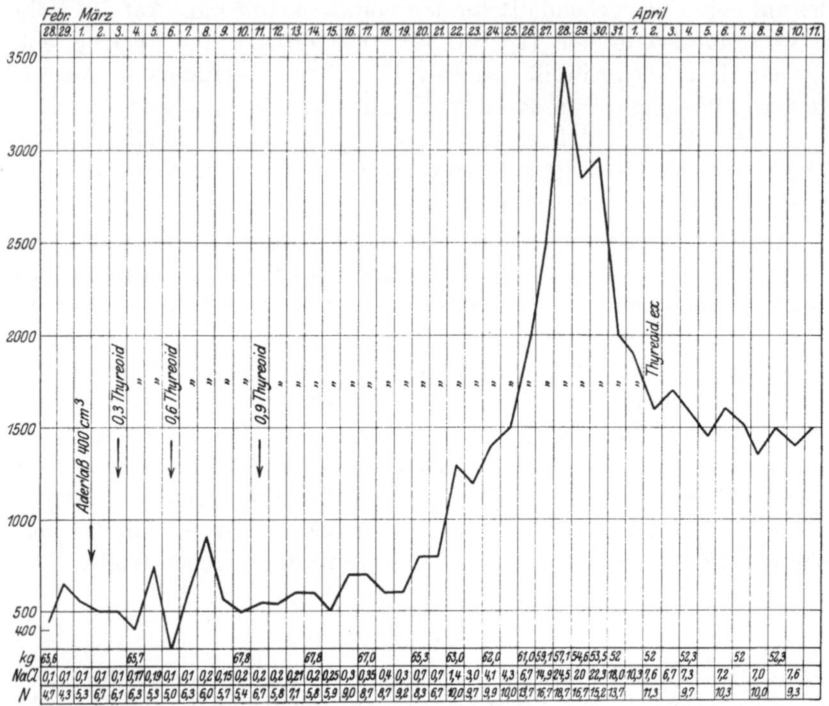

Abb. 8.

Nach einer kurzen Vorperiode gaben wir Thyreoid, zuerst 0,3 g pro die. Wir brachten der Darreichung insofern eine leichte Besorgnis entgegen, da die Patientin sehr zu Diarrhöen neigte. Durch Zusatz von 10—15 Tropfen Opiumtinktur kamen dieselben zum Stillstand und sind während des ganzen Aufenthaltes auf der Klinik nicht mehr erschienen. Selbstverständlich haben wir nach ca. 3—4 Tagen das Opium wieder ausgesetzt. Bei Betrachtung der Abb. 8 läßt sich am besten der Verlauf der Thyreoidbehandlung erkennen. Nicht sofort, sondern erst nach 18 Tagen setzt die Diurese ein. Aus der Tabelle ist auch zu ersehen, daß außer Thyreoid hier kein anderes Medikament in Frage kam. Diuretin, das der Patientin zuerst verabreicht wurde, mußte wegen Brechen ausgesetzt werden. Die außerordentlich niedrigen Chlorwerte steigen ganz langsam in die Höhe, jedenfalls geht aber die Chlorausscheidung der eigentlichen Diurese voraus. Die relative Chlorkonzentration des Harnes war vor der Behandlung außerordentlich niedrig. Der Harn entsprach einer 0,02 %igen Kochsalzlösung; auf der Höhe der Diurese war die Konzentration 0,7 %. Was nun die Stickstoffzahlen betrifft, so konnte man hier analog wie im vorhergehenden Falle ein kolossales Ansteigen, und zwar sowohl schon vor dem Beginne der Diurese, als auch ganz besonders auf der Höhe der Harnflut konstatieren. Der Eiweißgehalt, der vor der Behandlung bei einer durchschnittlichen Harnmenge von 4—500 ccm 14—18 ‰ Esbach betrug, fiel natürlich entsprechend der Diluierung des Harnes. Trotzdem muß aber auch hier ein Einfluß konstatiert werden, da bei einer schließlichen Harnmenge von 1000—1200 ccm der Eiweißgehalt (geschätzt nach Esbach) nur mehr 1—1½ ‰ betrug. Es braucht nicht weiter betont zu werden, daß sich die Patientin nach der Behandlung auch sonst in jeder Beziehung viel wohler fühlte.

Fall V.

Der 48 Jahre alte Mann hatte als Kutscher reichlich Gelegenheit, sich Erkältungen zuzuziehen. Mit Ausnahme von mehreren Verletzungen, die er sich in seinem Berufe zugezogen hatte, war er immer gesund. Vor vielen Jahren akquirierte er Lues; er machte eine Schmierkur durch; er war vor zwei Jahren wegen einer Verletzung im Spital, damals wurde eine Wassermannsche Reaktion ausgeführt, die ein negatives Resultat ergab; auch jetzt ist die Probe in gleichem Sinne verlaufen. In früheren Jahren hatte er viel Alkohol konsumiert.

Im letzten Herbst zum Militär eingerückt mußte er speziell in den Dezembertagen oft bei Kälte und Wind Wache stehen. Er glaubt sich damals verkühlt zu haben, denn er merkt seitdem ein Anschwellen seiner Beine, so daß er die Stiefel nicht mehr anziehen kann. Auf die Schwellung der Beine folgte ein Anschwellen des Gesichtes und der oberen Extremitäten. Schließlich schwoll auch die Bauchhaut und das Genitale an. Während früher die tägliche Harnmenge normal war (ca. 2 Liter), kam es jetzt zu Oligurie; ja an manchen Tagen brauchte er überhaupt nicht Harn lassen. In diesem schwerkranken Zustande wurde der Mann von der Front nach Wien an die Klinik gebracht. In letzter Zeit kam es auch zu Kopfschmerzen und Brechneigung. Er hatte Ekel vor jeder Speise. Der Stuhl war eher angehalten.

Status praes.: Das Augenfälligste bei diesem Patienten ist das gleichmäßige Ödem am ganzen Körper. Jede Stelle des Körpers fühlt sich prallelastisch, teigig an. Es besteht nicht nur Ödem des Unterhautzellgewebes, sondern scheinbar ist auch die Haut selbst betroffen. Wenn es gelingt, größere Hautpartien zwischen die Finger zu bekommen, so muß man lange drücken, bevor sich das Gewebe, dem Drucke weichend, zusammenpressen läßt. Obwohl das Gesicht durch das Ödem gedunsen ist, so erscheint die Kopfhaut gleichsam zu weit. Die Haut an der Stirne und am Schädel läßt sich leicht in Falten legen. Mit Ausnahme von Lidödem ist an den Augen nichts Abnormes nachweisbar, keine Retinitis alb. Am Herzen ebenfalls nichts Atypisches, weder perkutorisch noch röntgenologisch eine Vergrößerung des Herzens; der Blutdruck im Anfang der Erkrankung 145, später 130 Hg R. R. Über den etwas geblähten Lungen Zeichen einer diffusen Bronchitis. Das Abdomen zeigt mit Ausnahme von Ödem nichts Abnormes, kein Aszites, Leber vielleicht etwas vergrößert. Schon bei der Aufnahme auf die Klinik läßt sich eine akute Otitis med. sin. mit Perforation des Trommelfelles nachweisen.

Wir haben zuerst die übliche Therapie versucht (Diuretika, chlorfreie Diät, Bäder usw.). Ein deutlicher Einfluß derselben war jedoch nicht nachweisbar, die Harnmenge stieg im Verlauf von 2 Wochen von 300 auf 5—600 ccm; das Körpergewicht nahm aber eher zu. In der Zeit, wo wir mit dem Stoffwechselversuch begannen, schwankte die Harnmenge zwischen 5—600 ccm. Der tägliche Kochsalzgehalt betrug ungefähr 1 g, die relative Konzentration war ungefähr 0,15 %. Sobald die Thyreoiddarreichung einsetzte, ging die Harnmenge sofort in die Höhe. Merkwürdigerweise stieg die Kochsalzausscheidung nicht in gleichem Maße wie die Diurese (cf. Abb. 9). Die längste Zeit betrug die relative

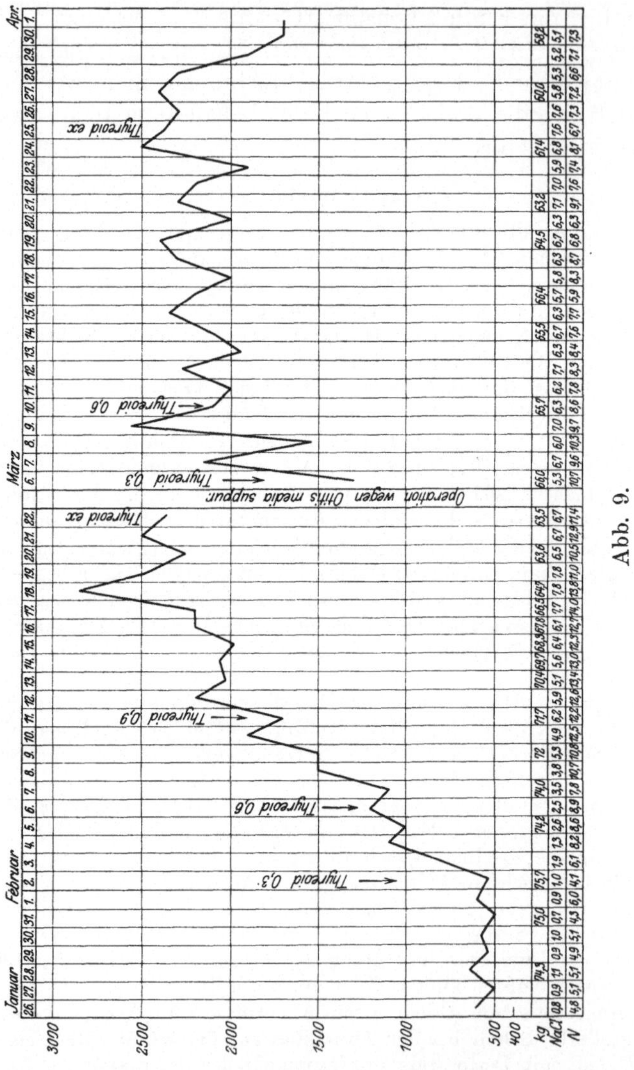

Abb. 9.

Konzentration ca. 0,15—0,2, über 0,3 ist sie niemals, auch nicht auf der Höhe der Diurese gestiegen. Auch in diesem Falle ist das Körpergewicht gesunken, aber nicht so rasch, wie in den beiden vorangehenden Beobachtungen. Was nun die Stickstoffzahlen anbelangt, so hat sich Ähnliches, wie in den beiden vorangehenden Fällen, gezeigt. Der vermehrten Stickstoffausscheidung möchten wir hier aber nicht jene Bedeutung zumessen, wie in den Fällen III und IV, weil die Nahrungszufuhr sich in Anbetracht der Schwere der Erkrankung nicht genügend genau regeln ließ. Außerdem scheint hier tatsächlich eine N-Retention bestanden zu haben, denn der Rest-N war höher als normal (0,082 %). Trotz alledem sind die Stickstoffzahlen hoch und lassen sich auch hier kaum anders deuten als durch erhöhten Eiweißzerfall. Als die Ödeme im besten Schwinden waren und der Patient schon über 12 Kilo verloren hatte, begann es unter starken Schmerzen auch im rechten Ohre zu fiebern. Da von seiten der Ohrenärzte mit der Notwendigkeit einer Aufmeißelung der beiden Warzenfortsätze gerechnet wurde, mußte der Patient auf die Ohrenklinik transferiert werden. Gleichzeitig wurde auch das Thyreoid ausgesetzt. Als der Patient ca. 14 Tage später an unsere Klinik zurückkehrte, hatten die Ödeme wieder zugenommen, das Körpergewicht war dementsprechend um fast 3 Kilo in die Höhe gegangen, die Harnmenge war ebenfalls viel geringer geworden. Eine neuerliche Thyreoiddarreichung hat die Diurese wiederum angeregt, so daß der Patient innerhalb der nächsten 3—4 Wochen fast vollkommen ödemfrei wurde.

Wir haben nun noch die Beschaffenheit des Harnes zu besprechen. Bei der Aufnahme des Patienten war der Harn dunkel. Nach Esbach geschätzt betrug der Eiweißgehalt 7—8 ‰, das spezifische Gewicht bei einer durchschnittlichen Harnmenge von 4—500 ccm 1010—1013. Das am meisten Augenfällige war aber der Blutgehalt des Harnes. Das Sediment bestand fast nur aus Erythrozyten, hie und da ein Zylinder, der auch rote Blutzellen führte, das Gros der Erythrozyten war dagegen frei. Während nun der Harn vor der Thyreoidbehandlung mehr schmutzig braun verfärbt aussah, trat bald nach der Darreichung der Schilddrüse eine Änderung ein, indem die Blutfarbe viel deutlicher wurde, manchmal sah dann der Harn dieses Patienten ähnlich wie z. B. bei einer mäßigen Blasenblutung aus, nur mit dem Unterschiede, daß die roten Blutscheiben nicht so rasch zu Boden fielen wie bei einer extrarenalen Hämaturie. Das Sediment war aber trotz der reichlichen Diurese größer geworden, so daß man sich sagen mußte, die Nierenblutung ist, obwohl die Ödeme fast geschwunden waren, eigentlich stärker geworden. Allmählich im Laufe von 2—3 Monaten ist aber auch dieses Symptom der Nephritis geschwunden. Der Blutdruck ist ganz unverändert geblieben. Als der Patient seine Ödeme verloren hatte, zeigte sich eine eigentümliche Erscheinung am ganzen Körper: die Haut dieses Mannes schien wirklich zu groß, selbst an den Fingern ließ sich die Haut in dünnen Falten abheben, die, sobald sie losgelassen wurden, noch eine Zeit stehen blieben. Diese Erscheinung war besonders deutlich an den Dorsalflächen der Hand. Das analoge Symptom an der Stirne, das schon zur Zeit des Gedunsenseins des Gesichtes bestand, war noch viel deutlicher geworden. Der Eiweißgehalt des Harnes blieb auffälligerweise relativ unverändert, obwohl Ödeme und Hämaturie geschwunden waren.

Das subjektive Befinden ist dagegen jetzt ein ausgezeichnetes, obwohl nach Verschwinden der Ödeme das Thyreoid ausgesetzt wurde.

Fall VI.

Der 24 Jahre alte Kaufmann, der bis vor ca. zwei Monaten ganz gesund gewesen sein will, akquirierte im Anschlusse an eine Verkühlung Schwellungen der Beine, des Gesichtes und schließlich auch des ganzen Körpers. Die Harnmenge nahm stetig ab, die Ödeme wurden immer stärker. In diesem Zustande wurde der Mann an die Klinik gebracht.

Von nephritischen Erscheinungen, die er bot, seien folgende besonders erwähnt: Blutdruck 170 mm Hg. Mäßige Verbreiterung des Herzens nach links, lauter zweiter Aortenton. Ödeme mäßig hart, diffus, Hautfarbe blaß, kein Aszites, kein Hydrothorax, keine Veränderungen am Augenhintergrunde. Im Harne, der dunkelrot gefärbt erscheint und ein spezifisches Gewicht von 1013—1015 zeigt, sehr viele Erythrozyten. Der Eiweißgehalt schwankt zwischen 6—8 ‰.

Während des Spitalaufenthaltes erhielt der Patient gemischte Kost, einmal täglich eine Fleischportion, nach der er sehr verlangte. Die Kochsalzzufuhr wurde sonst nicht auf ein Minimum beschränkt, sondern ihm nur eingeschärft, nicht zu viel gesalzene Speisen zu sich zu nehmen. Aus diesen Gründen haben wir in diesem Falle auf die Bestimmung des Kochsalzes und natürlich auch des Stickstoffes im Harn verzichtet; diese Beobachtung scheint uns deswegen wichtig, weil sie zeigt, daß die Thyreoidbehandlung auch bei nicht chlorfreier Diät ihre Wirkung entfaltet.

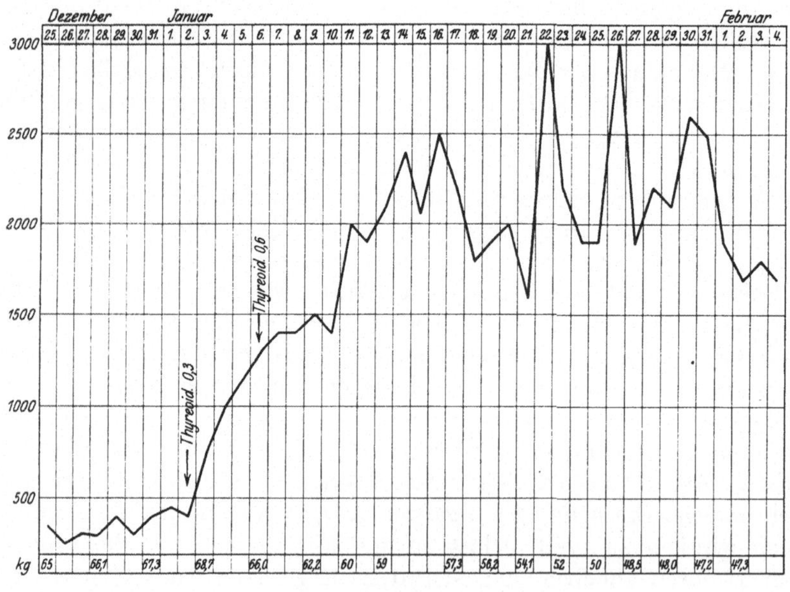

Abb. 10.

Der Erfolg war im Prinzip derselbe, indem es relativ rasch zur Diurese kam (cf. Abb. 10). Die prozentuelle Ausscheidung des Kochsalzes erfolgte auch hier ähnlich wie im vorigen Fall, d. h. die relative Konzentration, die vor der Behandlung ca. 0,15$^0/_0$ betrug, stieg auch während derselben nie über 0,3$^0/_0$.

Da wir die Kochsalzzufuhr nicht wesentlich einschränkten, so dürfte vielleicht darin der Grund gelegen sein, warum der Schwund der Ödeme, trotz der reichlichen Diurese, relativ langsam vor sich ging. Jedenfalls muß aber der therapeutische Erfolg als ein sehr guter bezeichnet werden. Auch hier kam es zu vorübergehender Steigerung der Hämaturie.

Fall VII.

Der 27 Jahre alte Mann war immer schwächlich. Krank ist er nunmehr seit 5 Jahren. Zuerst bekam er Lymphdrüsen-Schwellungen am Hals. Im Laufe der Jahre wurden auch die Lymphdrüsen an anderen Stellen des Körpers groß. Seit ungefähr einem Jahr kommt es zu häufigen Fieberanfällen; in den letzten zwei Monaten auch zu Ödemen an den Beinen. Bei der Spitalsaufnahme zeigten sich sämtliche Lymphdrüsen stark vergrößert, ebenso auch die Milz. Die Beine waren stark geschwollen. Aus diagnostischen Gründen haben wir eine Lymphdrüse exzidiert. Die histologische Untersuchung ergab das typische Bild einer Lymphogranulomatose. Der Harn enthielt sehr viel Eiweiß (7—15$^0/_{00}$ Esbach). Im Sedimente, das sehr spärlich war, vereinzelte hyaline und Wachszylinder. Wir haben daher eine Amyloidose angenommen und auch die Ödeme darauf bezogen, was später die Sektion auch bestätigte. Obwohl die Harnmengen — der Patient nahm sehr viel Flüssigkeit zu sich — zwischen 1500—2000 schwankten, kam es doch zu einer mächtigen Ödementwicklung vor allem an den unteren Extremitäten. Wir haben ihm Diuretin öfter gegeben. Ein Einfluß war nicht zn bemerken. Dann gaben wir ihm die üblichen kleinen Schilddrüsendosen (cf. Abb. 11). Bereits am anderen Tage stieg die Harnmenge von 1500 auf 4500 ccm! Binnen 6 Tagen waren die Ödeme völlig geschwunden, das Körpergewicht war gleichfalls — um 8 kg — gesunken; wir haben dann mit der Thyreoidzufuhr ausgesetzt. Der Patient hat 3 Monate später ante exitum noch einmal Ödeme bekommen; wegen der Schwere des Krankheitsbildes konnten wir aber nicht mehr Schilddrüsentabletten verordnen. —

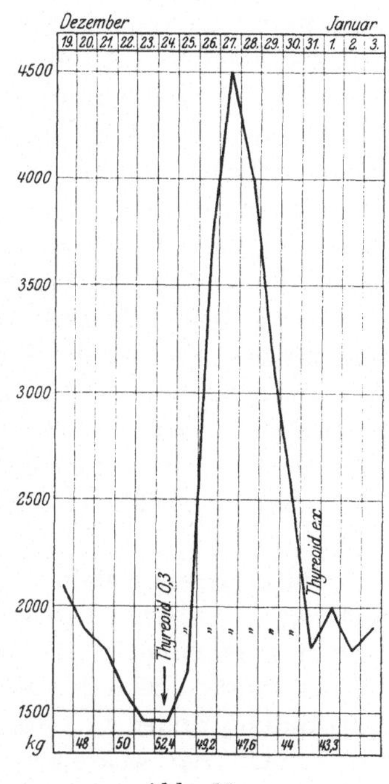

Abb. 11.

Im Gefolge von Nierenkrankheiten, wenn wir diesen Begriff möglichst weit fassen wollen, sehen wir dreierlei Formen von Wassersucht:

1. bei der Nephrose;
2. bei der Nephritis im engeren Sinne:
   a) akute Form,
   b) chronische Form;
3. bei den Nierensklerosen.

Auf die Möglichkeit von Kombinationsformen soll nur hingewiesen werden.

1. Die Ödeme bei Nephrosen. Es gibt ein schweres renales Krankheitsbild, das oft ziemlich akut, bei teils klarer, teils unklarer Ätiologie unter den Erscheinungen von Oligurie, Ödemen, fehlender Hämaturie, Ausbleiben von Veränderungen am Herzen und den Gefäßen den Patienten befällt. Solange die Schwellungen sich noch innerhalb gewisser Grenzen halten, können sich die Erscheinungen völlig zurückbilden. Oft nehmen aber die Ödeme so überhand, daß die Wassersucht sozusagen das ganze Krankheitsbild beherrscht. Sobald einmal der Prozeß soweit vorgeschritten ist, gestaltet sich die Prognose in der Regel ungünstig. Geht der Patient zugrunde, so können bis zum letzten Momente subjektive und objektive Symptome einer echten Urämie (also Anhäufung von Reststickstoff im Serum) fehlen. Eine Eigentümlichkeit dieser Fälle ist auch die Beschaffenheit des Harnes. Während wir sonst bei echten Parenchymerkrankungen der Niere einen diluierten Harn finden, der nur auf dem Umwege einer großen Harnflut imstande ist, die Stickstoffschlacken des Stoffwechsels nach außen zu befördern, sehen wir bei diesen Fällen oft ein enorm hohes spezifisches Gewicht des Harnes. Zahlen wie 1040—1050 stellen keine große Seltenheit vor. Sehr auffällig sind weiters die hohen Stickstoffwerte im Harn, im Gegensatze zu den in typischen Fällen außerordentlich niedrigen Kochsalzwerten. Schließlich soll noch betont werden, daß bei keiner anderen Nierenerkrankung so hohe Eiweißwerte im Harn gefunden werden wie gerade hier. Die beiden Fälle III und IV sind typische Vertreter der sogenannten Nephrose.

Solche Krankheitsbilder sind — vielleicht mit Ausnahme der Amyloidniere — relativ selten; sie haben auch anatomisch stets großes Interesse erheischt. Da man bei der histologischen Untersuchung solcher Nieren keinerlei Veränderungen im Sinne einer interstitiellen Entzündung finden konnte, so bildeten gerade diese Nieren ein großes Streitobjekt der Anatomen. Das, was sich hier hauptsächlich in der Niere zeigt, sind rein degenerative Veränderungen am Epithel. Kommt es trotzdem im Verlaufe des Prozesses zu gewissen Veränderungen im Interstitium, so sind diese als Reaktionserscheinungen und insofern als sekundäre anzusehen, bedingt durch den Reiz der Zerfallsprodukte zugrunde gehender Epithelien. Jedenfalls spielen sich aber die Haupterscheinungen am Epithel ab, das bald schwerere, bald geringere Grade von Degeneration zeigt. Gerade diese Befunde gaben Anlaß, mit der Möglichkeit einer parenchymatösen Entzündung zu rechnen. Dies war nun wiederum Anlaß, warum unter dem Einflusse von Weigert[1]) die Kliniker den Namen parenchymatöse Nephritis wählten. Diese

[1]) Weigert, Die Brightsche Nierenerkrankung. Volkmanns Samml. Nr. 162—163. 1879.

ganze Frage ist in der Folge sicher vielfach mißverstanden worden, denn sonst könnte man es nicht verstehen, warum in einer gewissen Periode der klinischen Forschung schließlich jede Albuminurie, die mit Ödemen einherging, als parenchymatöse Nephritis bezeichnet wurde.

In neuerer Zeit hat nun Fried. Müller[1]) den Vorschlag gemacht jene schweren Albuminurien, die teils mit, teils ohne Ödeme einhergehen, und wo man bei der histologischen Untersuchung der Nieren keine entzündlichen interstitiellen Veränderungen findet, auch nominell abzutrennen. Solche Fälle will er nicht als Nephritiden bezeichnet wissen, sondern als Nephrosen. Um den Ausbau des klinischen Bildes hat sich Volhard[2]) große Verdienste erworben.

Man gewinnt also bei der Betrachtung des ganzen Prozesses die Überzeugung, daß scheinbar hier nicht so sehr die Erkrankung des Nierenfilters im Vordergrunde steht, daß vielmehr noch ein anderer Faktor mitspielen muß, über den wir aber vorläufig noch nicht genau unterrichtet sind. Denn die Tatsache, daß einerseits die histologisch nachweisbaren Schäden andere sind als bei den gewöhnlichen Nephritiden, und andererseits die Funktion, wenigstens was die Fähigkeit der Niere anbelangt, Stickstoff zu exportieren und einen konzentrierten Harn zu liefern, eine entsprechende zu sein scheint, mahnt hier einen Prozeß sui generis anzunehmen. Einen ähnlichen Standpunkt hat in letzter Zeit auch Erich Meyer[3]) vertreten. Er kommt auf Grund therapeutischer Erfolge zu der Überzeugung, daß vielleicht hier auch das Ödem der Niere selbst von ausschlaggebender Bedeutung sein könnte.

In den letzten 4 Jahren haben wir siebenmal Gelegenheit gehabt, solche schwere Nephrosen, wie wir sie als Beispiele (Fall III und IV) beschrieben, zu sehen. In fünf typischen Fällen hatten wir Gelegenheit Schilddrüsentherapie einzuleiten. Viermal waren ausgezeichnete Erfolge zu konstatieren, einmal war das Ergebnis ein negatives. Die zwei anderen Fälle sind früher an Komplikationen zugrunde gegangen, bevor wir uns dazu entschließen konnten, eine Thyreoidtherapie einzuleiten.

Auch bei der Amyloidose der Niere, wo es ebenfalls manchmal zur Entwicklung mächtiger Ödeme kommen kann, fehlen bei der histologischen Nierenuntersuchung die typischen Zeichen einer echten Nephritis; in dem Sinne wird auch die Nierenamyloidose zu den Nephrosen gezählt. Als Beispiel, daß auch hier durch Schilddrüsenfütterung die Ödeme zum Schwinden gebracht werden können, dient Fall VII. Allerdings muß betont werden, daß wir kein großes Material in gleicher Weise zu beeinflussen suchten; es schwanden zumeist auch die Ödeme schon bei chlorfreier Diät. Nur noch in einem zweiten Falle, als die Besserung verhältnismäßig langsam vor sich ging, haben wir die Thyreoid-

---

[1]) Müller, Morbus Brightii, Deutsch pathol. Gesell. Meran 1905.
[2]) Volhard u. Fahr, Die Brightsche Nierenkrankheit. Berlin 1914.
[3]) Meyer, Über Nierenödem. Münch. med. Woch. 1916, p. 557.

behandlung angewendet; der Erfolg war allerdings ein enormer, denn binnen drei Tagen verlor der Patient 8 kg, während er innerhalb der vorgegangenen Wochen nur 2 kg an Ödemen eingebüßt hatte. Aus diesem Grunde haben wir von der genauen Beschreibung des Falles abgesehen. Ich zweifle aber nicht, daß auch bei schwereren Fällen, vorausgesetzt, daß es die eventuellen Diarrhöen erlauben, die Thyreoidbehandlung von günstigem Erfolge sein wird.

2. Die Ödeme bei Nephritiden. a) Akute und subakute Formen. In der Regel klingt das Ödem bei den akuten Formen rascher ab als bei den subakuten und chronischen. Bei entsprechender Diät wird sich im ganz akuten Stadium die Thyreoidbehandlung nicht so notwendig erweisen, weil hier die Ödeme keinen so hartnäckigen Charakter annehmen. Trotzdem habe ich es einigemal versucht — darunter befanden sich zwei Kinder, die im Anschluß an Skarlatina Nephritiden bekamen — und habe mich von der Wirkung des Thyreoids auch bei diesen Fällen überzeugen können; vielleicht wäre ich aber durch Verwendung anderer Medikamente auch zum Ziele gekommen. Jedenfalls erscheinen mir die ganz frischen Fälle keine prinzipielle Ausnahme zu machen.

Das einzige, was mich in der Brauchbarkeit der Thyreoidbehandlung bei ganz akuten Formen von Nephritis etwas ängstlich macht, ist das gelegentlich stärkere Hervortreten der Hämaturie. Sowohl bei akuten als auch bei subakuten Fällen habe ich in dem Maße, als es zur Diurese kam, bemerken können, wie der Harn allmählich blutreicher wurde. Ich habe diese Erscheinung nicht immer beobachtet, aber immerhin vier- bis fünfmal. Als Ursache hiefür möchte ich nicht so sehr einen schädlichen Einfluß des Schilddrüsensaftes auf den Gefäßapparat der Niere annehmen, als vielmehr die stärkere Inanspruchnahme des Organes durch die reichlichere Diurese; denn ähnliches sieht man ja auch manchmal nach einer effektvollen Diuretindiurese. In der Regel verschwindet die Hämaturie oder wird viel geringer, wenn die Harnflut unter Abklingen der Ödeme zur Norm absinkt. Immerhin sehe ich mich verpflichtet, auf diese von uns beobachtete Tatsache speziell hinzuweisen.

Ein dankbares Feld für die Thyreoidbehandlung bieten die Ödeme bei der subakuten Form der Nephritis. Als Grundvoraussetzung, ob man hier eine Thyreoidbehandlung einleiten darf oder nicht, möchte ich mich auf das Verhalten der Nierenfunktion verlassen, und zwar soweit es sich um die Ausscheidungsbedingungen der N-Schlacken handelt. Nur wenn nicht die geringsten Störungen dieser Funktion vorliegen, was man am besten aus dem Verhalten des Reststickstoffes im Blute beurteilen kann und andererseits kein Anhaltspunkt für eine kardiale Insuffizienz vorliegt, dann darf man erst mit der Möglichkeit rechnen, hier eine Thyreoidbehandlung einzuleiten. Auch hier haben wir es uns ursprünglich zum Prinzipe gemacht, es nur dann mit Schilddrüse zu versuchen, wenn alle anderen therapeutischen Prozeduren fehlgeschlagen haben. Tritt eine Diurese nach Thyreoid auf, so kann es, wie bereits erwähnt wurde, manchmal zu einem stärkeren Hervortreten der Hämaturie kommen, meist ist sie nach Abklingen der Ödeme wieder verschwunden.

Hält man sich an die gegebenen Vorsichtsmaßregeln, und gibt man andererseits nicht zu große Dosen, dann wird man nie schaden, dagegen sich oft von der verblüffenden Wirkung des Thyreoids als Diuretikum überzeugen können.

Auch hier sei betont, daß nicht jeder Fall von subakuter Nephritis mit starken Ödemen auf die Thyreoidzufuhr mit Diurese reagieren muß; es gibt auch hier Nieten. Wenn man sich aber einmal von der günstigen Wirkung der Schilddrüse zur Behandlung von Ödemen bei Nierenkrankheiten überzeugt hat, dann wird man gerne noch öfter dies versuchen wollen, selbst auf die Gefahr hin, mehrmals keinen günstigen Erfolg erzielt zu haben. Als Beispiele von der günstigen Wirkung des Thyreoids speziell bei subakuten Nephritiden mögen uns Fall V und VI dienen.

b) Chronische Formen. Chronische diffuse Entzündungen des Nierenparenchyms machen sich sowohl durch Veränderungen am Herzen und am Gefäßapparate, als auch durch funktionelle Schädigungen des Nierenfilters bemerkbar. Erstere äußern sich in der Regel durch Hypertonie und Herzhypertrophie, letztere durch ein eigentümliches Verhalten des Harnes. Die Ödeme sind durchaus nicht gewöhnliche Begleiterscheinungen der chronischen Form, oft fehlen sie. Wenn es doch zu Ödemen kommt, so kann dies eine doppelte Ursache haben, da die Wassersucht entweder kardial oder renal bedingt sein können.

Der Grund, warum man hier auch mit der kardialen Ätiologie der Wassersucht rechnen muß, ist eben der, daß solche Patienten in der Regel nicht nur Nierenkranke, sondern auch herzleidend sind. Die Herzhypertrophie, die sich im Laufe einer solchen Affektion hinzugesellt, ist wahrscheinlich auf den hohen Blutdruck zu beziehen. Es hängt nun von verschiedenen Umständen ab, ob der hypertrophische Herzmuskel dauernd in kompensiertem Zustande bleibt oder nicht. Das erste Zeichen, das auf eine ungünstige Beeinflussung des Kreislaufes hinweist, ist das Verhalten der Diurese. Solche Patienten produzieren bei Tag viel weniger Harn als bei Nacht (Nykturie). Kommt es zu dauernden Ödemen, so lassen sich dieselben zumeist durch Digitalis oder durch ein anderes Kardiotonikum beseitigen. Falls die Ödeme, soweit sie nur kardialen Ursprunges sind, höhere Grade annehmen, so kommen in der Regel auch andere subjektive Herzerscheinungen hinzu, so daß die Differentialdiagnose nur selten schwer fällt. Jedenfalls möchten wir gerade hier auf das Verhalten des Blutdruckes in diagnostischer Beziehung hinweisen. Ich habe in solchen Fällen auch hie und da etwas Thyreoid gegeben, habe aber nie ein entsprechendes Resultat erzielen können. Wegen der Gefahr, durch Thyreoid doch das Herz zu schädigen, möchte ich diese Gruppe von Ödemen bei chronischer Nephritis von der Schilddrüsentherapie vollkommen ausgeschaltet wissen.

Das renale Ödem, das gleichfalls bei manchen chronischen Nephritiden zu sehen ist, entwickelt sich in der Regel ganz langsam. So gibt es Fälle, die schon im akuten Stadium mit Schwellungen einhergingen, und wo die Neigung zu Hydropsie erhalten bleiben kann, sobald aus der akuten Form sich allmählich eine chronische entwickelt. Volhard spricht hier von einem nephrotischen Einschlag, resp. von Mischformen zwischen Nephritiden und Nephrosen. In diesem Stadium sind Verwechslungen mit den reinen Nephrosen möglich; wenn man aber dem Verhalten des Harnes (spezifisches Gewicht, Fähigkeit der Niere, während eines Durstversuches einen konzentrierten Harn zu produzieren) und auch dem Blutdrucke Aufmerksamkeit schenkt, so werden in den typischen Fällen Irrtümer leicht zu vermeiden sein. Die Frage, ob man in diesen Fällen, die ja eine gewisse Verwandtschaft mit den Nephrosen zeigen, doch gelegentlich die Thyreoidfütterung versuchen soll, möchte ich ausschließlich von dem Verhalten des Reststickstoffes im Blute und natürlich auch von der Beschaffenheit des Herzens abhängig machen. Ist der Rest-N niedriger als 0,06—0,07, so glaube ich, daß man es mit geringen Thyreoidmengen wird wagen können; in höheren Werten des Rest-N sehe ich aber eine unbedingte Kontraindikation.

3. Die Ödeme bei Nierensklerosen. Die häufigste Erkrankung, die mit Albuminurie einhergeht und oft fälschlicherweise mit der echten Nephritis verwechselt wird, ist die Nierensklerose oder die essentielle Hypertonie. Im Prinzipe handelt es sich hier um eine Herz- resp. Gefäßkrankheit und weniger um eine Nierenaffektion, denn trotz der Albuminurie, die aber ebensogut auch fehlen kann, ist die Nierenfunktion vollkommen intakt. Eine solche Niere kann bei Einschränkung der Flüssigkeit einen konzentrierten Harn ausscheiden; ein hoher Rest-N wird hier immer vermißt, kurz die renalen Symptome treten hier in den Hintergrund.

Die wichtigsten krankhaften Erscheinungen, die hier bestehen können, gruppieren sich um den hohen Blutdruck und sind eventuell abhängig vom Verhalten des Herzens. Auch im Gefolge dieser „Nierenaffektion" kann es zu Ödemen kommen; dieselben sind aber bei den reinen Fällen fast immer kardialer Natur. Hier kommt natürlich die Digitalis zur Behandlung dieser Formen von Wassersucht in erster Linie in Betracht. In diesem Sinne glauben wir daher das Thyreoid für unkomplizierte Fälle entbehren zu können, und wir haben daher auch unter den Kontraindikationen für die Zulässigkeit der Schilddrüsentherapie die Ödeme bei Nierensklerosen einbezogen.

c) Thyreoidbehandlung bei Herzaffektionen.

1. Bei sicheren Klappenaffektionen. Im allgemeinen haben wir es uns zum Prinzipe gemacht, bei echten Vitien (Affektionen an den Klappen) niemals Thyreoidea zur Anregung der Diurese zu geben. Hie und da hat man aber beim Studium eines Falles doch die Überzeugung gewonnen, daß die Ödeme, die z. B. hier vorliegen, nicht unmittelbar auf eine Schädigung des Herzens resp. auf Störungen im Zusammenarbeiten der einzelnen Herzabschnitte infolge eines Ventildefektes zu beziehen sind; denn der Puls ist langsam, von normaler Spannung, die Venen sind nicht gefüllt und zeigen auch keine Pulsationen; auch die Beschaffenheit der Leber, die weder schmerzhaft, noch vergrößert zu sein braucht, verrät keine schwerere kardiale Schädigung. Jedenfalls besteht manchmal ein gewisses Mißverhältnis zwischen dem objektiven Befunde am Kreislaufapparate und den Ödemen, so daß es schwer fällt, diese Form der Wassersucht im Sinne einer Herzinkompensation allein zu deuten. Seitdem wir auf diese Möglichkeit genauer achten, haben wir aus der großen Gruppe von Wassersucht bei Herzfehlern auch Fälle kennen gelernt, wo wir glauben möchten, daß es sich hier um Zustände handelt, die eine gewisse Ähnlichkeit mit jenen zeigen, die wir bereits unter dem Krankheitsbilde der sogenannten „Myodegeneratio" zusammengefaßt haben. Da es sich hier oft auch um ältere Leute handelt, so könnte man vielleicht an eine Kombination von relativ gut kompensierten Herzklappenfehlern und dispositionellen Zuständen denken, die auch ohne Klappendefekt zu Ödemen inkliniert hätten. Auch hier haben wir uns recht oft von der ausgezeichneten Wirkung der Schilddrüsensubstanzen überzeugen können. Man muß sich wundern, wie oft ganz kleine Dosen, natürlich bei entsprechend günstiger Auswahl der Fälle, enorme Diuresen auslösen.

Die Schilddrüsensubstanz ist sicher auch ein Herzgift und eben deswegen bin ich mir der großen Schäden vollkommen bewußt, die man eventuell durch unkritisches Darreichen von Thyreoid, speziell bei Patienten mit Klappenfehlern anrichten kann. Ich betone dies mit besonderem Nachdrucke, um unangenehmen Folgen vorzubeugen, die sich bei unvorsichtiger Nachahmung meiner Schilddrüsenmedikation ergeben könnten. Wenn ich nicht hie und da — ich will noch einmal betonen, daß dies unter der großen Zahl von Klappeninfektionen nur Seltenheiten darstellen — doch so außerordentlich Günstiges gesehen hätte, und zwar speziell bei solchen Klappenfehlern, die ich allerdings sehr lange vorher mit den verschiedensten therapeutischen Prozeduren zu beeinflussen versucht habe, so würde ich unbedingt den Standpunkt vertreten, bei sicheren Klappenfehlern auf keinen Fall Schilddrüsensubstanz zur Anregung der stockenden Diurese zu geben. Aber wie gesagt, hat sich uns doch allmählich die Vorstellung aufgedrängt, daß besonders bei älteren Individuen nicht jedes Ödem unbedingt seine

Ursache in einer Inkompensation des Herzens zu haben braucht, selbst wenn sich hier auch auskultatorisch und perkutorisch Zeichen eines Klappenfehlers ergeben haben.

Zur Illustrierung des eben Gesagten möchte ich die Beschreibung eines solchen Falles folgen lassen.

Fall VIII.

Es handelt sich hier um eine 58 Jahre alte Frau, die in ihrer Jugend einen Gelenkrheumatismus akquirierte. Nach ca. drei Jahren konstatierte man anläßlich einer Geburt bei ihr einen Herzklappenfehler. Das Vitium bereitete ihr aber weder bei dieser Geburt, noch bei den folgenden fünf Partus irgendwelche Beschwerden. Erst nach Einsetzen des Klimakteriums laborierte sie an Anfällen von Kurzatmigkeit; auch beobachtete sie gelegentlich das Auftreten von Ödemen an den unteren Extremitäten. Meist schwanden die Schwellungen über Nacht. Sie konnte trotzdem ihrem Berufe ungestört nachkommen. In den letzten zwei Jahren nahmen die Ödeme an den Beinen immer mehr zu. Schließlich kam es auch zu Wassersucht im Bereiche des Bauches. Noch immer ging die Patientin herum, wenn sie auch ihre alte Beschäftigung nicht mehr aufgenommen hatte. Zuletzt bekam sie eine Bronchitis. Nunmehr kam es auch zu Kurzatmigkeit und zu starker Orthopnoe in der Nacht; Schlaf fehlte; sie wurde dauernd bettlägerig. Zu Hause wurde sie vielfach mit Digitalis, Diuretin und anderen harntreibenden Mitteln behandelt. Es kam auch zu vorübergehender Besserung des Allgemeinbefindens, insbesondere schwand auch die Kurzatmigkeit. Ein wesentlicher Einfluß auf die Ödeme wurde aber nicht bemerkt; sie blieb deswegen dauernd bettlägerig. Die Frau, die früher ziemlich lebhaft war, ist in letzter Zeit apathisch und gegenüber ihrer Umgebung sehr gleichgültig geworden. Ein Arzt, der an allgemeine Gefäßverkalkung dachte, wollte diese letzten Erscheinungen auf multiple kleine Erweichungen im Gehirne beziehen.

Bei der Aufnahme auf die Klinik zeigte sich folgender Befund: Die Frau sieht viel älter aus, als es ihren Jahren entspricht; Gesichtsausdruck müde, apathisch. Puls um 90 schwankend, rhythmisch, ziemlich groß. Blutdruck 130 mm Hg, kein positiver Venenpuls; überhaupt sind die Venen kaum zu sehen. Herzdämpfung etwas nach rechts verbreitert. An der Herzspitze ein systolisches und präsystolisches Geräusch, zweiter Pulmonalton stark akzentuiert. In den abhängigen Lungenpartien Zeichen einer leichten Bronchitis (Atelektase?). Patientin bevorzugt eine halbsitzende Stellung im Bette. Die Respiration ist nicht auffallend beschleunigt oder irgend wie modifiziert. Die Frau ist stark ödematös, besonders reichlich findet sich die Flüssigkeitsansammlung an den unteren Extremitäten und an der Bauchhaut. Die Haut an den unteren Extremitäten, aber auch sonst am Körper trocken und abschilfernd. Harnmenge relativ gering, hohes spezifisches Gewicht; im Sediment vereinzelte hyaline Zylinder. Reichliches Sedimentum lateritium. Es besteht Obstipation, gegen die Patientin täglich ein Abführmittel genommen hat.

Obwohl die Patientin erst vor nicht langer Zeit eine Digitaliskur durchgemacht hatte, haben wir ihr noch einmal Infus. fol. digit. gereicht (zweimal 0,8 g pro 180). Im Anschluß daran bekam dann die Frau noch täglich 0,1 g Pulv. fol. digit. Die Harnmenge stieg in kürzester Zeit — vgl. Abb. 12 — sogar auf 2000 ccm. Nachher fiel sie wiederum auf eine relativ kleine Menge. Das Allgemeinbefinden hatte sich dabei nicht wesentlich gebessert. Auf die Ödeme an den unteren Extremitäten war kein Einfluß zu bemerken; nun wurde täglich 0,3 g Thyreoid gereicht. Binnen kürzester Zeit stieg die Harnmenge und die Ödeme an den unteren

Extremitäten und an der Bauchhaut begannen zusehends zu schwinden. In relativ kurzer Zeit verlor die Patientin fast 10 kg an Körpergewicht. Ein schädlicher Einfluß auf die Herztätigkeit, sowohl im Sinne der

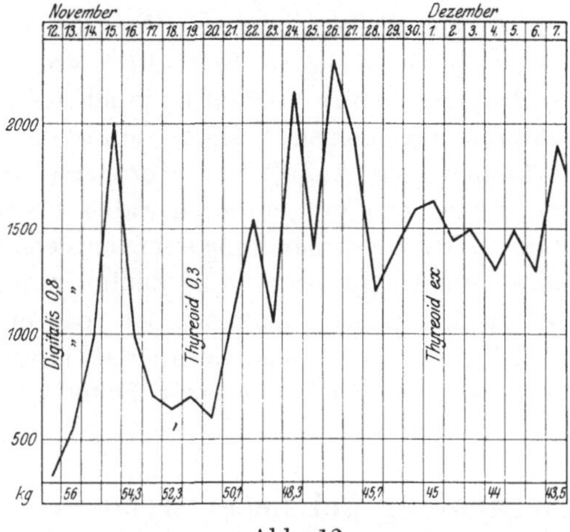

Abb. 12.

Frequenz oder der Herzgröße, war absolut nicht zu bemerken. Patientin fühlte sich viel wohler und kräftiger, hatte guten Appetit und war bald imstande, das Bett zu verlassen. Die Patientin kann jetzt wieder in fast normaler Lage schlafen. Sobald die Diurese im Gang gekommen und die Ödeme fast geschwunden waren, haben wir mit der weiteren Darreichung von Thyreoid ausgesetzt. — Die Patientin hatte sich, als sie ca. 4 Wochen nach Aussetzen von Schilddrüsenzufuhr nach Hause ging, noch ca. einen Monat wohl gefühlt; nun begannen die Ödeme wieder langsam sich zu entwickeln und innerhalb von weiteren 2 Monaten baute sich langsam das alte Krankheitsbild wieder auf. Abermals kam es zu starker Müdigkeit, Schlafsucht usw. Wir haben dann die Frau neuerlich auf die Klinik aufgenommen, um wieder einen Versuch mit Thyreoidzufuhr zu unternehmen. Das Körpergewicht war auf 56,7 kg gestiegen. Ähnlich wie während ihres ersten Aufenthaltes begannen wir die Behandlung zuerst mit Digitalis. Auch diesmal war damit nur eine ganz geringe Wirkung zu erzielen, erst bis wir der Frau wiederum Thyreoid gaben, besserte sich ihr Zustand binnen kürzester Zeit.

2. Die Ödeme im Gefolge von Lungenemphysem. Die schweren Ödeme, wie sie sowohl beim jugendlichen Lungenemphysem, als auch bei der Lungenblähung im Gefolge jahrelanger Katarrhe der Luftwege vorkommen, sind wohl immer auf Schwächezustände des rechten Ventrikels zu beziehen. Oft weichen sie unter einer entsprechenden Digitalisbehandlung, oft aber zeigt sich auch diese Behandlung völlig wirkungslos und es kann sich allmählich ein chronisches Krankheitsbild entwickeln, das etwas an jenes erinnert, welches wir unter dem Namen

„die sogenannte Myodegeneratio cordis“ zusammengefaßt haben. Auch hier haben wir manchmal eine leichte Besserung nach Thyreoidbehandlung im Sinne eines Ödemschwundes gesehen, doch stehen die Erfolge weit hinter jenen zurück, die wir bis jetzt beschrieben haben. Jedenfalls möchte ich in diesem Falle zu größter Vorsicht mahnen.

3. Ödeme bei gleichzeitigem Bestehen von Angina pectoris. Gleich im Anfange meiner Studien habe ich bei zwei Patienten mit schweren unklaren allgemeinen Ödemen unter dem Einfluß von Thyreoidea sehen können, wie Anfälle von Koronarsklerose, die schon lange zurücklagen, wieder häufiger geworden waren. Seither achte ich vor jedem Beginn einer Thyreoidbehandlung auf eventuelle anamnestische Daten, die im Sinne von Angina pectoris zu deuten wären. Jedenfalls möchte ich hier zu großer Vorsicht mahnen; ich sehe mich daher veranlaßt, in jedem Falle, der nur irgendwie an das Krankheitsbild der Angina pectoris erinnert, ernstlich vor einer Schilddrüsenbehandlung zu warnen.

d) Thyreoidbehandlung bei Leberzirrhosen mit Aszites.

Schon die Tatsache allein, daß man durch Zufuhr von Schilddrüsensubstanz pathologischerweise angesammelte Flüssigkeit in Fluß bringen kann, ließ es gerechtfertigt erscheinen, einen analogen Versuch beim Aszites zu unternehmen. Ohne mich weiter in die Betrachtung zu ergehen, ob die Flüssigkeitsansammlung im Gefolge von Leberzirrhosen mehr als Stauung oder als entzündlicher Prozeß aufzufassen ist, möchten wir hier einen Fall von typischer Laenecscher Leberzirrhose beschreiben, bei dem wir in analoger Weise, wie z. B. bei den ödematösen Nephrosen, Thyreoid verfüttert haben.

Fall IX.

Der Mann, dessen Harnkurve in Abb. 13 reproduziert ist, war 38 Jahre alt. Zwei Jahre vor Aufnahme auf die Klinik hatte er bereits einmal Wassersucht. Unter einer Kalomelkur ging diese soweit zurück, daß er wieder arbeitsfähig wurde. Vor 6 Wochen nahm der Bauch wieder an Größe zu. Sobald der Mann leichte Bewegungen ausführte, kam es zu Atembeschwerden; die Nahrungsaufnahme war gering, weil bald das Gefühl von Völle eintrat. Unmittelbar vor der Aufnahme auf die Klinik wurde die Hautfarbe etwas gelblich; der Stuhl verlor sein normales Aussehen und wurde allmählich ganz farblos.

Der Mann ging wie eine hochschwangere Frau herum; mit starker Rückenlordose, die Hände vorne auf den Bauch gelegt, balancierte er das mächtig aufgetriebene Abdomen vor sich her. Da der Mann klein war, trat das Mißverhältnis zwischen Bauch und Statur noch auffälliger hervor. Die Thoraxorgane waren hoch gedrängt; im Bereiche des Bauches deutlich sichtbare Hautvenen. Im Harn viel Urobilin und Urobilinogen, Spuren von Eiweiß. Der Stuhl hell gefärbt, enthält Urobilinogen, kein Neutralfett.

Nachdem wir bei dem Patienten Kalomel, Diuretin und andere harntreibende Mittel versucht haben, gaben wir ihm Thyreoid (cf. Abb. 13). Anfangs nahm das Körpergewicht und der Bauchumfang noch zu, obwohl die Harnmenge bereits zugenommen hatte; erst am 5.—6. Tage fiel das Körpergewicht; auch die Zirkumferenz des Abdomens hatte abgenommen, doch lange nicht in dem Maße, wie man aus der Diurese

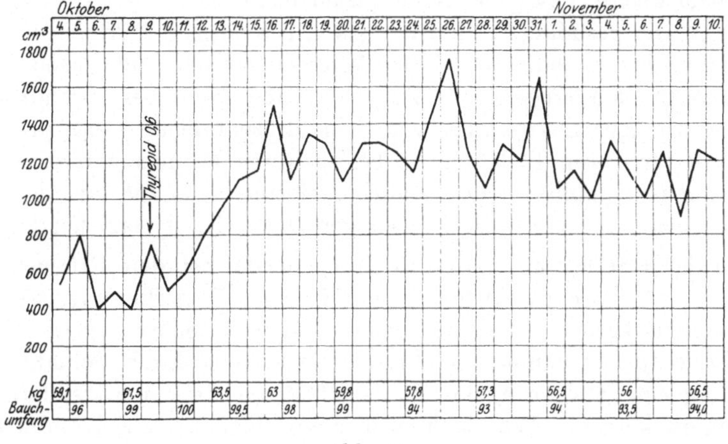

Abb. 13.

erwarten sollte. Der Bauch wurde weicher, so daß man schließlich eine ziemlich kleine und harte Leber tasten konnte. Trotzdem war ein Verschwinden des Aszites absolut nicht zu konstatieren. Da der Patient dünnere Arme und Füße bekam und auch das Gesicht magerer wurde, mußten wir mit der weiteren Thyreoidzufuhr aussetzen. Die Pulsfrequenz, die vor der Schilddrüsenzufuhr zwischen 90—100 schwankte, war am Schlusse derselben — nach $1^1/_2$ Monaten — dieselbe geblieben. Anfangs hatte der Mann 2—4 zum Teil dünnflüssige Stühle, auf der Höhe der Thyreoidwirkung 1—2. Trotz der geringen Abnahme des Abdomens fühlte er sich viel wohler und ging deshalb nach Hause. Über den weiteren Verlauf haben wir uns nicht orientieren können. — Wir haben im Laufe der letzten Jahre in ähnlicher Weise, wie in diesem Falle, Thyreoid an Aszitespatienten verfüttert — im ganzen waren es 8 Fälle. In 2 Fällen war die Flüssigkeitsansammlung in der freien Bauchhöhle nur eine geringe. Hier war unter dem Einflusse des Thyreoids ein deutlicher Erfolg zu verzeichnen gewesen. Aber in den 6 anderen — allerdings waren es hochgradige Formen — war der schließliche Endeffekt dieser Therapie nur ein sehr geringer. Gerade Fall IX zeigt, wie zwar unter dem Einflusse der Schilddrüsenfütterung die Diurese in die Höhe gehen kann, deswegen aber der Bauchumfang nicht wesentlich abnehmen muß. Man gewinnt gerade bei der Betrachtung dieses Falles die Überzeugung, daß scheinbar alles andere Wasser, welches vielleicht im Körper verfügbar ist, eher unter dem Einflusse des Thyreoids verloren geht, als die im Bauche angesammelte Flüssigkeit.

Schilddrüsenfütterung ist nach Wagner v. Jauregg imstande, die antiluetische Wirkung des Jods zu steigern; gilt nicht ähnliches auch

von anderen Medikamenten? Wagner v. Jauregg[1]) ist von folgendem Gedankengang ausgegangen, die Schilddrüsentherapie bei der Behandlung der Syphilis in Betracht zu ziehen: da die normale Schilddrüse im Jodstoffwechsel eine große Rolle spielen dürfte, so ist auch zu erwarten, daß auch die gesunde Schilddrüse als ein wichtiger Faktor bei einer wirksamen Jodbehandlung in Frage kommen mußte. Auf Grund dieser Erwägungen kombinierte v. Wagner Jodkuren bei Syphilitikern mit gleichzeitiger Darreichung von Schilddrüsentabletten (0,3 pro die). Er sah unter diesen Bedingungen bei schweren Formen von zerebraler und spinaler Syphilis noch Heilungen eintreten, wo er mit der ausschließlichen Jodtherapie nicht den geringsten Erfolg erzielen konnte.

In der Überlegung, daß das Maßgebende bei den Erfolgen von Wagner v. Jauregg nicht so sehr in einer Beeinflussung des Jodstoffwechsels zu suchen wäre, sondern die Thyreoidea als solche hier eine Rolle spielen könnte, glaubten wir vielleicht durch Schilddrüsenfütterung eine Steigerung der Wirksamkeit auch anderer Medikamente erzielen zu können. Wir dachten hier vor allem an eine Kombination von Schilddrüsenfütterung und Kalomeldarreichung zur Behandlung von schweren Aszitesformen. Wir haben daher nachgesehen, ob ein Unterschied zwischen der Kalomelwirkung vor und nach der Thyreoidfütterung besteht. Auch auf diese Weise kamen wir nicht zu der Ansicht, daß die Schilddrüsenfunktion einen wesentlichen Einfluß auf den Flüssigkeitsspiegel im Cavum peritonei hat. Wo durch eine Kalomeldarreichung allein bei einem zirrhotischen Aszites keine Diurese erzielt werden konnte, dort ließ sich die Wirkung auch durch gleichzeitige Darreichung von Thyreoid nicht steigern.

Einige Male waren wir auch bemüht, eine Kombinationswirkung von Digitalis und Thyreoid anzustreben. Solange wir uns noch nicht an eine so strenge Indikationsstellung hielten, wie wir sie gleich anführen wollen, haben wir auch bei echten kardialen Ödemen manchmal versucht, mit kleinsten Thyreoidmengen Diuresen anzuregen. Dazu schienen uns besonders die folgenden Fälle indiziert. Es ist eine leider nur zu häufige Beobachtung, daß man manchmal bei inkompensierten Vitien durch Darreichung von Digitalis nicht imstande ist, die Stauungserscheinungen einzudämmen oder gar restlos zum Schwinden zu bringen. In solchen Fällen versucht man es teils durch eine neuerliche Digitaliskur, teils durch Wahl eines anderen Kardiakums, eventuell in Kombination mit einem üblichen Diuretikum. Hier begegnen uns auch die Fälle, wo man manchmal durch einen kräftigen Aderlaß oder durch eine energische Carellsche Kur doch schließlich ein günstiges Resultat erzielt. Es schien verlockend, auch in so einem Falle die Thyreoidtherapie zu versuchen.

---

[1]) Wagner v. Jauregg, Schilddrüse, Lehrbuch der Organotherapie. p. 153. 1914.

Ich habe nun einige Male gesehen — und aus der Reihe dieser habe ich das Beispiel X gewählt —, wie zuerst Digitalis vollkommen wirkungslos blieb, wie weiter kleinste Thyreoiddosen eine sehr geringe Diurese auslösen konnten, daß aber schließlich — scheinbar nach entsprechender Vorbereitung durch Schilddrüsentabletten — eine neuerliche Digitalismedikation vollen Erfolg nach sich zog. Ob hier tatsächlich das Thyreoid für das Digitalis wie ein Multiplikator wirkt — also ähnlich wie es von Wagner für das Jod angenommen wurde —, wage ich nicht zu entscheiden. Es liegt meiner Ansicht nach hier eine Frage vor, die zuerst auf rein experimentellem Wege zu lösen wäre.

Fall X.

Die 26jährige Frau hatte mit 14 Jahren Gelenkrheumatismus, der sich im 16. Lebensjahre wiederholte. Schon nach der ersten Erkrankung wurde ärztlicherseits eine Herzaffektion festgestellt. Bis zu ihrem 22. Jahre ging es ihr gut. Damals wurde sie gravid. Die Geburt war sehr schwer; in den letzten Monaten hatte sie sehr unter Herzbeschwerden und Schwellungen der Beine zu leiden. Nach der Geburt, die nicht ganz fieberfrei verlief, konnte sie sich nicht mehr erholen. Die Schwellungen an den Beinen hielten an, Patientin wurde bei den geringsten Anstrengungen kurzatmig. Seit einem halben Jahr ist nun die Frau bettlägerig. Während dieser Zeit wurde sie von verschiedenen Ärzten zu Hause behandelt; auch war sie zweimal in Spitalpflege; es ist ihr hier vorübergehend besser gegangen, aber ödemfrei wurde sie nie. In einem ziemlich desolaten Zustande ist sie an unsere Klinik gebracht worden. —

Die Frau zeigte bei der Aufnahme, neben der Zyanose auch ein leicht subikterisches Kolorit. Die Ödeme an den unteren Extremitäten sind ziemlich derb, die an der Bauchhaut und am Rücken weicher. Der Puls ist arrhythmisch (Puls irreg. perp.), klein und leicht unterdrückbar. Blutdruck um 110 mm Hg schwankend. Halsvenen nicht erweitert. Thorax mager, Respiration ist von thorakalen Typus und beschleunigt. Es besteht starke Orthopnoe. Die Herzfigur ist sowohl nach rechts als auch nach links verbreitert. Bei der Palpation fühlt man ein präsystolisches Schwirren und einen deutlich tastbaren Klappenschluß der Pulmonalis. Auskultatorisch die typischen Zeichen einer Mitralinsuffizienz und Stenose. Über den Lungen außer einer leichten Hochdrängung des Zwerchfelles nichts Atypisches. Die Leber mächtig vergrößert, etwas Aszites in der freien Bauchhöhle.

Obwohl uns der Hausarzt seine Zusammenstellungen, aus denen das vollkommen negative Verhalten jeglicher Digitalispräparate hervorging, über den Einfluß der verschiedenen therapeutischen Versuche zur Verfügung gestellt hatte, haben wir doch noch einen Versuch mit Infus. fol. digit. unternommen; derselbe fiel vollkommen negativ aus (vgl. Abb. 14). Die Harnmenge (der Harn enthielt Spuren von Eiweiß, außerdem viel Urobilin und warf ein reichliches Sedimentum lateritium ab, spezifisches Gewicht: 1023), erhob sich auch während der Digitalisbehandlung nie über 300. Da in den nächsten 9 Tagen die Ödeme an Intensität noch zunahmen, so versuchten wir es mit ganz kleinen Thyreoiddosen. Tatsächlich ging auch binnen kurzem die Harnmenge in die Höhe; eine Verschlimmerung des kardialen Befundes (Zunahme der Pulsfrequenz, stärkere Atemnot, Verschlimmerung der Bronchitis) trat nicht ein. Die Diurese hielt aber nicht lange an; alles was während dieser kurzen Zeit erreicht werden konnte, war die Gewichtskonstanz, also ein Zeichen, daß während dieser Zeit die Ödeme

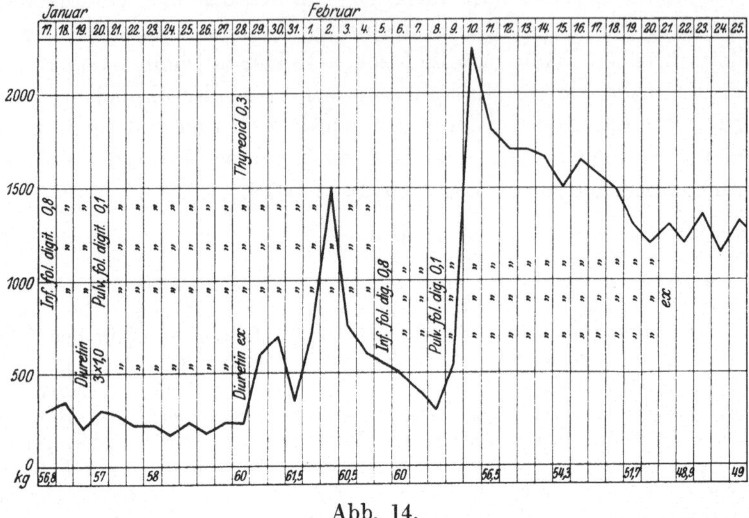

Abb. 14.

nicht wesentlich zugenommen haben. Jetzt gaben wir noch einmal Digitalis. Unmittelbar, nachdem die letzte Flasche geleert war, ging die Harnmenge mächtig in die Höhe. Die Ödeme schwanden ziemlich rasch und ebenso rasch besserte sich das Allgemeinbefinden sowie auch der Herzbefund. Die Frau verlor innerhalb kurzer Zeit 11 kg an Ödemflüssigkeit. Die Frau, die seit einem halben Jahre bettlägerig war, konnte wieder im Zimmer herumgehen. Jedenfalls fühlte sie sich so wohl, wie seit Jahren nicht mehr. Sobald die Diurese im Gange war und die Ödeme zu schwinden begannen, wurde mit der Verfütterung von Thyreoid ausgesetzt. Die Frau blieb noch 1 Monat lang an der Klinik, während dieser Zeit ging es ihr gut. 2 Monate später — wir haben ihr das Thyreoid natürlich nicht zur freien Verfügung gegeben — kam sie neuerlich schwer inkompensiert an die Klinik und starb kurze Zeit danach.

Obwohl ich mich scheinbar von der völligen Ungefährlichkeit eines solchen Vorgehens an Hand mehrerer Beispiele überzeugt habe und mir wissentlich nie ein Unglück passiert ist, möchte ich doch im Interesse der ganzen Schilddrüsentherapie der Ödeme, vor einem häufigeren Darreichen dieses Präparates bei kardialen Affektionen nochmals warnen.

Schilddrüsentabletten sind gegen Ödeme kein Allheilmittel. Wir haben in den letzten 4 Jahren sehr oft Gelegenheit gehabt, bei den verschiedensten Formen von Wassersucht, wo sich unter dem Einflusse der unterschiedlichen harntreibenden Mittel keine Diurese erzielen ließ, auch Thyreoidea zu verwenden. Die in dieser Zusammenstellung gebrachten Fälle sind nur eine Auswahl aus den vielen Beobachtungen, wo wir positive Erfolge erzielt haben. Schon hier soll ausdrücklich betont werden, daß wir über genug Beobachtungen verfügen, wo der Erfolg ein vollkommen negativer war, d. h. daß trotz gleichen Vorgehens wie in den erwähnten Fällen kein Resultat im Sinne einer deutlichen Diurese erzielt werden konnte. Einen schädlichen Einfluß hat aber auch in diesen refraktären Fällen die Behandlung mit Thyreoid nicht gehabt. Wenn man sich an die entsprechenden Indikationen hält, die wir noch anführen wollen, so ist auf Grund unserer Erfahrungen die Thyreoidbehandlung völlig ungefährlich. Wir haben es uns daher zum Prinzipe gemacht, in allen Fällen, in denen uns die übliche Therapie im Stiche ließ und in denen keine besondere Kontraindikation vorlag, Schilddrüse zur Anregung der Diurese zu geben. Dies ist gewiß gerechtfertigt, wenn man die häufig überraschend günstigen Resultate dem geringen Risiko, mit dem diese Behandlungsmethode verbunden ist, gegenüberstellt.

Art und Weise der von uns geübten Schilddrüsentherapie. Obwohl wir, auf Grund unserer Erfahrungen, die Überzeugung gewonnen haben, daß man bei manchen Gruppen von Krankheiten mit dem Thyreoid mehr erzielen kann, als mit allen anderen Medikamenten, so halten wir uns doch noch an den ursprünglich von uns aufgestellten Grundsatz, Thyreoid zur Behandlung von Ödemen nur dann heranzuziehen, wenn wir uns bei einem konkreten Falle davon überzeugt hatten, daß die gewöhnliche Therapie nicht zum Ziele führt.

Als wir sahen, welch mächtige Diuresen manchmal durch kleine Dosen von Schilddrüsensubstanz zu erzielen sind, während ein andermal gar kein Erfolg zu verzeichnen war, glaubten wir uns veranlaßt, mit den Dosen zu steigen. Im allgemeinen kann ich aber sagen, daß kein unbedingter Parallelismus zwischen Thyreoidmenge und diuretischem Erfolg besteht. Was man nicht mit einer Maximaldosis von ca. 0,9 g Trockenthyreoid pro die innerhalb von 2—3 Wochen erreicht, kann man auch nicht durch größere Mengen erreichen. Das, was hinzukommen kann, sind höchstens unangenehme Komplikationen.

Die größte Vorsicht ist natürlich bei den „kardialen" Ödemen geboten. Hier soll als Anfangsdosis nicht mehr als 0,3 g Trockenthyreoid gewählt werden. Bei den renalen Formen kann man mit größeren Dosen beginnen. Trotzdem rate ich aber auf jeden Fall mit ganz kleinen Dosen zu beginnen, um zu sehen, wie der Organismus darauf reagiert. Deswegen geben wir unseren Patienten als Anfangsdosis nie mehr als eine Tablette — entsprechend 0,3 g Trockensubstanz. Der Handel führt auch Tabletten zu 0,1 g Trockensubstanz; wenn man ganz besonders vorsichtig sein will, so kann man mit dieser Dosis anfangen, um erst allmählich auf 0,3, eventuell höher anzusteigen. Hat man sich davon überzeugt, daß der Allgemeinzustand darunter keine wesentliche Änderung erfahren hat, wobei besonderes Gewicht auf eventuelle Diarrhöen und auf das Verhalten der Pulsfrequenz zu legen ist, so kann man zu größeren Dosen übergehen, 2—3 Tabletten zu je 0,3 g. Höhere Dosen, als etwa 1,2 g, geben wir jetzt nur mehr in ganz seltenen Fällen.

Wir haben es uns weiter zum Prinzipe gemacht, nach 3 Wochen mit der Thyreoidtherapie auszusetzen, wenn nicht schon früher bestimmte Zeichen zu besonderer Vorsicht in der Medikation mahnen. Nimmt die Pulszahl, die Erregung, die Stuhlzahl beträchtlich zu, so soll man entweder mit der Schilddrüsenfütterung ganz aussetzen oder zur ursprünglichen kleineren Dosis herabgehen. Wenn wir gesagt haben, es erscheint ratsam, bei bisher negativem Erfolg nach dreiwöchiger Kur auszusetzen, so haben wir uns hier hauptsächlich von der Erfahrung leiten lassen; denn ist innerhalb der ersten 3 Wochen kein Erfolg erzielt worden, so kann man in der Regel auch nach fortgesetzter Darreichung wohl kaum mehr ein besseres Resultat erwarten. Damit soll aber nicht gesagt sein, daß, falls einmal die Diurese wieder im Gange ist, man unbedingt nach 3 Wochen aussetzen muß. Sind die Ödeme einmal geschwunden, so erscheint es allerdings unnütz, noch weiter Thyreoid zu geben, und umgekehrt, hat sich z. B. am Ende der zweiten Woche die Diurese eingestellt, so wird man ruhig, sonstiges Wohlbefinden vorausgesetzt, Schilddrüsentabletten weiter reichen können. Denn Schilddrüsentabletten entsprechend 0,1—0,3 g Trockensubstanz kann man bei geeigneten Fällen Wochen hindurch vollkommen ungefährdet geben, ohne auch die geringsten toxischen Erscheinungen befürchten zu müssen.

Wie bereits erwähnt, soll man, um unangenehmen Komplikationen auszuweichen, stets die Pulsfrequenz, den allgemeinen Erregungszustand, aber auch die Diurese genau kontrollieren. Trotz wochenlanger Darreichung von Schilddrüsentabletten braucht die Zahl der Pulsschläge in der Minute nicht in die Höhe zu gehen. Ja, im Gegenteil, die Zahl der Pulse kann sogar, wie ich es zweimal sah, niedriger werden, speziell wenn gleichzeitig eine entsprechende Diurese erzielt wurde. Bemerkt man dagegen nach Darreichung von Thyreoid, speziell bei kardialen Fällen eine Abnahme der Harnmenge, besonders bei gleichzeitiger Gewichtsabnahme und fehlender Diarrhöe, dann erscheint es zweckmäßig, sofort mit der weiteren Darreichung von Schilddrüsensubstanz auszusetzen. Diarrhöen, als Ausdruck einer Thyreoidvergiftung, haben wir bei den von uns gewählten Dosen nie gesehen. Höchstens ganz im Anfang kann es hie und da notwendig sein, etwas Opium in Tropfenform gleichzeitig mit den Tabletten zu geben. Jedenfalls sind vermehrte Stühle, wie man sie manchmal bei ödematösen Menschen sehen kann, keine unbedingte Kontraindikation für den Beginn einer Schilddrüsentherapie. Hie und da haben wir sogar gesehen, wie bei Beginn der durch Thyreoid ausgelösten Diurese die Stühle an Zahl abnahmen.

Anfangs haben wir nur Tabletten der Firma Borough & Wellcome verwendet; in letzter Zeit sind diese nicht mehr erhältlich und haben wir daher die analogen Präparate von Knoll (Ludwigshafen) und

Richter (Budapest) bezogen. In der Wirksamkeit der einzelnen Präparate scheint kein wesentlicher Unterschied zu bestehen.

Wie man aus den einzelnen Tabellen entnehmen kann, haben wir sehr häufig Thyreoid neben anderen Diuretika (Diuretin, Digitalis usw.) gegeben. Es war zu erwarten, daß sich der diuretische Erfolg der Schilddrüsensubstanz in Kombination mit anderen harntreibenden Medikamenten nicht nur nicht abschwächt, sondern sich in der Regel sogar addiert. Wir haben daher — vorausgesetzt, daß nicht andere Gründe dagegen sprachen, wie z. B. beim Diuretin, falls es schlecht vertragen wurde — von der gleichzeitigen Verabreichung von Thyreoid mit anderen Medikamenten nie abgesehen. Im Gegenteil, wir hatten, wie bereits an anderer Stelle erwähnt wurde, den Eindruck, daß manchmal Thyreoid eher wie ein Multiplikator wirkt.

Indikationen und Kontraindikationen zur Thyreoidbehandlung von Ödemen. Im Anschluß an die angeführten Beispiele wollen wir noch einmal ganz kurz unseren Standpunkt präzisieren: Wann ist unserer Ansicht nach die Thyreoidbehandlung bei ödematösen Patienten besonders aussichtsreich?

1. Bei den schwer ödematösen Formen von sogenannter Myodegeneratio cordis.
2. Bei Nierenkrankheiten.
   a) Bei Nephrosen mit schwerer Wassersucht und
   b) bei Nephritiden, vorausgesetzt, daß kardiale Schäden fehlen.

Keine guten Erfolge sahen wir:

1. Beim Ödem im Gefolge von Lungenemphysem.
2. Bei den Hydropsien im Gefolge von renalen Sklerosen.

Kontraindiziert erscheint mir die Ödembehandlung mit Thyreoid:

1. Bei Erscheinungen von Herzinsuffizienz im Gefolge von Klappenfehlern, mit Ausnahme jener Formen, wo wir Grund hatten anzunehmen, daß die Ödeme eine gewisse Verwandtschaft zeigten mit jenen, die wir bei Fällen von sogenannter Myodegeneratio cordis sahen.
2. Bei Zeichen einer Koronarsklerose.

Sehr zweifelhafte, ich möchte fast sagen negative Erfolge sah ich bei Aszites im Gefolge von Leberzirrhose. Eine unbedingte Kontraindikation möchte ich aber darin nicht erblicken. —

Ergeben sich aus dem Vorgebrachten irgendwelche Konsequenzen für die Annahme eines Zusammenhanges zwischen dispositioneller forme fruste des Myxödems und Krankheitsentwicklung? Ursprünglich haben wir die Frage aufgeworfen, ob die Haut eines Menschen, der vielleicht Neigung zum Myxödem hat, eher zu Ödem disponiert, als wenn das Individuum quasi basedowisch veranlagt ist. Wir waren uns gleich von allem Anfange an darüber klar, daß gegen eine solche Annahme gewisse tatsächliche Befunde vorgebracht werden müssen. Wir kennen nämlich in der Klinik des Erwachsenen kein Krankheitsbild des chronischen gutartigen Hypothyreoidismus, das postuliert werden müßte, wenn unsere ursprüngliche Voraussetzung zu Recht bestehen sollte. Auf Grund dieser Überlegungen haben wir ja die Schilddrüsentherapie zur Beeinflussung der Ödeme in Diskussion gezogen.

Unsere klinischen Erfahrungen haben uns nun gezeigt, daß tatsächlich der Schilddrüse eine mächtige diuretische Funktion innewohnen dürfte. Unsere Erwartung scheint also eingetroffen zu sein, so daß wir eigentlich den umgekehrten Schluß ziehen dürfen: weil wir hier durch Thyreoidzufuhr die Ödeme beseitigen konnten, muß dieser Patient gleichsam zu wenig Schilddrüsensaft mit sich geführt haben und folglich dürfte dieses Individuum mit einer Art Myxödem behaftet gewesen sein.

Was sagt nun zu dieser Beweisführung die klinische Analyse solcher Patienten? Waren bei ihnen auch andere Merkmale eines Hypothyreoidismus vorhanden? Oder sollte man gar annehmen, daß es nur ein Myxödem der Haut allein gibt! Wir haben als erstes Beispiel, bei dem sich ein günstiger Einfluß der Schilddrüsenzufuhr auf die Ödeme nachweisen ließ, ein relativ kompliziertes Krankheitsbild, nämlich die „sogenannte Myodegeneratio cordis", gebracht; wegen der Schwierigkeit, dasselbe eindeutig zu erklären, wäre es logischer gewesen, mit einfacheren Krankheitsformen anzufangen. Wir sind aber trotzdem bei dieser Einteilung geblieben, weil wir meinten, daß man gerade hier noch am ehesten an einen gewissen Zusammenhang zwischen einer forme fruste des Myxödems und diesen Krankheiten denken könnte. Wir erinnern, um nur einige Symptome herauszugreifen, wie diese Individuen häufig mit Nabelhernien behaftet sind, Brüchigkeit der Nägel, Haarausfall und Trockenheit der Haut zeigen können. Natürlich sind das alles Zeichen, die auch bei anderen Zuständen zu beobachten sind, wo vielleicht nicht der geringste Anhaltspunkt dafür vorliegt, an einen Hypothyreoidismus zu denken. Sichere Kriterien, wie z. B. die Herabsetzung des Grundumsatzes, fehlen und wären gerade bei solchen ödematösen Menschen schwer eindeutig zu verwerten. Wir müssen daher sagen, daß es vielleicht wahrscheinlich ist, hier von einem leichten Myxödem zu sprechen, daß wir aber unbedingt positive Anhaltspunkte dafür kaum in Händen haben.

Ganz dasselbe, vielleicht noch in höherem Maße, gilt auch von der Nephrose und von den mit Ödem behafteten Nephritiden. Auch hier liegt nichts als eben der therapeutische Erfolg vor, der uns zu dem Schlusse verleiten könnte, an einen allgemeinen Hypothyreoidismus zu denken.

Das, was aber allen diesen drei Krankheitsformen gemeinsam zu sein scheint, ist die Neigung, in ihrer Haut Ödemflüssigkeit aufzustapeln, und zwar auf Grund eigentümlicher Verhältnisse, die sich bis jetzt unserem klareren Verständnisse entzogen haben. Wenn wir uns daher eines vollkommen objektiven Urteils befleißen, so müssen wir uns trotz unserer Erfolge mit der Thyreoidzufuhr zur Behandlung von Ödemen eingestehen, daß wir nur wenig positives Material in Händen haben, um bei der Deutung unserer Fälle an eine forme fruste des Myxödems zu denken; in diesem Sinne müssen wir auch in der Beurteilung sehr vorsichtig sein, ob tatsächlich der Hypothyreoidismus es war, der für den Verlauf der einzelnen Krankheit und speziell in unseren Fällen für die Entwicklung der Ödeme von ausschlaggebender Bedeutung ist.

Wie verhält sich die Schilddrüse in solchen Fällen? Beim typischen Myxödem sind in der Schilddrüse Veränderungen zu sehen, die ganz eindeutig für eine schwere Schädigung dieses Organes sprechen. Ob man nun tatsächlich bei milderen Formen von Hypothyreoidismus aus dem histologischen Bilde der Schilddrüse auf die Funktion des ganzen Organes einen Rückschluß ziehen kann, darüber sind wir vollkommen im unklaren. Wir waren daher bei der Beurteilung unserer Fälle nur auf eigene Beobachtungen angewiesen.

Wir haben in vielen Fällen von hartnäckigen Ödemen, die teils vergebens mit Thyreoid behandelt wurden, teils ohne Schilddrüsenbehandlung zur Sektion kamen, die Schilddrüse sowohl makroskopisch als auch histologisch genau untersucht. Tatsächlich zeigte sich in vielen solchen Fällen die Thyreoidea schon makroskopisch strumös entartet und auch bei der mikroskopischen Betrachtung waren Veränderungen festzustellen, die entschieden im Sinne einer diffusen Parenchymschädigung gedeutet werden konnten. Ich möchte aber diesen Befunden doch kein allzu großes Gewicht beimessen, denn teils sind diese Veränderungen in manchen Gegenden Rasseneigentümlichkeiten, teils ein so häufiger Nebenbefund auch bei anderen Sektionen, daß es zweckmäßig erscheint, auch hier eine möglichst objektive Kritik walten zu lassen.

Experimentelle Studien, die sich mit der Frage beschäftigen, ob eine länger währende venöse Stauung im Bereiche der Schilddrüse imstande ist, ihre Tätigkeit zu beeinflussen. Im Anschluß an das eben Gesagte möchten wir einige experimentelle Befunde anführen, um auf folgende Frage eine Antwort zu finden: schon die klinische Erfahrung hat den außerordentlich innigen Zusammenhang zwischen Schilddrüsentätigkeit und Diurese nahegelegt. Gleichsam ein Plus an Thyreoidea hemmt die Entwicklung von Ödemen. Nachdem es eine alte klinische Erfahrungstatsache ist, daß es im Anfange von kardialen Stauungen noch ziemlich rasch gelingt, durch Digitalis oder Diuretin der Ödeme Herr zu werden, während später, wenn einmal die Insuffizienzerscheinungen länger gedauert haben, man zu allen möglichen Hilfsmitteln greifen muß, um einen diuretischen Erfolg zu erzielen, so lag der Gedankengang nahe, den Stauungserscheinungen, wie sie so häufig an den geschwollenen Jugularvenen zu erkennen sind, auch innerhalb der Schilddrüse mehr Aufmerksamkeit zu schenken; es bestehen doch oft die besten Vorbedingungen, die zu einer passiven Hyperämie der Thyreoidea führen können. Da nun chronische Stauungen in den verschiedensten Organen auch ihre Funktion in Mitleidenschaft ziehen können — denken wir nur an die bekanntesten Beispiele, an die Muskatnußleber, an die Stauungsniere —, so sollte man doch meinen, daß in analoger Weise die Venostase auch für die Funktion der Thyreoidea nicht ganz gleichgültig sein dürfte. Diesen Gegenstand vom rein pathologisch-anatomischen Standpunkte aus zu überprüfen, schien uns aus Gründen, die wir oben erwähnt haben, nicht sehr spruchreif; wir haben uns daher entschlossen, in dieser Richtung einige Experimente durchzuführen. Wir haben mehreren Hunden die eine Schilddrüsenhälfte venös gestaut, indem wir die größeren Venenstämme, die zur Schilddrüse führten, ligierten; die andere Seite ließen wir intakt. Nach 8 Tagen haben wir beide Schilddrüsenhälften exstirpiert und sie einer histologischen Untersuchung unterzogen. In allen Fällen zeigte die nicht gestaute Seite eine normale Beschaffenheit der Drüsenanordnung, während die gestaute Thyreoidea typische Veränderungen nach Art einer strumösen Entartung zeigte.

Wenn sich auch durch diese Versuchsanordnung eine Modifikation des histologischen Bildes demonstrieren ließ, so darf man deswegen, wenn auch eine gewisse Wahrscheinlichkeit besteht, noch nicht den bindenden Schluß ziehen, daß es durch rein mechanische venöse Stauung wenigstens beim Hunde gelingen muß, die Schilddrüsenfunktion herabzusetzen. Immerhin können wir aber mit der Möglichkeit rechnen, daß chronische Stauungen im Bereiche der oberen Hohlvene, wie sie ja bei jeder länger anhaltenden Dilatation des rechten Herzens vorkommt, sich aber experimentell nicht nachahmen läßt, für die Schilddrüsenfunktion nicht ganz gleichgültig zu sein scheinen. Es besteht vielleicht auf diese Weise die Möglichkeit, für manche Fälle einen Ausweg gefunden zu haben, um der Annahme eines durchgreifenden dispositionellen, wenn auch nur gutartigen Hypothyreoidismus aus dem Wege zu gehen.

Zusammenfassung. Wie die Beispiele lehren, gelingt es in manchen Fällen von allgemeiner Wassersucht durch Schilddrüsenfütterung eine mächtige Diurese anzuregen. Dieser Erfolg ist in diesen Fällen um so höher anzuschlagen, als vorher alle anderen Versuche, die Ödeme zu beseitigen, fehl geschlagen haben. Wir haben gezeigt, wie relativ kleine Mengen von verfütterter Schilddrüse bereits genügen, um die Diurese in Gang zu bringen. Nicht jedes Ödem reagiert auf die Thyreoidbehandlung; es gibt genug Fälle, wo kein Erfolg erzielt werden konnte. Eine Steigerung der Wirkung ist weder durch zu große Dosen, noch durch ein zu lang fortgesetztes Geben von Schilddrüsentabletten zu erzielen. Die besten therapeutischen Erfolge haben wir bei den Nephrosen, bei den Nephritiden mit nephrotischem Einschlag und schließlich bei jenen eigentümlichen Fällen von sogenannter Myodegeneratio cordis gesehen, wo ein Mißverhältnis zwischen der Schwere der Ödeme und dem objektiven Herzbefunde zu erkennen ist. Von einem wesentlichen Einfluß der Thyreoidsubstanz auf den Aszites bei Leberkrankheiten haben wir uns nicht überzeugen können.

Die von uns anfangs aufgeworfene Frage, ob es sich in solchen Fällen, wo wir mit Thyreoid die Diurese anregen konnten, um formes frustes des Myxödems handelt, läßt sich nur schwer beantworten. Würde man sich nur auf den therapeutischen Erfolg verlassen, so müßte man hier einen dispositionellen Hypothyreoidismus annehmen; bei der allgemeinen Betrachtung des Patienten aber fällt es uns zumeist schwer, Kriterien zu finden, die eventuell zugunsten der Myxödemdiagnose verwertet werden könnten. Es besteht aber für einen Teil der Fälle die Möglichkeit, daß vielleicht durch passive venöse Stauung einer schlechteren Schilddrüsenfunktion Vorschub geleistet wird. Von der histologischen Prüfung der Schilddrüse, um zu erfahren, ob in einem Falle Hypofunktion der Thyreoidea bestanden hatte, wird nicht viel zu erwarten sein.

Zweites Kapitel.

Sind in der Literatur experimentelle Tatsachen bekannt, die dem Thyreoid einen diuretischen Einfluß zusprechen? — Eigener Versuchsplan. — Technik der Harnblasenfistel. — Diurese, nach einmaliger Wasserzufuhr als Maßstab. — Beispiel eines Diureseversuches beim normalen Tier. — Wie verhält sich die Diurese nach Schilddrüsenzufuhr? — Wie verhält sich die Diurese nach Thyrioidektomie? — Junge Ziegen, die sich sonst zu Schilddrüsenversuchen sehr eignen, waren zu solchen Versuchen nicht zu verwenden. — Was sagen die Wasserdiureseversuche? — Hat die Schilddrüsenfunktion auf die Kochsalzdiurese einen Einfluß? a) Kochsalzdiurese nach Schilddrüsenfütterung. — b) Kochsalzdiurese nach Schilddrüsenexstirpation. — Was ergeben die Salzdiureseversuche? — Ist die Thyreoidsubstanz ein wahres Diuretikum, d. h. hat es seinen Angriffspunkt in der Niere? — Die Haut gilt als Kochsalzdepot. — Hat die Thyreoidea einen Einfluß auf die Chlordepots? — a) Kochsalzausscheidung nach subkutaner Salzzufuhr bei normalen Tieren. — b) Kochsalzausscheidung nach subkutaner Salzzufuhr bei mit Schilddrüsen gefütterten und thyreoidektomierten Tieren. — Zusammenfassung.

Da, wie erwähnt, der Erfolg der Ödembehandlung durch Schilddrüsenfütterung kein konstanter ist, so mußte auch den positiven Beobachtungen gegenüber der Einwand berücksichtigt werden, daß es sich in diesen Fällen um einen mehr zufälligen, vielleicht individuell günstigeren Einfluß handle. Deswegen habe ich mir die Aufgabe vorgelegt, nachzusehen, ob auch im Tierexperiment die Darreichung von getrockneten Schilddrüsen einen diuretischen Einfluß zeigt und ob man bei schilddrüsenlosen Tieren Ödeme leichter erzeugen kann als bei Gesunden. Damit soll sich nun das folgende Kapitel beschäftigen.

Sind in der Literatur experimentelle Tatsachen bekannt, die dem Thyreoid einen diuretischen Einfluß zusprechen? Fast allen Ärzten, die Gelegenheit gehabt haben, ein Myxödem zu behandeln, ist die Zunahme der Harnmenge unter dem Einflusse der Schilddrüsenmedikation aufgefallen. Magnus Levy[1]), der wohl die größte Erfahrung auf diesem Gebiete haben dürfte, faßt seine Beobachtungen folgendermaßen zusammen: „Während der Thyreoidbehandlung steigt die Diurese, jedoch auf die Dauer nur dann, wenn mehr Flüssigkeit aufgenommen wird. Nur in den ersten 1—2 Wochen geben das Verschwinden der wässerig-myxödematösen Ablagerungen und Eiweißverluste aus anderen Geweben

---

[1]) Magnus Levy, Erkrankungen der Schilddrüse, Handbuch der Pathologie des Stoffwechsels II. p. 316. 1907.

Veranlassung zu einer mäßigen Vermehrung des Harnwassers. Bei vollkommen gleichmäßiger Nahrung und Flüssigkeitsaufnahme steigt die Urinmenge — und das gilt ebenso für die Schilddrüsenverwendung außerhalb des Myxödems — nur vorübergehend um wenige 100 ccm (in meinem Falle um 300 ccm am ersten und 100 ccm am zweiten Tage), um bald zur Norm zurückzukehren, um so mehr, als nach einer gewissen Zeit auch die gesteigerte Wasserverdampfung von der Haut einen Teil des verfügbaren Wassers beansprucht. Jede stärkere und länger anhaltende Steigerung der Diurese setzt eine stärkere Flüssigkeitsaufnahme voraus. Daß in solchen Fällen aber die Polyurie offenbar das Primäre ist, geht daraus hervor, daß trotz gesteigerten Trinkens bei Myxödematösen und auch bei Nichtschilddrüsenkranken häufig starkes Durstgefühl vorhanden ist.“ Thevenot[1]) hat dann später es als erster versucht, Schilddrüsensubstanzen zur Anregung von Diurese zu geben.

Vom experimentellen Standpunkte aus hat sich für den Zusammenhang zwischen gesteigerter Nierentätigkeit und Schilddrüsenfunktion nur Coronedi[2]) interessiert. Soweit ich aus dem Buche von Biedl[3]) entnehme — im Original konnte ich mir die Arbeit nicht verschaffen —, sind die Versuche nicht sehr weit gediehen. Immerhin ist aber hier das Wort gefallen: die Schilddrüse führt in ihrem Extrakte das physiologische Diuretikum. Auf jeden Fall schien es mir wünschenswert, den Zusammenhang zwischen Schilddrüsentätigkeit und Diurese auf möglichst breiter Grundlage zu studieren.

Eigener Versuchsplan. Ohne zuerst irgendein Organ für die Diurese verantwortlich machen zu wollen, schien es vor allem ratsam, sich in groben Zügen davon eine Vorstellung zu machen, ob Thyreoid überhaupt imstande ist, die Diurese zu steigern, resp. umgekehrt, ob bei thyreopriven Tieren geringere Harnmengen produziert werden. Ich habe daher Diureseversuche an ein und demselben Tier unter normalen Bedingungen, nach Schilddrüsenfütterung, und schließlich nach Exstirpation der Thyreoidea vorgenommen. Hierbei habe ich mich der im hiesigen pharmakologischen Institute ausgearbeiteten Blasenfistelmethode von Wiechowski-Schwarz[4]) bedient. Nachdem ich glaube, daß diese Methode gerade für das Studium der Nierenpathologie große Vorteile besitzt, so möchte ich sie etwas genauer beschreiben, um so mehr als wir die Technik in mancher Beziehung vereinfacht haben.

Technik der Harnblasenfisteln. Das Wesentliche für das Gelingen des Versuches ist das Einheilen einer verschließbaren Kanüle in die

---

[1]) Thevenot, Traitement thyreoidien des néphrites. Prog. méd. 1913. Nr. 19.

[2]) Coronedi, Boll. scienz. Med. 80. p. 121.

[3]) Biedl, Innere Sekretion I. p. 264. 3. Aufl. 1915.

[4]) Wiechowski und Schwarz, Verhandl. der phys.-morph. Ges. in Wien (20. I. 1911).

Blase des Hundes, so daß man jederzeit am frei herumlaufenden Tiere, ohne es katheterisieren zu müssen, den gesamten Harn der Blase gewinnen kann. Eine Kanüle, die ähnlich der Pawloffschen Magenfistelkanüle (vgl. Abb. 15), aber viel graziler gebaut ist, läßt sich leicht in folgender Weise zur Einheilung bringen. Weiblichen Tieren wird ca. 3—5 cm außerhalb der Mittellinie, zwischen Nabel und Leiste, das Peritoneum geöffnet. Durch diese seitliche Öffnung wird die Blase herausgezogen und ebenfalls seitlich gespalten. Nun schiebt man die mit dem aufgeschraubten Stachel (b) armierte Kanüle in das Blaseninnere und durchstößt median ungefähr in der Höhe des Blasenkopfes gegen die vordere Bauchwand zu die Blasenwand und dringt gleichzeitig unter Vermeidung jeglicher Nebenverletzungen der Darmeingeweide in der Linea alba nach außen. Ist die aufgeschraubte Spitze durch die Bauchdecke durchgedrückt und auch der eigentliche Kanülenhals geboren, so schließt man zuerst durch doppelte Naht die Blase und dann die Bauchdecke. Jetzt faßt man den Kanülenhals mit einer festen Kornzange und schraubt den Stachel ab, um ihn durch den Hahn (a) zu ersetzen. Durch diese Methode vermeidet man rings um die Kanüle jede größere Öffnung der Bauchhaut und der darunter liegenden Schichten; auf diese Weise geht man auch einer eventuellen Eiterung entlang der Kanüle aus dem Wege; es ist dies deswegen wichtig, weil durch die Eiterung in der Regel die Fistel undicht wird; sobald aber einmal Harn neben der Kanüle herausfließt, besteht große Gefahr, daß die Kanüle überhaupt herausfällt. Die Anbringung einer zweiten aufschraubbaren Platte, wie sie von Pawloff bei seinen Magenfisteln angegeben wurde, um das Hineinrutschen der Kanüle in das Blaseninnere zu vermeiden, haben wir als überflüssig weggelassen; drückt man den relativ engen Hals der Kanüle durch die vordere Bauchwand so durch, wie wir es angegeben haben, so erfolgt die Verlötung zwischen Peritoneum parietale und Blase früher, bevor Gefahr besteht, daß sich dieser Zwischenraum wieder erweitert. Die Kanülen heilen, soweit ich jetzt Erfahrungen sammeln konnte, fast immer ganz glatt ein und sind bereits nach kurzer Zeit (4—6 Tagen) gebrauchsfähig. Bei geschlossener Kanüle können die Tiere wie normal spontan urinieren.

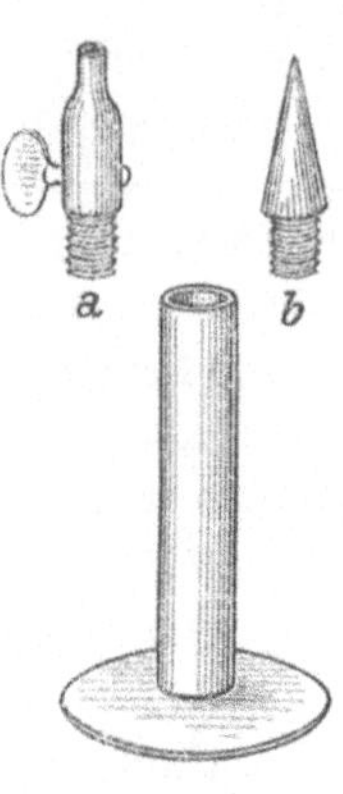

Abb. 15.

Die Diurese nach einmaliger Wasserzufuhr per os als Maßstab. Ginsberg[1]) hat bei solchen Blasenfisteln zuerst gefunden, daß nach peroraler Darreichung verschieden großer Wassermengen die resultierende Steigerung der Harnabsonderung ungefähr proportional der aufgenommenen Quantität Flüssigkeit ist, während bei subkutaner Injektion von gleichen oder sogar größeren Wassermengen es zu keiner Harn-

---

[1]) Ginsberg, Diureseversuche. Arch. f. exp. Path. **69**. p. 381. 1912.

vermehrung kommt. Gibt man einem solchen Blasenfisteltier eine gewisse Menge Leitungswasser per os, so setzt nach einiger Zeit die Diurese ein, um nach ca. 2 Stunden wieder abzuklingen. Fast aus allen bis jetzt publizierten Versuchen, mit denen auch meine eigenen übereinstimmen, ergibt sich die Tatsache, daß bei normalen Tieren niemals die ganze per os gereichte Flüssigkeitsmenge im Harn wieder erscheint; offenbar wird der Rest nur ganz allmählich ausgeschieden. Das Verhältnis zwischen der per os gereichten Flüssigkeitsmenge und der in den nächsten 3 Stunden abgesonderten Quantität Harn kann als Maß der Diurese dienen, weil man bei Wiederholung der Versuche an ein und demselben Tier unter gleichen Bedingungen stets ziemlich gleiche Zahlen gewinnt. Mit diesem Maßstabe wollten wir nun messen, wie groß bei ein und demselben Tier die Diurese ist, zuerst unter normalen Bedingungen, dann nach Schilddrüsenfütterung und schließlich nach Exstirpation der Schilddrüsen.

Beispiel eines Diureseversuches beim normalen Tiere. Ein ca. 11.5 kg schwerer Hund, bei dem die Blasenkanüle glatt eingeheilt war, bekommt stets zur selben Tageszeit sein Futter und außerdem ein bestimmtes Quantum Wasser. Der eigentliche Versuch beginnt immer 8 Stunden nach der letzten Fütterung. Das Tier wird in einen Pawloffständer eingespannt, so daß es einerseits freie Bewegungen machen kann, andererseits aber auch Gelegenheit hat auszuruhen. Das ganze Stativ samt Hund steht auf einem Tisch. Nachdem die Blasenkanüle geöffnet wurde und der restierende Harn abgeflossen war, überzeugt man sich zuerst vor jedem Versuche, ob die Fistel gut funktioniert. Zu diesem Behufe injiziert man durch die Kanüle in die Blase ca. 20—30 ccm 2⁰/₀ige Borsäurelösung. Bei tadellosem Funktionieren der Fistel muß das injizierte Quantum rasch wiederum in das Meßglas zurückfließen. Kommt mehr oder noch gefärbte Flüssigkeit heraus, so war die Entleerung der Blase vor der Injektion mit Borsäurelösung keine vollständige. Wenn solche Fisteltiere täglich zum Versuche genommen werden, so besteht kaum die Gefahr, daß sich die Kanüle verlegt; nur wenn man lange Pausen zwischen die einzelnen Versuche einschaltet, kann es geschehen, daß sich das Lumen der Kanüle mit Harnkristallen inkrustiert; darin ist in der Regel der Hauptgrund zu suchen, wenn der Harn nach Öffnen der Kanüle nur langsam abfließt oder gar stockt.

Nachdem man sich in dieser Weise von dem guten Funktionieren der Fistel überzeugt hat, kann der eigentliche Versuch beginnen. Die Harnmengen, die nach Leerspülen der Blase gewonnen werden, tropfen aus der Kanüle und werden von 5—5 Minuten aufgefangen. Nachdem man festgestellt hat, daß die einzelnen Quantitäten untereinander gut übereinstimmen, bekommt das Tier mittels Schlundsonde 300 ccm Leitungswasser — größere Tiere bekamen entsprechend größere Wassermengen. Die bald nachher einsetzende Diurese resp. die stets innerhalb von 5 Minuten ausgeschiedenen Harnportionen werden genau rubriziert und in Form einer Tabelle zusammengestellt. Wie eine solche Kurve aussieht, demonstriert die Abb. 16. Dieselbe deckt sich fast vollkommen mit jenen, die Ginsberg, Cow[1]) oder Hashimoto[2]) bei ihren Normalversuchen feststellen konnten. Die durchschnittliche Harnmenge, die innerhalb von 5 Minuten zur Ausscheidung gelangt, betrug in unserem Falle vor der Darreichung von Wasser 1—2 ccm. Von einer Wägung der in den einzelnen Perioden ausgeschiedenen Harnmengen haben wir abgesehen, weil die Unterschiede in den einzelnen Versuchen weit über die mögliche Fehlergrenze hinaus gingen. Erst ca. 30 Min. nach der Wasserzufuhr beginnt die Harnmenge etwas anzusteigen. Die wirkliche Diurese setzt erst nach 40 Minuten ein; nach ca. $1^1/_2$ Stunden hat sie das Maximum erreicht, um nun allmählich wieder abzuklingen. Nach $2^1/_2$ Stunden verhält sich die Harnausscheidung ungefähr wieder so, wie vor der Wasserzufuhr. Drei Stunden nach der Darreichung des Wassers wurde in der Regel der Versuch abgebrochen.

Bei der Berechnung des eigentlichen diuretischen Effektes gingen wir so vor: Wenn der Hund kein Wasser bekommen hätte, so würde die Harnmenge, die innerhalb von 5 Minuten zur Ausscheidung gelangt, auf Grund der Vorversuche zwischen 1—2 ccm schwanken. Als Durchschnittswert nahmen wir 1,5 ccm an; dieses Quantum multipliziert mit 36 müssen wir daher von der gesamten Menge, die innerhalb 3 Stunden zur Ausscheidung gelangt, erst subtrahieren, bevor wir den eigentlichen diuretischen Erfolg abschätzen können. Nach dieser Berechnung haben wir in dem auf Abb. 16 reproduzierten Versuche gefunden, daß hier von den 300 ccm Wasser, die das Tier per os bekam, innerhalb 3 Stunden im Harn nur 184 ccm wieder erschienen sind. In Prozent ausgedrückt beträgt das $61^0/_0$. Wir haben bei demselben Tiere mehrere Kontrollbestimmungen — natürlich stets unter den gleichen Versuchsbedingungen — durchgeführt und haben nach derselben Rechnung Werte gefunden, die zwischen 165 und 196 ccm schwankten. Obiger Wert entspricht daher ungefähr dem Mittel.

Wie verhält sich die Diurese nach Schilddrüsenfütterung? Dasselbe Tier, das uns zur Analyse der normalen Verhältnisse gedient hatte, bekommt neben seiner Nahrung 7 Tage hindurch Schilddrüsentabletten, und zwar wie neben der Abb. 17 notiert wurde, von 0.3—2.1 g ansteigend. Das Tier hat während dieser Periode nicht an Gewicht verloren. Auch sonst waren keinerlei Zeichen einer Schilddrüsenvergiftung zu konstatieren. Am achten Tage wird nun der Diureseversuch unter ganz denselben Bedingungen wiederholt. Das Resultat dieses Versuches ist in Abb. 17 wiedergegeben. Schon das allgemeine Bild dieser Harnkurve ist ein ganz anderes, wie das unter normalen Verhältnissen.

---

[1]) Cow, Einige Studien über Diurese. Arch. f. exp. Path. **69**. p. 393. 1912.

[2]) Hashimoto, Zur Frage diuretisch wirkender Substanzen. Arch. f. exp. Path. **76**. p. 367. 1914.

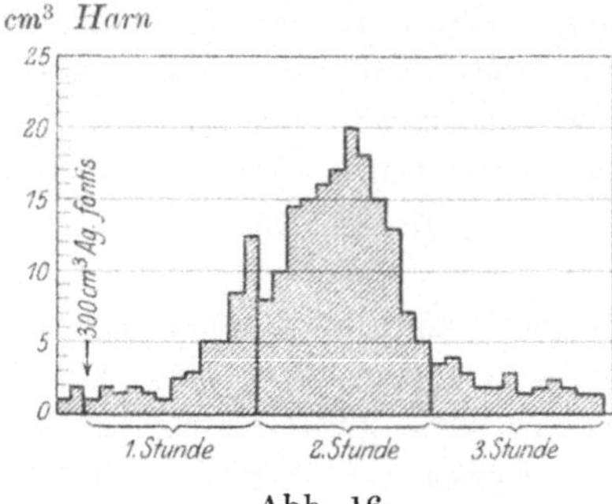

Abb. 16.

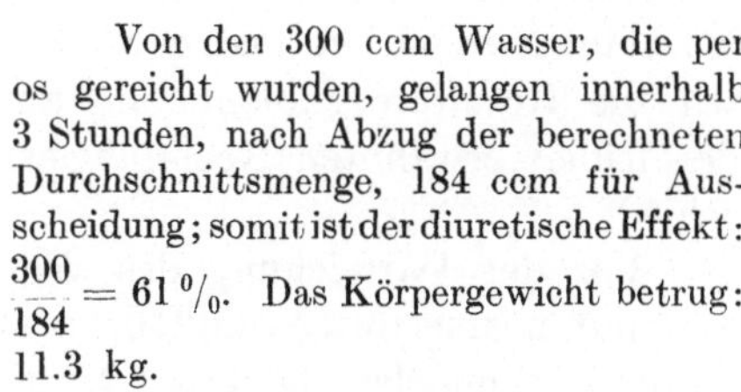

Von den 300 ccm Wasser, die per os gereicht wurden, gelangen innerhalb 3 Stunden, nach Abzug der berechneten Durchschnittsmenge, 184 ccm für Ausscheidung; somit ist der diuretische Effekt: $\frac{300}{184} = 61\,^0/_0$. Das Körpergewicht betrug: 11.3 kg.

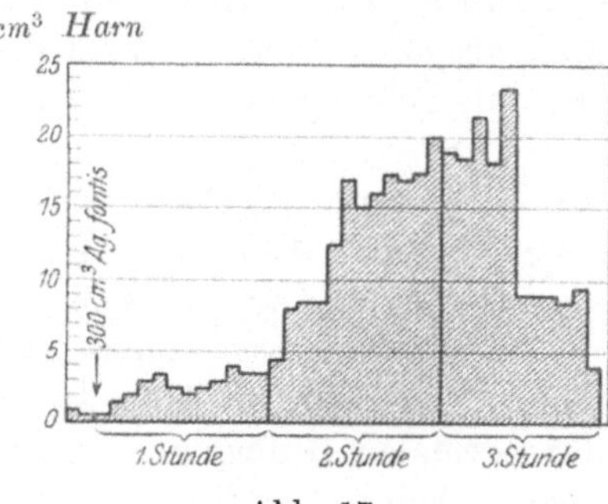

Abb. 17.

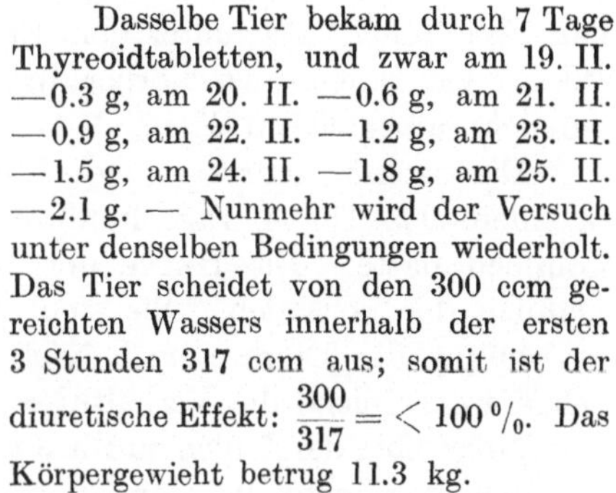

Dasselbe Tier bekam durch 7 Tage Thyreoidtabletten, und zwar am 19. II. — 0.3 g, am 20. II. — 0.6 g, am 21. II. — 0.9 g, am 22. II. — 1.2 g, am 23. II. — 1.5 g, am 24. II. — 1.8 g, am 25. II. — 2.1 g. — Nunmehr wird der Versuch unter denselben Bedingungen wiederholt. Das Tier scheidet von den 300 ccm gereichten Wassers innerhalb der ersten 3 Stunden 317 ccm aus; somit ist der diuretische Effekt: $\frac{300}{317} = < 100\,^0/_0$. Das Körpergewieht betrug 11.3 kg.

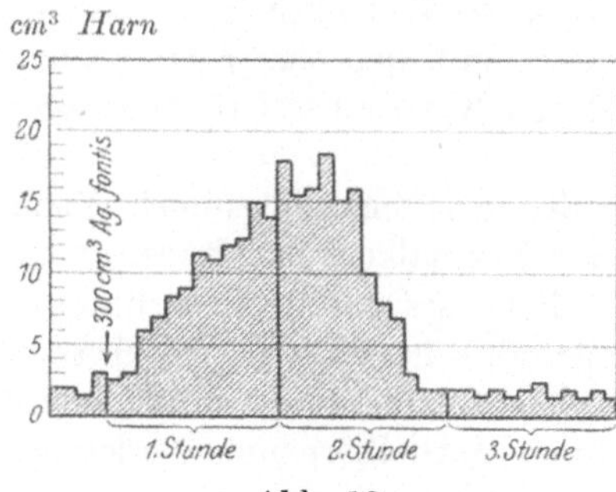

Abb. 18.

Das Tier hat 4 Tage keine Thyreoidtabletten bekommen. Von den 300 ccm Wasser, die das Tier per os bekommt, scheidet es jetzt 192 ccm aus; der diuretische Effekt ist jetzt: $\frac{300}{192} = 64\,^0/_0$; das Körpergewicht betrug: 11.4 kg.

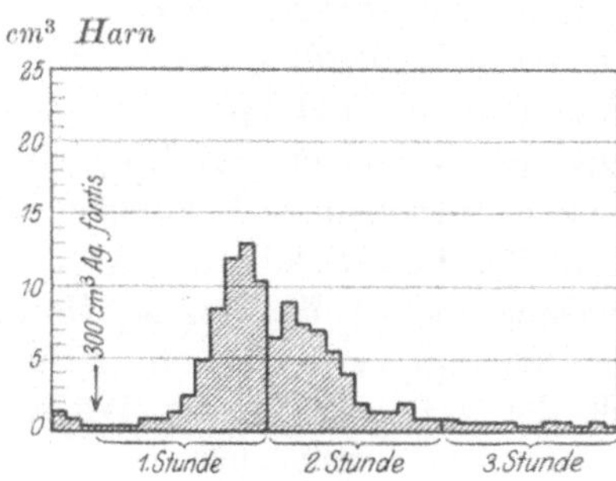

Abb. 19.

Das Tier wurde thyrektomiert; 19 Tage nach der Operation wurde der Versuch unter den gleichen Bedingungen wiederholt. Von den 300 ccm Wasser, die per os gereicht wurden, kamen innerhalb der ersten 3 Stunden nur 91 ccm zur Ausscheidung; der diuretische Effekt ist somit $\frac{300}{91} = 30.3\,^0/_0$; das Körpergewicht betrug 11.65 kg.

Vor allem beginnt die Diurese viel früher, weiters erreicht sie innerhalb 5 Minuten viel höhere Werte und ist schließlich noch zu einer Zeit hoch, wo beim Normaltiere fast gewöhnliche Werte erreicht waren. Drücken wir die Resultate zahlenmäßig aus, natürlich unter Berücksichtigung der früher erwähnten Rechnungsweise, so ergibt sich folgender Unterschied.

Vor der Darreichung des Wassers (300 ccm) wird innerhalb von 5 Minuten eine durchschnittliche Menge von 1 ccm Harn abgesondert. Unter Zugrundelegung dieses Normalwertes wird eine Gesamtquantität von 317 ccm zur Ausscheidung gebracht. Daraus geht hervor, daß nach der Schilddrüsenfütterung innerhalb 3 Stunden $100^0/_0$, also alles, was gereicht wurde, ja sogar noch etwas darüber, den Körper verlassen hat. Wir sehen also unter dem Einflusse eines Zuviel an Thyreoid das Wasser viel rascher den Körper durcheilen, als beim normalen Kontrollversuche am gleichen Tiere.

Die nächste Kurve — vgl. Abb. 18 — zeigt uns die Verhältnisse, nachdem das Tier 4 Tage hindurch keine Thyreoidtabletten mehr bekommen hatte. Die Kurve der Wasserausscheidung nähert sich allmählich der normalen. Sie sieht zwar im ganzen etwas anders aus, es beginnt die Diurese noch viel früher, als es in der Abb. 16 zu sehen war, welche die Verhältnisse unter normalen Bedingungen zeigt; wenn man aber die Zahlen zu Rate zieht, so erscheinen von den gereichten 300 ccm nur mehr 192 ccm, i. e. $64^0/_0$. Auf Grund dieses Versuches muß man also sagen, daß schon relativ kurze Zeit nach Aussetzen der Schilddrüsenfütterung die Beschleunigung, mit der das Wasser unter dem Einflusse eines Zuviel an Thyreoid den Körper passiert, bedeutend abnimmt.

Wie verhält sich die Diurese nach Schilddrüsenexstirpation? Nachdem das Tier eine geraume Zeit nur seine Normalkost bekommen hatte, wurde ihm die Schilddrüse exstirpiert. Bei der Operation bemühte ich mich, möglichst viel an Epithelkörperchen zu schonen, um einer Tetanie vorzubeugen. Die Operation gelang leicht, allerdings muß betont werden, daß in Anbetracht der Gefahr einer Epithelkörperchenverletzung die Schilddrüsenexstirpation nur unvollständig mit Zurücklassen der einfach abgekappten oberen Pole ausgeführt wurde. Schwere Erscheinungen eines Hypothyreoidismus, die sich allerdings beim Hunde auch nicht einmal nach einer „vollständigen" Thyrektomie Geltung verschaffen können, kamen daher nicht zum Vorschein. 19 Tage nach der Operation haben wir nun unter sonst gleichen Bedingungen den Diureseversuch wiederholt. Schon bei bloßer Betrachtung der Abb. 19, die das Resultat dieses Versuches wiedergibt, ist der krasse Unterschied leicht zu erkennen. Die Diurese beginnt zwar trotz der Schilddrüsenexstirpation relativ rasch nach der Darreichung des Wassers, aber sie erreicht nur eine viel geringere Höhe und klingt auch viel rascher ab, als beim normalen Tiere; von den 300 ccm, die gereicht wurden, erscheinen nach Abzug der entsprechenden Normalwerte innerhalb der ersten 3 Stunden nur 91 ccm Harnwasser, in Prozent ausgedrückt nur 30.3%. Wir sehen also, wie enorm langsam ein schilddrüsenloses Tier per os aufgenommenes Wasser herausbefördert.

Junge Ziegen, die sich sonst sehr zu Schilddrüsenversuchen eignen, waren zu solchen Fistelversuchen nicht zu verwenden. Nachdem wir wissen, daß speziell das junge Zicklein ganz besonders zu Myxödem disponiert, hofften wir hier noch größere Unterschiede vor und nach der Schilddrüsenexstirpation zu sehen. Leider sind die Versuche nicht ganz spruchreif. Will man nämlich bei der Ziege ein typisches Myxödem erzielen, so muß die Schilddrüsenexstirpation ausgeführt werden, solange das Tier noch ganz jung ist (6—10 Wochen). Zu dieser Zeit muß also bereits die Blasenfistel angelegt sein; diese Operation stößt nun gerade beim jungen Zicklein auf sehr große technische Schwierigkeiten. Die Tiere vertragen diesen Eingriff überhaupt sehr schlecht und außerdem sind die anatomischen Verhältnisse im Bereiche der Blase so ungünstig, daß zumeist in relativ kurzer Zeit fast alle Kanülen wieder herausgefallen waren. Nur an zwei Tieren gelang die Operation und an diesen mußten wir uns überzeugen, daß schon die Normalkurven miteinander nicht übereinstimmten. Einmal setzte z. B. auf Genuß von 400 ccm Wasser sofort eine mächtige Diurese ein. Ein andermal erst nach $1^1/_2$ Stunden. Woran das liegt, wage ich nicht zu entscheiden. Vielleicht eignet sich der Wiederkäuer wegen der eigentümlichen Anordnung seines Magens so schlecht zu Diuresenversuchen. Im großen und ganzen läßt sich aber doch auch beim Zicklein eine gewisse Übereinstimmung mit den Versuchen beim Hunde konstatieren, indem auch hier nach Schilddrüsenexstirpation die Harnflut nach Darreichung von Flüssigkeit viel geringer ist als beim normalen oder gar beim schilddrüsengefütterten Tiere. Einmal haben wir bei einer thyreopriven Ziege, trotzdem wir in diesem Versuche 600 ccm Wasser per Magenschlauch gegeben haben, überhaupt keine Diurese beobachtet. Die im Verlaufe von 5 Minuten entleerten Harnmengen schwankten damals während der ganzen Versuchszeit nur zwischen 1—2 ccm, während sonst ein normales Tier auf der Höhe der Diurese bis zu 10 ccm innerhalb 5 Minuten ausscheiden kann.

Was sagen diese Wasserdiureseversuche? Das Ergebnis der hier vorgebrachten Beobachtungen, die aus einer großen Reihe analoger Versuche entnommen sind, scheint ein ganz eindeutiges zu sein. Die Anwesenheit der Schilddrüse hat sicher einen gewaltigen Einfluß auf die Diurese oder besser gesagt auf die Schnelligkeit, mit der eine per os gereichte Flüssigkeitsmenge durch die Niere wieder ausgeschieden wird. Denn nimmt man einem Hunde die Schilddrüse heraus, so wird in derselben Zeit nur ein Drittel des Wassers durch die Niere eliminiert, welches dasselbe Tier bei intaktem Schilddrüsenapparate zur Ausscheidung bringt. Umgekehrt gestaltet sich aber die Diurese nach Flüssigkeitszufuhr viel ausgiebiger, wenn das Tier durch Fütterung mit Thyreoid gleichsam ein Plus an Schilddrüse in seinem Körper mit sich führt. Die Zahlen, die bei Berücksichtigung der gleichen Versuchsanordnung an ein und demselben Tiere unter normalen Bedingungen nach Schilddrüsenfütterung und nach Thyrektomie erhalten werden, verhalten sich wie 184 : 317 : 91.

Wir haben schon vom klinischen Standpunkte aus der Thyreoidea einen diuretischen Einfluß zugeschrieben; die hier vorgebrachten Versuche unterstützen diese Auffassung sehr wesentlich.

Hat die Schilddrüse auch auf die Kochsalzausscheidung einen Einfluß? In der Pathogenese der menschlichen Ödeme spielt das Kochsalz sicher eine sehr bedeutende Rolle; bekannt sind die Versuche von Widal[1]), in denen er durch Darreichung von Kochsalz geringe menschliche Ödeme mächtig steigern konnte; dieselben bilden ja eine der Grundlagen seiner Lehre von der Chlorämie.

Es war daher notwendig, bei unseren experimentellen Diureseversuchen, die ja doch ein Licht auf die Wirkungsweise des Thyreoids gegenüber den menschlichen Ödemen werfen sollten, auch dem Kochsalze Aufmerksamkeit zuzuwenden.

Aus der Literatur ist uns ja bekannt, daß nach Schilddrüsenfütterung (Roos[2]) und Scholz[3]) die tägliche Chlorausscheidung ansteigen kann; die von uns aufgeworfene Frage war aber damit nicht im mindesten berührt. In Analogie zu unseren früheren Wasserversuchen, wo uns die Quantität Wasser, die im Verlaufe von 3 Stunden im Harn wiedererscheint, das Maß der Diurese war, legten wir uns die Frage vor, ob die Schilddrüse auf die Schnelligkeit der Salzwanderung durch unseren Körper einen Einfluß hat. Versuche an Fisteltieren schienen zur Lösung dieser Frage sehr aussichtsreich.

Wir haben daher ganz ähnlich wie bei den Wasserversuchen dem Tier eine einmalige größere Menge einer Kochsalzlösung von bekannter Konzentration per os gegeben und in darauffolgenden Perioden nachgesehen, wieviel Prozente des gereichten Salzes innerhalb einer bestimmten Zeit (3 Stunden) im Harne wiedererscheinen. Um eine möglichst konstante Chlorausscheidung zu erzielen, wurden die Versuche immer an Tieren durchgeführt, die seit 36 Stunden keine Nahrung bekommen hatten.

Wir hätten aus unseren Versuchsreihen gern ein Beispiel gewählt, in welchem der ganze Versuch, nämlich die Bestimmung der Kochsalzdiurese am normalen, am schilddrüsengefütterten und endlich am

---

[1]) Widal, Behandlung der Nierenentzündungen. Ergebnisse der inneren Medizin. IV. p. 523. 1909.

[2]) Roos, Einwirkung d. Schilddrüse auf den Stoffwechsel. Zeitschr. f. phys. Chem. 22. p. 18. 1896.

[3]) Scholz, Einfluß der Schilddrüsenbehandlung auf d. Stoffwechsel. Zentralbl. f. inn. Mediz. 1895. p. 1041.

schilddrüsenlosen Tiere, an ein und demselben Hunde durchgeführt wurde. Leider sind jedoch einige Tiere dieser Versuchsreihe an Tetanie zugrunde gegangen, so daß die entsprechenden Versuche an zwei verschiedenen Hunden zur Durchführung gelangten. Die Versuchs-

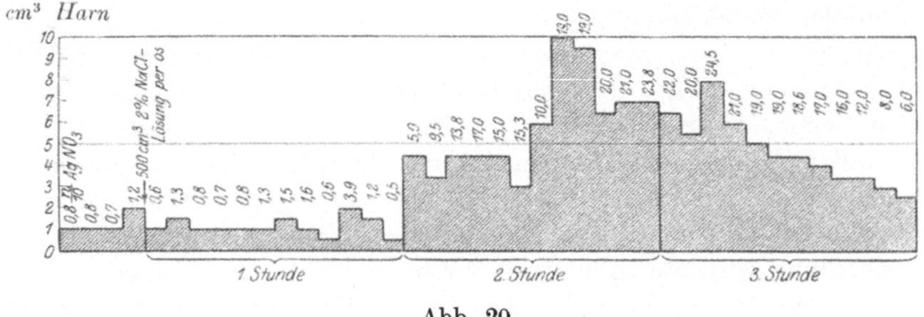

Abb. 20.

Normaler Hund (20.7 kg). In 3 Stunden wurden entleert an NaCl: 400.3 ccm $\frac{n}{10}$ $AgNO_3$ = 2.34 g NaCl; Wasserbilanz = $\frac{500}{102}$.

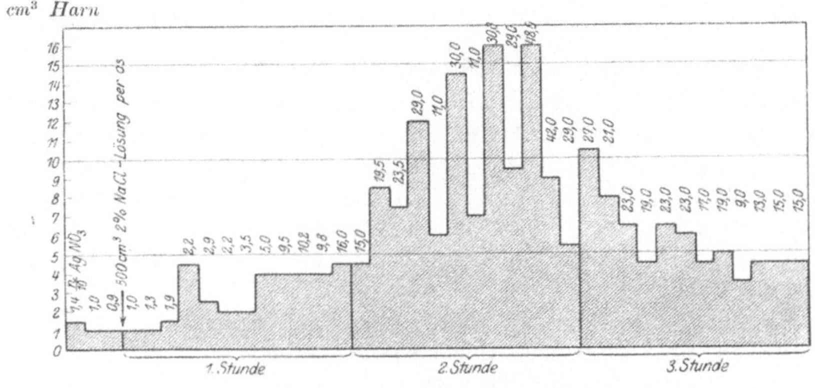

Abb. 21.

Derselbe Hund nach Thyreoidfütterung (20.3 kg). Das Tier bekam durch 4 Tage 3 × 0.5 g und durch 8 Tage 5 × 0.5 g getrocknete Schilddrüsensubstanz.

In 3 Stunden wurden entleert an NaCl: 590 ccm $\frac{n}{10}$ $AgNO_3$ = 3.45 g NaCl; Wasserbilanz: $\frac{500}{178}$.

technik war ganz dieselbe wie bei den Wasserversuchen. Was die Kochsalzbestimmung in den einzelnen Harnmengen anbelangt, die innerhalb 5 Minuten aus der Fistel entleert wurden, so ist zu bemerken, daß wir die nach der Volhardtschen Methode bestimmten Chlorwerte nicht in absoluten Mengen ausgedrückt, sondern uns begnügt haben, die verbrauchten Kubikzentimeter an $\frac{n}{10}$ $AgNO_3$ anzugeben. Die

Summe der so erhaltenen Werte haben wir dann am Schluß in absolute Kochsalzmengen umgerechnet. Die Resultate gestalten sich so viel übersichtlicher.

1. Normale Kochsalzdiurese und Diurese nach Schilddrüsenfütterung. Wenn wir nun die zusammengehörigen Abb. 20 und 21, welche den Einfluß der Schilddrüsenfütterung auf die Kochsalzausscheidung zeigen, überblicken, so kann man folgendes sagen: gibt man einem normalen Hund 500 cm^3 einer 2 %igen Kochsalzlösung und wiederholt man diesen Versuch, nachdem das Tier Thyreoid bekommen hat, so läßt sich unter beiderlei Bedingungen eine deutliche Diurese auslösen. Analog wie im Versuch, wo nur Leitungswasser gegeben wurde, ist auch hier nach Schilddrüsenfütterung die absolute Flüssigkeitsmenge, die zur Ausscheidung gelangte, größer als unter normalen Bedingungen. Von den 500 ccm Wasser, die das Tier neben Kochsalz bekam, scheidet es innerhalb 3 Stunden 102 ccm Harnwasser — natürlich nach Abzug der durchschnittlichen Normalmenge —, das andere Mal nach Schilddrüsenfütterung 178 ccm aus. Das ist also ein Plus von fast 75%.

Die relative Kochsalzmenge, die bei unserem Tier vor Beginn des Versuches ungefähr 1 ccm $\frac{n}{10}$ $AgNO_3$ betrug, steigt nach Darreichung des Salzes ganz allmählich an; vielleicht eilt die Chlorausscheidung dem Wasserexport etwas voraus; Rechnet man aber die gesamten Kochsalzwerte zusammen und ebenso die Flüssigkeitswerte, die innerhalb von 3 Stunden zur Ausscheidung gelangten, und bezieht die gefundenen Werte auf die per os verabfolgten, so zeigt sich, daß an Kochsalz in dieser Zeit 2.34 g zur Ausscheidung gebracht wird (d. i. 23.4 % des gereichten), während von den 500 ccm Wasser 102 ccm (d. i. 20 %) im Harn erscheinen.

Es geht also Wasser- und Salzausscheidung, wenigstens in längeren Zeiträumen, bis zu einem gewissen Grade parallel.

Wie gestaltet sich nun die Salz- und Wasserbilanz nach Thyreoidfütterung? Da dieses Tier viel schwerer war (20.7 kg) als jenes, bei dem nur die Wasserdiurese studiert wurde, so mußten wir dementsprechend größere Thyreoidmengen verfüttern; deswegen bekam das Tier durch 4 Tage 1.5 g und dann durch 8 Tage 2.5 g an getrocknetem Thyreoid. Das Tier hat um 400 g an Körpergewicht verloren, sonst hatte es aber nicht die geringsten Intoxikationserscheinungen (Diarrhöen, Erbrechen). Im übrigen waren die Versuchsbedingungen dieselben geblieben. Was sehen wir nun im Vergleiche zur Normalkurve? Ähnlich wie im Wasserversuche setzt auch hier die Diurese früher ein, ganz parallel dazu erscheint auch das Salz früher im Harn, als im entsprechenden Normalversuche; so kommt es, daß z. B. am Beginne der ersten Stunde im Normalversuche der Salzwert 5.0, nach der Schilddrüsenfütterung aber 15.0 gefunden wurde. Ganz abgesehen, daß nach Thyreoidfütterung überhaupt viel größere Salzwerte zur Ausscheidung gelangen (im Normalversuche betrug das Maximum 24.5, nach Thyreoidfütterung 48.0), hält auch die Salzdiurese viel länger an. So finden wir in der Normalkurve am Ende der dritten Stunde den Kochsalzwert 6.0, nach Schilddrüsenfütterung noch immer 15.0. Rechnet man die Gesamtkochsalzmengen, die innerhalb der ersten 3 Stunden zur Ausscheidung gelangt waren, zusammen, so findet man 590 ccm $\frac{n}{10}$ $AgNO_3$, resp. 3.45 g Kochsalz, das sind 34.5 % des gereichten Salzes. Das ist um 47% mehr als in der Zeit, wo der Hund kein Thyreoid bekommen hatte. Berechnet man in ähnlicher Weise das Plus an Wasser auf die gesamte dargereichte Flüssigkeitsmenge, wie sie jetzt unter dem Einflusse des Thyreoids zur Ausscheidung gelangt, so findet man ein Plus von 34 %. Wenn wir uns erinnern, wie im Normalversuche ebenfalls Wasser und Salz fast parallel zueinander zur Ausscheidung gelangten und nun ein Plus an Wasser und Salz um 34 % bzw. 47 % finden, so muß man sagen, daß das Plus an Schilddrüsensaft sich sowohl gegenüber der Wasserausscheidung als auch in der Richtung des Salzexportes mächtig Geltung verschafft hat.

2. Normale Kochsalzdiurese und Diurese nach Schilddrüsenexstirpation. Das Gegenteil des eben Gesagten läßt sich nun für den thyreopriven Hund feststellen. Es ist uns — wie bereits oben gesagt wurde — nicht gelungen, alle drei Versuchsanordnungen an ein und demselben Tiere durchzuführen. Im Prinzipe ändert dies aber nichts an der Tatsache, nachdem die Verhältnisse auch so ganz klar liegen. Zu den beiden folgenden Versuchen diente uns ein ca. 15 kg schwerer Hund mit Blasenfistel. Die Versuchsanordnung war natürlich ganz dieselbe, wie wir sie beim ersten Salzversuche beschrieben haben. Abb. 22 gibt uns die Resultate der Salz- und Wasserausscheidung bei intakten Schilddrüsen wieder. Der Hund bekam entsprechend seiner Größe nur 300 ccm einer 2 %igen Kochsalzlösung und scheint schon unter normalen Bedingungen Wasser und Salz viel rascher eliminieren zu können, als der vorangehende. Sonst bietet aber die Kurve im wesentlichen nichts Neues. Von den 300 ccm Flüssigkeit, die verabfolgt wurden, kommen innerhalb der ersten Stunden 153 ccm im Harn zur Ausscheidung. Im Verhältnisse zum vorigen Hunde ist das viel, denn es beträgt mehr als die Hälfte von dem Verabreichten. Ebenso verläuft auch die Kochsalzausscheidung sehr günstig, denn auch hier findet sich nach 3 Stunden etwas mehr als die Hälfte des Salzes im Harne wieder — von 6 g 3.11 g.

Wie ganz anders gestalten sich dagegen die Verhältnisse nach der Schilddrüsenexstirpation. Die Thyrektomie war auch hier, weil wir eine Tetanie vermeiden wollten, keine ganz vollständige, indem von beiden Schilddrüsenlappen die oberen Pole geschont wurden. Der Versuch wurde nun bei diesem Tiere 25 Tage nach der Operation wiederholt; unter den gleichen Vorbedingungen wurden 300 ccm einer 2%igen Kochsalzlösung verabreicht. Die sich als Resultat dieses Versuches ergebende

Kurve (cf. Abb. 23) zeigt selbst schon bei oberflächlicher Betrachtung einen enormen Unterschied. Während die Wasserdiurese beim normalen Tier schon innerhalb der ersten halben Stunde einsetzt, kann man beim thyrektomierten Tiere von einem Beginne einer Harnvermehrung erst nach $1^1/_2$ Stunden reden. Das Maximum, welches innerhalb von 5 Minuten überhaupt eliminiert wurde, betrug während der ersten 3 Stunden nur 8 ccm, während im Normalversuche fast 15 ccm zur Ausscheidung kamen. Ganz

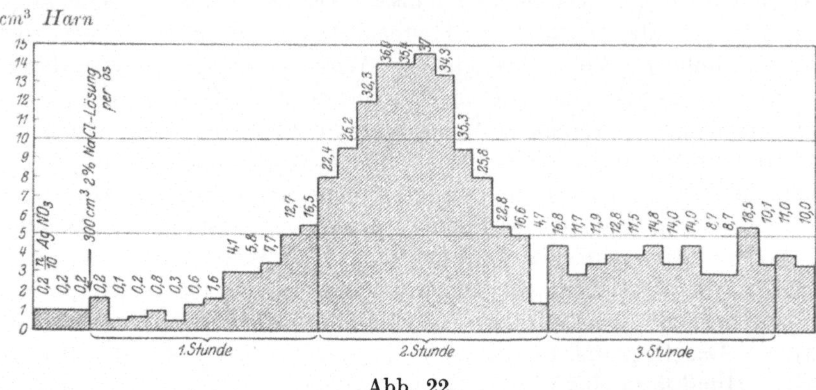

Abb. 22.

Normaler Hund. In 3 Stunden wurden entleert an NaCl: 532.2 ccm $\frac{n}{10}$ $AgNO_3$ = 3.11 g NaCl. Wasserbilanz: $\frac{300}{153}$.

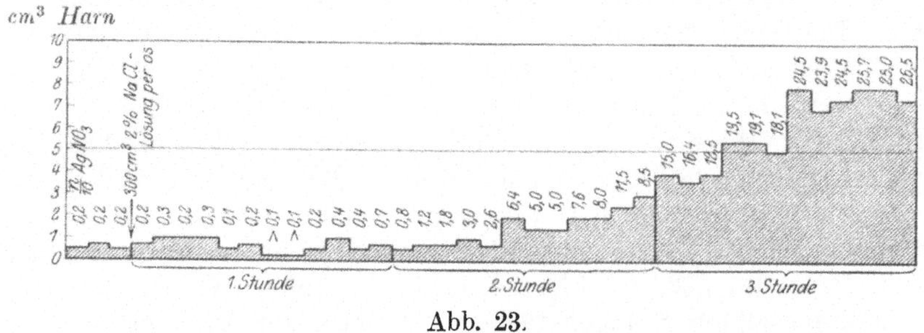

Abb. 23.

Derselbe Hund (seit 25 Tagen thyreoidektomiert). In 3 Stunden wurden entleert an NaCl: 325.3 ccm $\frac{n}{10}$ $AgNO_3$ = 1.9 g NaCl. Wasserbilanz: $\frac{300}{91}$.

Ähnliches gilt auch von der Kochsalzausscheidung. Eine deutliche Vermehrung der absoluten Salzausscheidung beginnt erst am Ende der ersten Stunde, während im entsprechenden Normalversuche schon nach 15 Minuten eine deutliche Steigerung zu bemerken war. Viel deutlicher sprechen noch die Werte am Beginne der zweiten Stunde: im Normalversuche die Salzeinheit 22.4, nach Thyrektomie 0.8! Ganz anders sind dagegen die Zahlen am Ende der dritten Stunde. Im Normalversuche ist die Diurese bereits im Abklingen und es finden sich daher in 4 ccm 10 Salzeinheiten; nach Thyrektomie hat dagegen die Diurese zu dieser Zeit erst ihren Gipfel erreicht. So kommt es, daß jetzt innerhalb von 5 Minuten viel mehr zur Ausscheidung kommt, als unter physiologischen Bedingungen; in 8 ccm finden sich 26.5 Salzeinheiten.

Stellt man Wasser- und Salzbilanz vor und nach der Schilddrüsenexstirpation nebeneinander, so finden wir folgende Werte: an Wasser verliert das normale Tier innerhalb von 3 Stunden von den 300 ccm 153 ccm, das sind 51%, nach der Thyrektomie nur 91 ccm, also 30%. Von den 6 g Kochsalz, die dabei gereicht wurden, exportiert der normale Körper in derselben Zeit 3.11 g, i. e. 52%, der schilddrüsenlose 1.9 g, i. e. 31%.

Wir haben auf den merkwürdigen Parallelismus zwischen dem Plus an Salz und Wasser bei der Schilddrüsenfütterung hingewiesen. Hier zeigt sich ganz dasselbe in Form eines Defizites. Dort — nach Thyreoidfütterung — eine Vermehrung des Wasser- und Salzexportes um ca. 34% bzw. 47%, hier nach Schilddrüsenexstirpation eine Verminderung in der Wasser- und Salzausfuhr um ungefähr 40%.

Was ergeben die Salzdiureseversuche per os? Auf Grund dieser Versuche müssen wir also sagen, daß die Schilddrüse nicht allein die Schnelligkeit reguliert, mit der die genossene Wassermenge den Organismus wieder verläßt, sondern daß auch das gereichte Kochsalz verschieden lange im Tierkörper retiniert werden kann, je nach der Menge der im Organismus vorhandenen Thyreoidsubstanz. In den Magen gebrachtes Salz und Wasser werden bei einem Tiere, das gleichzeitig Schilddrüsentabletten bekommt, viel rascher aus dem Körper eliminiert als im normalen Kontrollversuche. Umgekehrt halten sich im thyreopriven Körper Wasser und Salz viel länger auf und werden daher viel langsamer zur Ausscheidung gebracht, als bei demselben Tiere vor der Schilddrüsenexstirpation.

Ist Thyreoidin ein wahres Diuretikum, d. h. hat es seinen Angriffspunkt in der Niere? Wenn wir durch irgendein Medikament eine Steigerung der Harnflut erzeugen, so sprechen wir von einer Diurese und vermuten, daß dieses Mittel seinen Angriffspunkt hauptsächlich in der Niere hat. Von diesem Standpunkte aus wäre es nun logisch, nachzusehen, ob das Thyreoid ähnliche Wirkungen entfalten kann, wie typische Diuretika, z. B. das Koffein. Eine große Gruppe von solchen die Nierentätigkeit anregenden Mitteln gehen in der Regel mit einer Erweiterung gewisser Nierengefäßbezirke einher, wovon man sich durch onkometrische Versuche leicht überzeugen kann. Wegen der Vermutung, daß auch bei der Thyreoidea der Angriffspunkt der diuretischen Wirkung in einer Beeinflussung der Niere zu suchen sei, prüften wir den Einfluß von Schilddrüsenextrakten auf das Nierenvolumen. Zwei Tatsachen lagen nun vor, die es von allem Anfange an als unwahrscheinlich erscheinen ließen, hier auf positiven Erfolgen zu rechnen. 1. Besitzen wir kein verläßliches wasserlösliches Schilddrüsenpräparat das im akuten Onkometerversuche intravenös verwendet werden könnte und 2. bedarf das Thyreoid einer gewissen Inkubationszeit, bevor es seine volle Wirkung entfaltet. Allerdings sind uns von der Firma Hoffmann-la Roche und auch von Richter wässerige Extrakte zur Verfügung gestellt worden, die für den akuten Versuch geeignet gewesen wären. Wir haben aber trotzdem diesen Lösungen eine gewisse Skepsis entgegengebracht, weil wir uns klinisch, d. h. bei der Darreichung solcher wässeriger Extrakte bei ödematösen Patienten nicht von der vollen Wertigkeit dieser Lösungen haben überzeugen können. Jedenfalls haben wir gerade in diesen Fällen durch Verfütterung von Schilddrüsensubstanz Diurese erzeugen können, während sie vorher bei subkutaner Darreichung des wasserlöslichen Präparates ausgeblieben ist. Ob diese wässerigen Lösungen auch verfüttert anders wirken resp. unwirksam sind, wenn man sie per os verabfolgt, ist von uns nicht versucht worden.

Allerdings muß zugestanden werden, daß unsere Erfahrung mit der Verabfolgung solcher wässeriger Extrakte an Patienten keine große ist.

Unsere Onkometerversuche am Kaninchen, die sich mit der Frage beschäftigten, ob das Thyreoglandol auf die Niere etwa einen dem Koffein ähnlichen Einfluß besitzt, kann man in drei Gruppen teilen.

In einer ersten Versuchsreihe untersuchten wir, ob sich bei der Injektion einer entsprechenden Dosis von wässerigem Schilddrüsenextrakt (Thyreoglandol-Hoffmann-la Roche) überhaupt eine Wirkung auf das Nierenvolumen, eventuell auch auf die aus dem Ureter kommende Tropfenzahl und auf den Blutdruck feststellen läßt. In zahlreichen Versuchen, wo wir kleine (1 ccm Thyreoglandol) und auch größere Dosen (5 ccm) gaben, sind wir zu keinem positiven Resultate gelangt. Weder sofort, noch nach Abklingen einer längeren Inkubationszeit (bis zu 1 Stunde) kam es zu einer Steigerung der Tropfenzahl, oder zu einer Zunahme des Nierenvolumens. Auch auf den Blutdruck hatte die Injektion von 5 ccm Thyreoglandol keinen merklichen Einfluß.

In einer zweiten Versuchsreihe wurde geprüft, ob Koffein bei schilddrüsengefütterten oder bei thyreopriven Tieren gegenüber der Norm einen graduellen Unterschied seiner Wirkung erkennen läßt. Die Versuche wurden an Kaninchen ausgeführt. Leider sind aber diese Tiere zu Schilddrüsenversuchen nicht sehr geeignet, da die Ausfallserscheinungen nach einer Thyreoidektomie nur sehr gering sind; deswegen war auf ein eventuelles negatives Resultat kein allzu großes Gewicht zu legen. Tatsächlich haben wir weder bei thyrektomierten noch bei schilddrüsengefütterten Tieren gegenüber normalen einen wesentlichen Unterschied gesehen.

Die Versuchsanordnung war folgende: wir gaben sowohl normalen, thyreopriven, als auch Tieren, die mit entsprechenden Mengen von Schilddrüse gefüttert wurden, während des Onkometerversuches kleinste Dosen von Koffein (0.01); dann gaben wir 0.03, 0.05, 0.1, 0.2 usw. und sahen nach, ob und bei welchen Dosen der kleinste Ausschlag des Nierenvolumens, resp. die erste Steigerung der Diurese zu bemerken war. Die Versuchsanordnung ist sicher sehr diffizil, weil man speziell in der Beurteilung der Diurese immer mit der sogenannten Flüssigkeitsbereitschaft rechnen muß. Nachdem auch die Ausschläge des Nierenvolumens bei den einzelnen Versuchen nur sehr geringe waren, so muß man eingestehen, daß auch diese Versuchsanordnung nur zu einem negativen Resultate geführt hat. Scheinbar sprechen die Nieren unter normalen Verhältnissen, sowie nach Schilddrüsenfütterung oder endlich nach Thyreoidektomie gleich leicht auf Koffein an.

Die dritte Versuchsanordnung endlich war folgender konkreten Frage angepaßt: in der Regel erzeugt schon 0.01 g Koffein, einem Kaninchen intravenös injiziert, eine deutliche Diurese; wir haben nun in den früher besprochenen Versuchen gesehen, daß es Tiere gibt, bei denen man zu relativ recht hohen Dosen greifen muß, bevor das Nierenvolumen einen Ausschlag zeigt. Gerade in solchen Fällen wollten wir nun sehen, ob nicht das Thyreoglandol imstande ist, doch die Diurese auszulösen, also ob eine kleine Menge Koffein plus etwas Thyreoglandol stärker wirkt, als eine entsprechende größere Koffeindosis allein. In sechs solchen Versuchen haben wir zweimal kleine Ausschläge gesehen, die vielleicht in positivem Sinne sprechen; viermal haben wir aber ein völlig negatives Resultat erhalten, so daß wir auch hier zu der Überzeugung kamen, daß der Schilddrüsenextrakt kaum einen wesentlichen Einfluß auf die Nierensekretion besitzen dürfte.

Die Haut gilt vielfach als Kochsalzdepot. Diese sehr zweifelhaften Versuche haben uns den Gedanken nahe gelegt, sich einmal die Frage vorzulegen, ob denn die Diurese nur von der Niere abhängig ist und ob in dem konkreten Falle die Schilddrüsensubstanz in ihrer Eigenschaft als Diuretikum vielleicht gar nichts mit der Niere zu tun hat. Es wäre doch möglich, daß vielleicht der Angriffspunkt des Thyreoids und insofern auch die Ursache für die Beschleunigung der Harnflut in ganz anderen Gebieten zu suchen sei. Wir haben beim normalen Tier und noch viel deutlicher beim schilddrüsenlosen Hunde gesehen, wie relativ große Salzmengen, die den Tieren per os gereicht wurden, lange im Körper verweilen können; besonders kraß tritt uns diese Tatsache vor Augen, wenn man gerade an Hand unserer Kurven (vgl. Abb. 21) sieht, wie zu einer Zeit — in unserem Falle am Ende der dritten Stunde —, wo kaum ein Viertel des gereichten Salzes wiederum im Harne erschienen ist, die Salzausfuhr bereits wieder zu stocken anfängt; denn jetzt, am Ende der dritten Stunde, kommt innerhalb von 5 Minuten nur mehr ein Drittel der Salzmenge durch den Harn heraus, während das Maximum der Ausscheidung doch in der Zeit zwischen der ersten und zweiten Stunde erfolgt ist.

Nichts liegt daher näher, als hier die Frage aufzuwerfen, wo befindet sich mittlerweile das Kochsalz, da es doch der Niere entrückt sein dürfte, was an der mangelnden Diurese zu erkennen ist?

Von einem ähnlichen Gedankengange hat sich vielleicht Magnus leiten lassen, als er durch Engels[1]), Wahlgren[2]) und Padtberg[3]) Untersuchungen über die Verteilung des Chlors im tierischen Körper auf die einzelnen Organe anstellen ließ. Die Tabelle 1, die der Arbeit von

Tabelle 1.

	Haut	Muskeln	Skelett	Blut	Darm	Lunge	Leber	Gehirn	Niere	
Chlorverteilung nach %	34.95	18.33	17.87	12.44	7.82	3.27	2.60	1.46	1.26	Normal

Wahlgren entnommen ist, zeigt, daß die Haut mehr als ein Drittel des gesamten Körperchlors enthält. Es müssen also in der Haut besonders günstige Bedingungen vorhanden sein, sonst würden wir hier nicht solch große Mengen an Kochsalz finden. Der prozentische Chlorgehalt der Haut läßt sich variieren, je nachdem man das Tier mit Kochsalz überfüttert oder der Nahrung möglichst das Chlor entzieht. Nach intravenöser Chlorzufuhr wächst, wie sich durch Hautanalysen an ein und demselben Tiere feststellen läßt, der prozentische Kochsalzgehalt am stärksten in der Haut. Auf Grund genauer Analysen werden nach intravenöser Salzzufuhr 28—77 % des im Körper retinierten Chlors in der Haut aufgespeichert. Magnus[4]) nennt daher das Unterhautzellgewebe das Chlordepot des Körpers.

Auf Grund dieser Tierbefunde wird man wohl mit der Möglichkeit zu rechnen haben, daß das Kochsalz, das wir unseren Hunden gereicht haben und das verschieden lang braucht, bevor es im Harn erscheint, eben in diesen Chlordepots vorübergehend zur Ablagerung gelangt und von hier je nach Bedarf oder je nach der Beschaffenheit der lokalen Bedingungen an die Nieren erst weiter gegeben wird. Man wird wohl nicht zu weit gehen, wenn man die beim Tiere erhobenen Befunde auf den menschlichen Organismus überträgt und auch hier die Haut in erster Linie für die Kochsalzablagerung verantwortlich macht. Ich glaube in der Tatsache, daß bei vielen Krankheiten das Ödem sich fast nur im Unterhautzellgewebe ablagert, eine wichtige Stütze dafür in Händen zu haben; denn Ödementstehung und Kochsalzretention sind zwei Dinge, die nicht nur in kausaler Abhängigkeit zueinander stehen, sondern auch eine gemeinsame Erklärung in pathogenetischer Beziehung finden müssen.

---

[1]) Engels, Die Bedeutung der Gewebe als Wasserdepot. Arch. f. exp. Path. **51**. p. 346. 1904.

[2]) Wahlgren, Die Bedeutung der Gewebe als Chlordepot. Arch. f. exp. Path. **61**. p. 97. 1909.

[3]) Padtberg, Die Bedeutung der Gewebe als Chlordepot. Arch. f. exp. Path. **63**. p. 60. 1910.

[4]) Magnus, Tätigkeit der Niere. Handbuch der Biochemie III/1. 477. 1909.

Hat das Thyreoid einen Einfluß auf die Chlordepots? Da wir bei unseren Onkometerversuchen gesehen haben, daß wahrscheinlich das Thyreoid kaum direkt die Niere beeinflussen dürfte, so haben wir uns die Frage vorgelegt, ob nicht die Schilddrüsensubstanz im Unterhautzellgewebe ihren Angriffspunkt findet und ob nicht die Steigerung der Diurese in letzter Linie auf einer Mobilisierung des Kochsalzes aus seinen Chlordepots beruht? Um diese Frage experimentell zu entscheiden, wählten wir folgende Versuchsanordnung: Wir haben bei Fisteltieren durch subkutane Injektion von Salzlösungen gleichsam Ödem erzeugt, d. h. wir haben die physiologischen Chlordepots mit Wasser und Kochsalz überschwemmt und nun nachgesehen, mit welcher Schnelligkeit die Tiere das Kochsalz wieder nach außen befördern. Wenn tatsächlich die Schilddrüse auf die Chlordepots einen Einfluß auszuüben imstande ist, so müßten sich im Chlorstoffwechsel einerseits beim schilddrüsengefütterten und andererseits beim thyreopriven Tiere große Unterschiede gegenüber der Norm ergeben.

a) Kochsalzausscheidung nach subkutaner Salzzufuhr bei normalen Tieren. Ginsberg hat zuerst den Einfluß von subkutan beigebrachten Lösungen auf die Diurese studiert; im Gegensatze zu der deutlichen Zunahme der Harnabsonderung, wenn man Wasser per os gereicht hat, fehlt diese nach subkutaner Injektion von größeren Wassermengen. Ganz dasselbe gilt auch von Salzlösungen; gibt man sie per os, so erzeugen sie starke Diurese, sie bleibt aber aus, wenn man dasselbe Quantum unter die Haut spritzt. Dieser Tatsache ist einiges Interesse entgegengebracht worden. Weil das Wasser, wenn es den Magen, resp. Darm passiert hat, eher zu einer Diurese führt, hat man mit der Möglichkeit eines „Hormones" gerechnet, das sich vielleicht auf dem Wege durch den Darmkanal dem getrunkenen Wasser hinzugesellt. Diese zuerst von Cow angeregte Frage ist später von Hashimoto noch einmal aufgegriffen worden; durch seine Untersuchungen ist aber nun festgestellt worden, daß es wahrscheinlich nicht spezifische Substanzen, sondern nur die in den Extrakten des Darmkanales enthaltenen Mineralbestandteile sind, die eventuell in Frage kommen.

Die folgenden drei Abb. 24—26 geben uns nun ein Bild der Ausscheidung bei einem und demselben Tiere unter verschiedenen Bedingungen. Die Versuchsanordnung war dieselbe, wie sie bereits früher bei der Darreichung von Salz per os beschrieben wurden. Injiziert man, wie die Abb. 24 zeigt, einem normalen Tier (14.7 kg) 500 ccm einer 2 %igen Kochsalzlösung subkutan und verfolgt von 5 zu 5 Minuten durch 3 Stunden hindurch die aus der Fistel entleerten Harnmengen, so zeigt bereits eine oberflächliche Betrachtung der Tabelle, daß es auf diese Weise nicht gelingt, eine stärkere Harnflut anzuregen. Die in je 5 Minuten vor der Injektion ausgeschiedenen Harnmengen schwankten zwischen 0.5 und 1.0 ccm. Das Maximum, das in den folgenden drei Stunden nach der Injektion erreicht wurde, betrug einmal 2 ccm, sonst in der Regel nur 1.5 ccm. Wir sehen also, daß die Harnmengen nach der subkutanen Injektion im besten Fall auf das Vierfache in die Höhe gingen. Ganz anders dagegen die Chlorzahlen. Auch hier haben wir nicht die absoluten Salzwerte notiert, sondern nur die Mengen an verbrauchten Kubikzentimetern $AgNO_3$. Rechnen wir als durchschnittlichen Wert für das Kochsalz, das in der Vorperiode innerhalb

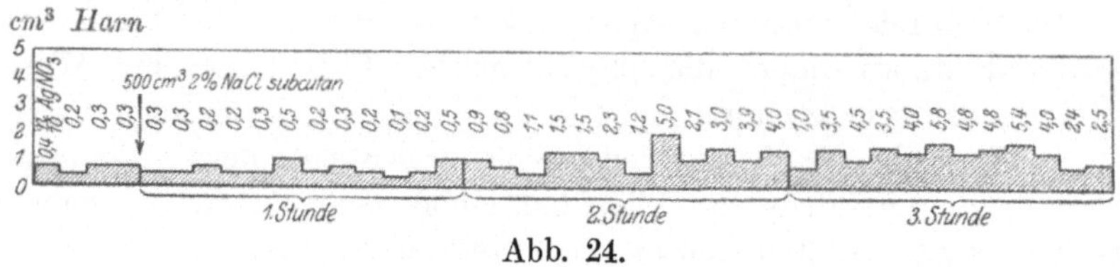

Abb. 24.

Normaler Hund (14.7 kg). In 3 Stunden wurden entleert an NaCl: 66.2 ccm $\frac{n}{10}$ $AgNO_3$ = 0.387 g NaCl = 3.87 %.

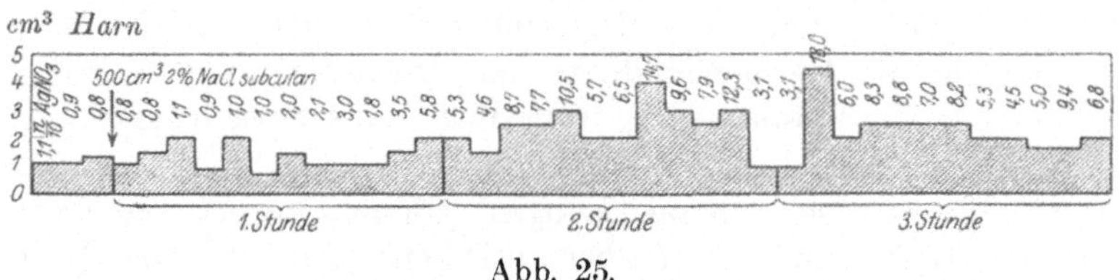

Abb. 25.

Derselbe Hund mit Schilddrüse gefüttert. In 3 Stunden wurden entleert an NaCl: 177.6 ccm $\frac{n}{10}$ $AgNO_3$ = 1.039 g NaCl = 10.39 %.

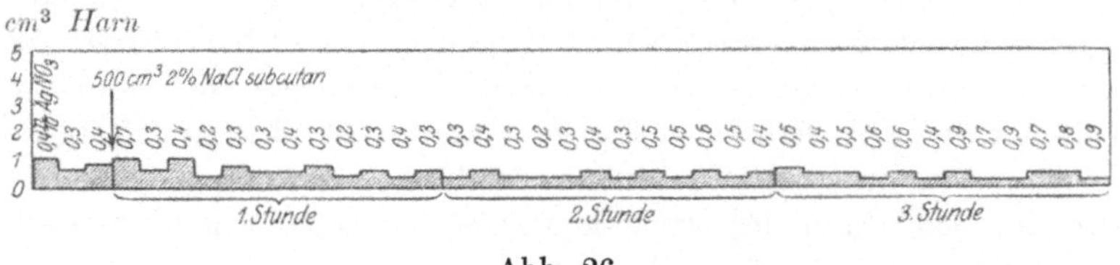

Abb. 26.

Derselbe Hund thyreoidektomiert. In 3 Stunden wurden entleert an NaCl: 2.1 ccm $\frac{n}{10}$ $AgNO_3$ = 0.0113 g NaCl = 0.113 %.

von 5 Minuten zur Ausscheidung gelangt, mit 0.5 g, so zeigt sich, daß demgegenüber mehrmals Salzmengen von 4.5, ja einmal sogar 5.8 gefunden wurden. Es eilt demnach das Kochsalz nach subkutaner Einverleibung der Wasserausscheidung voraus. Berechnet man die Gesamtchlormengen und bringt die gefundenen Zahlen in Beziehung zum Kochsalz, das subkutan injiziert wurde, so finden wir, daß innerhalb von 3 Stunden 3.87 % des gereichten den Körper wieder verlassen haben.

b) Kochsalzausscheidung nach subkutaner Zufuhr bei schilddrüsengefütterten und thyreopriven Tieren. Demselben Hunde, dem wir die normale Ausscheidung geprüft haben, gaben wir durch 7 Tage täglich 1.0 g und durch weitere 4 Tage 0.2 g Thyreoid. Der Hund hat etwas an Körpergewicht verloren. Auch hier wollen wir auf die Wasserkurve nicht so großes Gewicht legen und uns nur mit der Tatsache begnügen, daß, obwohl die Harnmengen schon vor der Injektion höher waren als im Normalversuche, die Kurve doch ein ganz anderes Aussehen hat, als im normalen Kontrollversuche. Nach Schilddrüsenfütterung kommt es im Gefolge einer subkutanen Salzinjektion viel eher zu einer Steigerung der Diurese (cf. Abb. 25). Viel markanter drückt sich aber die Thyreoidwirkung auf den Salzexport aus. Von den 10 g, die injiziert wurden, erscheinen innerhalb der ersten 3 Stunden 10.39 $^0/_0$ wieder, fast 4 mal so viel wie vor der Darreichung von Thyreoid. Ganz unserer Erwartung entsprach auch der dritte Versuch. Nachdem die Wirkung der verfütterten Schilddrüsen scheinbar abgeklungen war, warteten wir $3^1/_2$ Wochen und exstirpierten dem Hund unter möglichster Schonung der Epithelkörperchen beide Schilddrüsen. 17 Tage nach der Operation wiederholten wir unter ganz denselben Bedingungen den Subkutanversuch. Eine genauere Beschreibung der Kurve (Abb. 26) erscheint überflüssig. Man hat bei Betrachtung der Tabelle den Eindruck, daß nach der Injektion die aufgefangenen Harnmengen eher abnehmen. Jedenfalls ist hier von einem diuretischen Erfolg gar keine Rede. So kommt es auch, daß die Bestimmung des Gesamtkochsalzes nach der Injektion nur eine Steigerung um 0.113 $^0/_0$ ergibt. Man kann fast sagen, die Salzmengen, die injiziert wurden, sind überhaupt nicht resorbiert worden.

Viel markantere Unterschiede waren zu erwarten, wenn der Versuch nicht nur auf 3 Stunden ausgedehnt wurde, sondern wenn wir 24stündige Perioden wählten. Zu diesem Behufe haben wir die Hunde vor dem eigentlichen Versuch 24 Stunden hungern lassen, dann durch zweimal 3 Stunden den Harn analysiert und jetzt erst 600 ccm physiologische Kochsalzlösung subkutan gegeben. Den Hunden wurde nach je 3 Stunden der Harn durch die Blasenfistel genommen, außerdem waren sie im Stoffwechselkäfig, so daß Verluste unmöglich waren.

Das Tier, welches zu diesem Versuch ausgewählt wurde, wog 13.45 kg. Im Stab I der Tabelle 2 sind die Verhältnisse dargestellt, wie sie sich unter normalen Bedingungen geben. Bevor der Hund das zweite Mal das Kochsalz bekam, erhielt er durch 10 Tage 1.5 g getrocknete Schilddrüse. Schließlich wurde er thyreoidektomiert, 8 Tage nach der Operation wurde ihm neuerlich eine subkutane Kochsalzinfusion gemacht. Die Tabelle 2 zeigt die absoluten Zahlenwerte, die folgende Abb. 27 bringt dieselben Werte in Kurvenform.

Wenn man nur die absoluten Kochsalzwerte, die in den drei Perioden zur Ausscheidung gelangten, miteinander vergleicht, so sind bereits gewaltige Unterschiede zu bemerken. Nun kann man aber die gefundenen Zahlen nicht direkt mit den injizierten Kochsalzwerten in Beziehung bringen, da von den bestimmten Chlorzahlen noch jene Mengen

Tabelle 2.

Normal (13.45 kg)					Thyreoid gefüttert (10×1.5 g) (12.45 kg)					Thyreoidektomiert (8 Tage!)				
Zeit	Menge	spez. Gew.	NaCl	N	Zeit	Menge	spez. Gew.	NaCl	N	Zeit	Menge	spez. Gew.	NaCl	N
10—1	45	1011	0.13	0.56	10—1	35	1010	0.20	0.61	10—1	60	1010	0.17	0.24
1—4	18	1016	0.12	0.38	1—4	16	1010	0.20	0.42	1—4	40	1012	0.23	0.26
Subkutane Injektion von 600 phys. NaCl-Lösung (0.925 %).														
4—7	90	1008	0.36	0.45	4—7	100	1015	0.58	0.48	4—7	50	1013	0.33	0.22
7—10	130	1008	1.09	0.43	7—10	150	1017	1.80	0.58	7—10	25	1028	0.37	0.15
10—1	140	1010	0.84	0.46	10—1	180	1015	1.29	0.57	10—1	100	1017	0.70	0.38
1—4	52	1014	0.29	0.25	1—4	150	1014	1.22	0.34	1—4	80	1017	0.60	0.30
4—7	110	1009	0.49	0.34	4—7	170	1013	1.03	0.68	4—7	80	1008	0.40	0.30
7—10	50	1012	0.30	0.24	7—10	88	1013	0.34	0.31	7—10	60	1009	0.40	0.29
10—1	60	1010	0.35	0.23	10—1	150	1010	0.38	0.27	10—1	70	1006	0.40	0.29
1—4	60	1014	0.37	0.23	1—4	150	1005	0.45	0.27	1—4	50	1006	0.42	0.29
	692		4.09			1138		7.05			425		3.62	
			1.00					1.60					−1.60	
			3.09	= 57 %				5.35	= 100 %				2.02	= 37 %

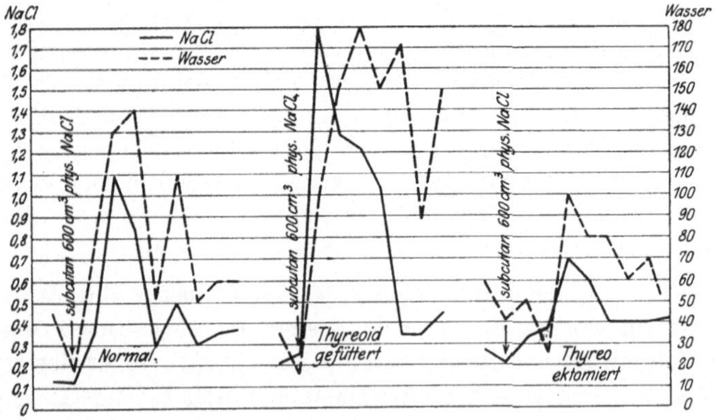

Abb. 27.

abgezogen werden müssen, die das Tier auch ohne Injektion ausgeschieden hätte. Um diese Mengen zu ermitteln, haben wir die Kochsalzwerte, die das Tier in den 6 Stunden vor dem Versuch ausgeschieden hat, als Basis genommen. Dieser Wert mit 4 multipliziert ist von der gefundenen Zahl in Abzug gebracht worden. Durch diese Berechnung haben wir gefunden, daß das normale Tier 57 %, das mit Schilddrüse gefütterte 100 % und schließlich dasselbe Tier thyreopriv 37 % des injizierten Kochsalzes innerhalb von 24 Stunden zur Ausscheidung bringt. Der Unterschied in der Flüssigkeitsausfuhr ist ganz gleichsinnig: während der Periode, wo Thyreoid gegeben wurde, wird die größte Flüssigkeitsmenge ausgeschieden, am wenigsten dagegen nach Entfernung der Schilddrüsen; in der Mitte steht die Flüssigkeitsmenge, welche der normale Hund ausscheidet.

Im Laufe der Untersuchungen wurde an diesem Hund sowie bei anderen analogen Versuchen eine bemerkenswerte Beobachtung gemacht, die mir für die Auffassung der ganzen Ödemfrage von größter Bedeutung erscheint. Während bei einem normalen Tier und natürlich auch beim schilddrüsengefütterten die subkutan beigebrachte Kochsalzmenge relativ rasch zur Resorption gelangt, so daß längstens nach 12 Stunden bei diesen Tieren kaum mehr Residuen eines „Ödems" nachweisbar sind, zeigt sich beim thyreopriven Tier ein ganz anderes Verhalten. Schon beim ersten Versuch, also 8 Tage nach der Schilddrüsenexstirpation, fanden wir die injizierte Flüssigkeitsmenge noch nach 24 und selbst nach 48 Stunden noch immer als Ödem im Unterhautzellgewebe. Während die normalen Tiere und natürlich auch die mit Thyreoid gefütterten die Flüssigkeit rasch resorbieren, blieb beim thyreopriven Hund die Kochsalzlösung die längste Zeit unter der Haut liegen, verschob sich aber von der Injektionsstelle am Rücken gegen Bauch und Brust und bildete schließlich einen dicken am Bauche herabhängenden Wulst.

Die so gebildete Geschwulst hielten wir zunächst für etwas Entzündliches; allerdings fiel uns die geringe Rötung, der Mangel an Fieber und auch die fehlende Schmerzhaftigkeit auf; auf jeden Fall haben wir uns veranlaßt gesehen, diese Geschwulst zu punktieren; es kam eine fast ungefärbte, ziemlich klare Flüssigkeit aus der Punktionsnadel, die deutliche Spuren an Eiweiß enthielt; die Punktion erfolgte 27 Stunden nach der Injektion.

Als wir den Versuch 8 Tage später, also 14 Tage nach der Thyreoidektomie wiederholten, schien die Retention noch intensiver zu sein. Beide Male wurde nach der Injektion das Tier, das in gleicher Weise wie in den früheren Versuchen schon vorher einen Tag lang gehungert hatte, in den Stoffwechselkäfig gebracht, um die Chlorausscheidung der folgenden 24 Stunden zu erfahren. Im ersten Versuche — also 8 Tage nach der Thyreoidektomie — schied das Tier nach der Injektion von 600 ccm physiologischer Kochsalzlösung innerhalb der ersten 24 Stunden 2.86 g aus. Wenn man bedenkt, daß wir hier das normale Quantum, das das Tier auch ohne Injektion schon ausgeschieden hätte, nicht in Abzug gebracht haben, so muß man eine sehr verzögerte Ausscheidung annehmen. Die Kochsalzwerte 8 Tage später, also 14 Tage nach der Schilddrüsenexstirpation, waren noch geringer und betrugen nur 2.02 g NaCl. Auf Grund dieser Versuche könnte man glauben, daß in dem Maße, als die Kachexia strumipriva fortschreitet, die Kochsalzausscheidung immer ungünstiger wird. Das dürfte aber, wenigstens was den Hund anbelangt, seine Grenzen haben, weil wir aus früheren Versuchen wissen, daß beim Hunde viele versprengte Schilddrüsenkeime — z. B. befindet sich bei vielen Hunden an der Herzbasis in der Nähe der Thymus ein ziemlich großes Schilddrüsenknötchen — vorkommen und innerhalb kurzer Zeit die fehlende Funktion der exstirpierten Drüse wieder übernehmen. Diesem Umstande müssen wir es auch zuschreiben, wenn sich im Laufe der Zeit die Resorptionsbedingungen wieder gebessert haben. Auch was die Diurese anbelangt, sind thyreoprive Hunde nach Ablauf von 1—2 Monaten kaum mehr von normalen Tieren zu unterscheiden. Wir möchten daher raten, wenn man bei eventuellen Versuchen auf eine Thyreopenie großen Wert legen will, solche Versuche nur innerhalb der ersten 4—5 Wochen durchzuführen; später kann man sicher nicht mehr von einer Kachexia strumipriva sprechen, wenn eine solche beim Hunde überhaupt in Frage kommt.

Zusammenfassung. Wir haben es uns in diesem Kapitel zur Aufgabe gemacht, nachzusehen, ob sich auch im Tierexperiment ein diuretischer Einfluß des Thyreoids feststellen läßt. Da es schwer ist, bei ein und demselben Tier unter verschiedenen Einflüssen die Diurese nach ihrer Intensität zu beurteilen, so mußte man sich zuerst nach einem Maßstabe umsehen. Die einfachste Methode war die, zu prüfen, welche Zeit es bedarf, damit eine per os gereichte Flüssigkeitsmenge quantitativ im Harne wieder erscheint. Im Prinzipe erfährt man dasselbe, wenn man statt dessen nachsieht, wie sich eine gereichte Flüssigkeitsmenge innerhalb einer gewissen Zeit auf der Harnkurve bemerkbar macht.

An Hand dieses Maßstabes haben wir nachweisen können, daß nicht nur Wasser, sondern auch Kochsalz, welches dem Tier per os gereicht wurde, bald schneller, bald langsamer den Körper verläßt, je nachdem die Thyreoidea vorhanden ist, vermehrt arbeitet oder fehlt. Ein Plus an Schilddrüse kann die Geschwindigkeit des Wasser- und Kochsalzexportes in unserem Körper beschleunigen und umgekehrt ein Minus desselben den normalen Lauf stark verzögern.

Da man vielfach annimmt, daß bei einer Harnflut in erster Linie die Niere in Betracht kommen muß, so galt es zuerst nachzusehen, was für eine Wirkung Thyreoid auf die Niere selbst ausübt. Mit den von uns herangezogenen Methoden haben wir uns von einer spezifischen Wirkung des Schilddrüsenapparates auf die Nierenfunktion nicht überzeugen können.

Wegen dieser negativen Versuche und wegen der deutlichen, man kann sagen, sichtbaren Hemmung der Resorption unter die Haut injizierter Salzlösungen bei thyreopriven Hunden wird man vielleicht mit der Möglichkeit rechnen müssen, daß der Angriffspunkt der Schilddrüsenwirkung dort liegt, wo physiologischerweise das Kochsalz und wahrscheinlich auch das Wasser zurückgehalten werden, nämlich in den Depots der Haut.

Drittes Kapitel.

Die NaCl-, Jod-, Milchzucker- oder Wasserausscheidung als Maßstab der Nierenfunktion. — Übertragung der im vorigen Kapitel festgestellten Tatsachen auf die menschliche Pathologie. — Was wissen wir von der Kochsalzausscheidung beim normalen Menschen? — Eigene Fragestellung. — Versuchsanordnung. — Geschwindigkeit der NaCl-Ausscheidung beim gesunden Menschen, sowie nach Schilddrüsenfütterung. — Geschwindigkeit der NaCl-Ausscheidung bei Basedowpatienten. — Geschwindigkeit der NaCl-Ausscheidung beim Myxödempatienten. — Was sagen diese Versuche bei Schilddrüsenkranken gegenüber den Befunden beim normalen Menschen? — Geschwindigkeit der Kochsalzausscheidung bei anderen pathologischen Zuständen: — a) bei Abmagerung, — b) bei Fieber, — c) bei Nervenaffektionen, — d) bei Nierenkrankheiten, — e) bei chronischer Adrenalinvergiftung, — f) bei geheilten Herzpatienten, — g) bei Polydipsien, — Zusammenfassung.

Die NaCl-, Jod-, Milchzucker- oder Wasserausscheidung als Maßstab der Nierenfunktion. Die Prüfung, ob ein Mensch innerhalb 24, resp. 40—50 Stunden eine gewisse Kochsalzmenge, die ihm außer seiner Nahrung gegeben wurde, quantitativ wieder ausscheidet, oder ob dazu der Organismus länger braucht, ist eine vielfach geübte klinische Untersuchungsmethode geworden. Bereits den älteren Klinikern war es bekannt, daß sich im Harne von Nierenkranken niedrige Kochsalzwerte finden. v. Noorden[1]), der sich zuerst mit dieser Frage eingehender beschäftigte, konnte zeigen, daß diese geringen Werte auf einer schlechten Bilanz zwischen eingeführtem und ausgeschiedenem Kochsalze beruhen. Dieser Befund, der vielfach Bestätigung fand, wurde bald Gemeingut der Ärzte und eine Zeitlang galt die gestörte Chlorausscheidung als Maß bei Beurteilung der Schwere einer Nephritis überhaupt. Erst später ist der Parallelismus zwischen Ödembildung und Chlorretention erkannt worden. Da man auf diese Weise kennen lernte, daß es hauptsächlich jene Nephritiker sind, die Ödeme haben, oder dazu disponieren, welche eine träge Chlorausscheidung zeigen, so hoffte man eben in der funktionellen Kochsalzbelastung eine Methode gefunden zu haben, die dem Kliniker sagen sollte, ob der betreffende Patient zu Schwellungen disponiert oder nicht.

Da diese Prüfung, speziell wenn man größere Salzmengen gibt, für den Patienten nicht ganz ungefährlich ist, weil es zu Ödem-

[1]) Noorden, Untersuchungen über den Stoffwechsel Nierenkranker. Zeitschr. f. klin. Med. **19**. p. 197. 1891.

speicherung kommen kann, hat man die Jodprobe eingeführt. Da man sich von dem ziemlich synchronen Ausscheiden von Jod und Kochsalz überzeugt hatte, so war gegen diese praktischere Form der Nierenfunktionsprüfung nichts einzuwenden. Auch die Jodprobe sollte uns diagnostisch sagen, ob eine Nephritis Anlage zu Ödemen hat oder nicht.

Auf Grund rein experimenteller Studien hat Schlayer[1]) als weiteren Maßstab der Nierentüchtigkeit die Milchzuckerprobe eingeführt. Wenn man Kaninchen z. B. mit Kantharidin oder Arsen vergiftet, so bekommen die Tiere eine Nephritis, die sich hauptsächlich am Gefäßapparate abzuspielen scheint, denn Reize, die einen intakten Nierengefäßapparat voraussetzen, zeigen sich bei solchen Nierenschädigungen völlig wirkungslos. Da nun Schlayer außerdem bei solchen Tieren auch eine verzögerte Milchzuckerausscheidung feststellen konnte, so galt ihm die Dauer der Ausscheidung dieser Substanz als ein Maß für die Qualität der Gefäße am Nierenapparate. Tatsächlich zeigt sich nun bei jenen Formen der menschlichen ,,Nephritis", bei welchen wir hauptsächlich eine Alteration der Gefäße voraussetzen — also bei den Nierensklerosen —. eine beträchtliche Retention des intravenös injizierten Milchzuckers.

Um die Grenzleistung einer kranken Niere zu ermitteln, prüften Korányi[2]) und Strauß[3]), in welcher Zeit ein gewisses Quantum Wasser, das dem Patienten gereicht wird, wieder zur Ausscheidung gelangt. Reicht man einem gesunden Individuum zu seinem gewöhnlichen Flüssigkeitsquantum $1^1/_2$ Liter Wasser, so soll das Plus innerhalb der nächsten 4 Stunden wieder ausgeschieden sein. Wenn sich dagegen die Ausscheidung verzögert, so hat man eine Schädigung am Nierenfilter angenommen.

Durch alle diese Methoden hoffte man in der Beurteilung der einzelnen Nierenkrankheiten weiter zu kommen. Tatsächlich hat sich auch unser Verständnis in prognostischer und therapeutischer Beziehung geklärt. Der funktionellen Analyse der verschiedenen Nierenkrankheiten verdankt man es, wenn jetzt die chlorarme Diät bei der Behandlung mancher Nephritiden Gemeingut der Ärzte geworden.

Man erwartete ferner durch diese Funktionsprüfungen in das Wesen der Erkrankung der Niere selbst einzudringen. Dort, wo das Kochsalz langsam oder gar nicht — im Verlaufe von 40—50 Stunden — durch den Harn zur Ausscheidung gelangt, nahm man Veränderungen an den Tubuli an, während bei geschädigter Milchzuckerelimination vor allem die Glomeruli alteriert sein sollten. Wenn man bedenkt, daß man bei der Beurteilung des komplizierten Krankheitsbildes Nephritis

---

[1]) Schlayer, Deutsch. Arch. f. klin. Med. **90**. p. 1. 1907; **91**. p. 59. 1907; **92**. p. 127. 1908; **98**. p. 18. 1910; **104**. p. 44 und neuere klinische Anschauungen über Nephritis. Beihefte zur med. Klinik 1912. Heft 9.

[2]) Koranyi, Beitr. zur Theorie und Therapie der Niereninsuffizienz. Berl. klin. W. 1899, Nr. 36.

[3]) Strauß, Die chronische Nierenentzündung. Berlin 1902.

ausschließlich die Parenchymerkrankung der Niere berücksichtigte, so darf man sich nicht wundern, wenn manche Kliniker in der Auffassung der Nierenfunktion zu schematisch vorgegangen sind und den übrigen Geweben nur eine nebensächliche Rolle beimessen wollten. Speziell bei der Entstehung der renalen Ödeme stellte man sich die Lymphräume als ein Überstandsgefäß vor, in das jegliches Plus innerhalb der Blutbahnen hineindiffundieren soll, damit es nicht zu Hydrämie oder Plethora kommt.

Übertragung der im vorigen Kapitel festgestellten Tatsachen auf die menschliche Pathologie. Im vorigen Kapitel haben wir zeigen können, wie sich im Experiment, wahrscheinlich ganz unabhängig von der Niere, Störungen im Wasser- und Salzexporte hervorrufen lassen, wie wir sie bis jetzt nur bei Nierenkranken kennen gelernt haben. Es lag nun nahe, auch bei nierengesunden Menschen nachzusehen, ob nicht auch hier, analog wie wir es in unseren Hundeversuchen nachgewiesen haben, die Schilddrüse auf den Wasser- und Salzstoffwechsel einen Einfluß nimmt.

Weiters haben unsere experimentellen Betrachtungen darauf hingewiesen, daß ein prinzipieller Unterschied in der Diurese besteht, je nachdem, ob das Wasser oder die Kochsalzlösung subkutan oder per os gereicht wurde. Kommt Wasser oder Salz vom Darmkanal zur Resorption, so läßt die Diurese beim gesunden Tier wohl kaum eine Stunde auf sich warten, während nach subkutaner Darreichung die Harnflut erst nach vielen Stunden einsetzt. In Anbetracht der Möglichkeit, daß die Pathogenese der renalen Ödeme, das extrarenale Moment, eine größere Rolle spielen dürfte als bis jetzt angenommen wurde, haben wir die Chlorausscheidung auch nach subkutaner Kochsalzinjektion beim Menschen studiert. Kochsalzinfusionen in der Menge von 1500 ccm kommen so häufig als therapeutische Maßnahme in Betracht, daß ein solcher Eingriff als diagnostischer Behelf ohne Bedenken angewendet werden darf.

Schließlich glauben wir noch ein weiteres Moment als Frucht unserer Experimente zur Analyse der menschlichen Pathologie heranziehen zu müssen, das ist die fraktionierte Harnanalyse. Gerade bei den Fisteltieren haben wir gelernt, wie langsam der Fluß des Wassers und des Salzes durch den Organismus ist. Die Zahlen, die wir erheben konnten, lassen sich unmöglich auf Störungen der Resorption vom Darmkanale oder durch Hindernisse im Nierenfilter erklären. Es schien daher sehr ratsam, auch beim Menschen in möglichst vielen Einzelportionen den Harn nach einmaliger Darreichung einer größeren Salzmenge aufzufangen und zu analysieren. Deswegen ließen wir unsere Patienten in dreistündigen Perioden den Harn lassen. Diese Methode schien uns unbedingt notwendig, wenn man auf die zeitliche Ausscheidung nach oraler oder subkutaner Darreichung von Wasser und Salz in ähnlicher Weise Gewicht legen wollte, wie wir es im Experiment gesehen haben.

Die Kochsalzausscheidung beim normalen Menschen. Von physiologischer Seite hat man sich bereits vor vielen Jahren (Hegar 1852) mit der stündlichen Chlorausscheidung beschäftigt. Durch diese Analysen ließen sich typische Schwankungen feststellen, für die man aber keine sicheren Gründe angeben konnte. So war es bereits Munk[1]) und C. Voit[2]) bekannt, daß nach der Mittags-Mahlzeit der Chlorgehalt im Harne absinkt, um kurz vor der Abendmahlzeit in ähnlicher Weise wieder emporzuschnellen, wie vor dem Mittagessen. Müller und Saxl[3]) haben diese Schwankungen mit den Verdauungsvorgängen in Zusammenhang gebracht. Bei Revision der älteren Versuche sind sie zum Teil zu anderen Resultaten gekommen, indem sie unmittelbar nach den Mahlzeiten zuerst immer eine Steigerung und dann erst eine mehrere Stunden anhaltende Senkung wahrgenommen haben. Die Steigerung der Kochsalzausscheidung unmittelbar nach der Mahlzeit bringen sie mit der Resorption der Chloride vom Magen her in Beziehung; die darauf folgende Senkung soll dem Verbrauch derselben für die Bildung der Salzsäure im Magen entsprechen. Sehr zugunsten eines innigen Zusammenhanges der Chlorschwankungen im Harne mit Verdauungsbeschwerden sprechen auch die Veränderungen bei magenkranken Patienten: so fehlt bei Achylie und Magenkrebs wahrscheinlich wegen mangelnder Salzsäureproduktion die typische Chlorverminderung im Anschlusse an eine Mahlzeit, während sie umgekehrt bei Hypersekretion des Magens außerordentlich deutlich ausgeprägt erscheint. Ohne auf die pathologischen Veränderungen der Chlorausscheidung weiter einzugehen, wollen wir nunmehr mit der Besprechung unserer eigenen Untersuchungen beginnen. In mancher Beziehung lehnen sie sich an die Versuche von Grosz[4]) an.

Die eigentliche Fragestellung. Das Ziel, dem wir unter Berücksichtigung aller jener Momente zustrebten, die sich als Ergebnis der experimentellen Forschung aufdrängten, war zunächst folgendes: Gelingt es auch beim normalen Menschen, nachdem wir uns davon überzeugt haben, wie sich nach Darreichung von Salz und Wasser die Ausscheidung verhält, gleichfalls durch Darreichung von kleinsten Thyreoiddosen die Zirkulation des Kochsalzes in rascheren Fluß zu bringen? Weiters läßt sich eine solche Beschleunigung auch in jenen Fällen feststellen, wo uns die Natur den höchsten Grad einer chronischen Vergiftung mit Schilddrüsensaft vor Augen führt, nämlich beim Basedowschen Symptomenkomplex? Und ist schließlich beim menschlichen Ödem das Fließen von Salz und Wasser durch die Gewebe des Menschen ebenso verlangsamt, wie bei der experimentellen Kachexia strumipriva?

Versuchsanordnung. Bevor wir unser Zahlenmaterial vorführen wollen, mögen einige Bemerkungen über unsere Versuchsanordnung

[1]) Munk, Über die Ausfuhr der Aschenbestandteile durch den Harn. Berl. klin. Woch. 1887.

[2]) C. Voit, Untersuchungen über den Einfluß d. NaCl. München 1860.

[3]) Müller u. Saxl, Chlorausscheidung im Harn. Zeitsch. f. klin. Med. **56**. p. 546. 1905.

[4]) Grosz, Chlorstoffwechsel in den Organen. Wien. klin. Rundschau 1899. Nr. 1 u. 2.

vorausgeschickt werden. Nach vielen Mißerfolgen, wie man am besten beim Menschen den Verlauf der Kochsalzausscheidung im Anschlusse z. B. an eine subkutane Kochsalzinfusion verfolgen kann, entschlossen wir uns, die ganzen Versuche in einer Periode relativ chlorarmer Kost durchzuführen. Nur so glaubten wir in stets konstanter, aber auch sehr ausgesprochener Weise den Verlauf der Kochsalzdiurese verfolgen zu können. Es wäre natürlich auch unser Wunsch gewesen, die Wasserbilanz, ganz ähnlich wie im Experiment, hier zu studieren; wir haben es auch zum großen Teil durchgeführt, doch möchten wir diesen Zahlen nicht jene Beweiskraft zusprechen, weil es doch unmöglich war, einen Patienten durch viele Stunden hindurch auf Wasserkarenz zu setzen. Als chlorarme Diät gaben wir unseren Patienten jene kochsalzarme Kost, die wir unseren ödematösen Nephritikern zu geben pflegen. Die diätetische Küche unserer Klinik liefert uns eine ganz konstante Kost mit einem durchschnittlichen Kochsalzgehalt von ca. 2—2.5 g NaCl. Nachdem nun der Patient 3 Tage lang bei dieser Kost gehalten wurde, wobei wir in den 24stündigen Perioden Chlorbestimmungen durchführten und uns auf diese Weise auch überzeugen konnten, wie relativ rasch sich der Patient auf ca. 2—3 g NaCl pro die einstellt, bekam

Tabelle

A. Normal (subkutan)

Tage	Stunden	Harnmenge 24-stündig	Harnmenge 3-stündig	spez. Gewicht	NaCl 24-stündig	NaCl 3-stündig	N
9. XI.		1000		1025	9.28		11.90
10. XI.		800		1021	4.68		10.80
11. XI.		700		1025	3.09		12.25
12. XI.	6–9		100	1030		0.74	1.72
	9–12		70	1025		0.37	0.74
	12–3		360	1010		1.22	1.89
	3–6		450	1012		1.84	2.05
	6–9		240	1014		1.08	1.76
	9–12	2040	110	1025	11.51	0.81	1.37
	12–3		160	1021		1.63	1.45
	3–6		170	1020		1.99	1.25
13. XI.	6–9		400	1008		1.87	1.54
	9–12		150	1021		1.07	1.52
	12–3		100	1031		1.11	1.26
	3–6		200	1021		1.17	2.13
	6–9		110	1026		0.38	1.69

Ges. NaCl: 11.51
Tag zuvor: 3.09
8.42 = 62 %

B. Normal (per os)

Tage	Stunden	Harnmenge 24-stündig	Harnmenge 3-stündig	spez. Gewicht	NaCl 24-stündig	NaCl 3-stündig	N
27. X.		1500		1018	8.7		15.75
28. X.		800		1014	3.8		12.32
29. X.		800		1025	3.52		13.16
30. X.	6–9		200	1016		0.40	1.96
	9–12		150	1020		0.84	1.57
	12–3		200	1022		2.16	1.59
	3–6		200	1028		1.08	1.15
	6–9		430	1017		1.33	1.59
	9–12	1760	190	1015	10.53	0.40	1.38
	12–3		80	1030		0.40	1.32
	3–6		200	1015		1.00	1.26
31. X.	6–9		220	1015		2.20	1.46
	9–12		240	1020		1.96	1.47

Ges. NaCl: 10.53
Tag zuvor: 3.52
7.01 = 52 %

[1]) In den Tabellen interessieren uns vor allem die Werte, die nach der Um diese Zahlen leichter herauszufinden, haben wir die entsprechenden Werte

er am nächsten Tage — selbstverständlich blieb die Kost dieselbe — entweder 1500 ccm physiologische Kochsalzlösung (0.925 %) oder 13.5 g NaCl plus 1 Liter Wasser per os. Die Salzmengen wurden dem Patienten immer um 12 Uhr mittags gereicht. Ab 6 Uhr früh desselben Tages haben die Patienten bereits ihren Harn dreistündig sammeln müssen; außerdem wurden sie angewiesen, am Ende einer solchen Periode womöglich ihre Blase total zu entleeren. Mit einigem guten Willen der Patienten läßt sich dies in der Regel ganz gut durchführen. Auf diese Weise standen uns vor dem eigentlichen Versuche bereits zwei dreistündige Perioden zur Verfügung. In den einzelnen Perioden wurden Harnmenge, spezifisches Gewicht, Chlor und Stickstoffwerte bestimmt; letztere Zahlen haben wir eigentlich mehr der Vollständigkeit halber den Chloranalysen zugefügt. Da ich zur Zeit, als ich diese Versuche vornahm, eine Frauenabteilung führte, so kamen Untersuchungen bei Männern nur ausnahmsweise vor.

Die Geschwindigkeit der Kochsalzausscheidung beim normalen Menschen, sowohl vor als auch nach Schilddrüsenfütterung. Zuerst möchten wir über drei normale Fälle berichten, wo das eine Mal das Kochsalz per os und ein andermal subkutan gereicht wurde; bei denselben Individuen

3[1]).

C. Subkutan
(nach Thyreoidfütterung durch 10 Tage 0.5)

Tage	Stunden	Harnmenge 24-stündig	Harnmenge 3-stündig	spez. Gewicht	NaCl 24-stündig	NaCl 3-stündig	N
21. XI.		1350		1016	7.56		16.53
22. XI.		1000		1022	3.00		14.70
23. XI.		1000		1025	2.60		17.50
24. XI.	6–9		280	1013		0.70	2.29
	9–12		110	1022		0.49	1.31
	12–3		**250**	1018		**1.50**	2.62
	3–6		**270**	1018		**2.00**	2.55
	6–9		**270**	1026		**1.48**	1.78
	9–12	2060	**390**	1015	14.84	**1.56**	2.73
	12–3		**280**	1020		**3.22**	1.22
	3–6		**200**	1020		**2.40**	1.68
25. XI.	6–9		**280**	1018		**1.84**	2.06
	9–12		**120**	1025		**0.84**	1.86
	12–3		120	1028		0.58	2.06
	3–6		70	1032		0.45	1.75
	6–9		260	1020		0.52	2.70

Ges. NaCl: 14.84
Tag zuvor: 2.60
12.24 = 90 %

D. Subkutan.
(nach mehrtägiger Pituglandoldarreichung)

Tage	Stunden	Harnmenge 24-stündig	Harnmenge 3-stündig	spez. Gewicht	NaCl 24-stündig	NaCl 3-stündig	N
5. XII.		1020		1019	7.55		10.35
6. XII.		800		1020	2.76		10.64
7. XII.		800		1021	2.76		9.8
8. XII.	6–9		320	1018		0.45	1.57
	9–12		120	1020		0.66	0.97
	12–3		**80**	1023		**0.27**	1.23
	3–6		**100**	1026		**0.68**	1.19
	6–9		**60**	1031		**0.90**	0.95
	9–12	1330	**85**	1028	8.23	**0.42**	1.46
	12–3		**170**	1015		**0.85**	1.42
	3–6		**370**	1010		**1.85**	1.36
9. XII.	6–9		**390**	1008		**1.82**	0.96
	9–12		**180**	1010		**1.44**	1.23
	12–3		100	1020		0.81	1.15
	3–6		100	1022		0.46	1.40
	6–9		80	1023		0.26	0.95

Ges. NaCl: 8.23
Tag zuvor: 2.76
5.47 = 40 %

Darreichung von Salz bzw. Wasser durch den Harn zur Ausscheidung gelangten. schwarz umrandet. Gleiches gilt auch von den folgenden Tabellen.

wurden die Versuche nach einer mehrtägigen Verfütterung von Thyreoid wiederholt; um die Leute nicht einer zu langen Zeit der Schilddrüsenwirkung auszusetzen, haben wir in den meisten Fällen nur den Subkutanversuch wiederholt.

Die Frau, bei der wir die Versuche unternommen haben und die in der Tabelle 3 zusammengestellt sind, kam wegen Kopfschmerzen und leichten Menstruationsbeschwerden an unsere Klinik. Es handelt sich hier um eine 22 Jahre alte, kräftige Person von blühendem Aussehen. Vielleicht standen die Kopfschmerzen mit einer leichten Stirnhöhlenaffektion in Zusammenhang.

Im ersten Teil (A) der Tabelle Nr. 3 sehen wir die Chlorausscheidung nach subkutaner Darreichung. Ziemlich rasch steigt der Kochsalzwert in die Höhe; innerhalb der ersten 24 Stunden gelingt es dem Körper nicht, sich der ganzen Kochsalzmenge zu entledigen. Aus der Berechnung ergibt sich, daß nur 62 % des Gereichten am ersten Tage exportiert werden konnten. Wir sehen daher auch noch in den folgenden 6 Stunden relativ hohe Chlorwerte. Bei der Berechnung des in 24 Stunden zur Ausfuhr gelangten Kochsalzes gingen wir ähnlich wie bei unseren Tierversuchen vor, indem wir von der Gesamtmenge an NaCl den Kochsalzwert vom Tag zuvor in Abzug brachten. Diese so durch Subtraktion gefundene Menge brachten wir mit der injizierten (13.5 g) in Beziehung und berechneten so den Prozentgehalt. Während der 24stündigen Periode wurden 2040 ccm Wasser ausgeschieden. Nachdem wir von unseren Patienten gehört hatten, daß sie nach einer solchen Infusion fast immer ein viel geringeres Bedürfnis gehabt haben, Wasser zu trinken, so ist es schwer, die an dem Versuchstag zur Ausscheidung gebrachte Harnmenge mit irgendeinem Wert in Beziehung zu bringen. Was nun die Fähigkeit der Niere anbelangt, das Kochsalz in verschiedener Konzentration zur Ausscheidung zu bringen — eine Frage, die uns mehr bei der Betrachtung der Nephropathien interessieren wird —, so sehen wir hier große Schwankungen: z. B. in der sechsten Periode des Versuches bei einer Flüssigkeitsmenge von 170 ccm 1.99 g NaCl, also 1.1 %, in der folgenden dagegen trotz 400 ccm nur 1.87 g, also 0.47 %.

Die Abteilung C zeigt uns den analogen Versuch, nachdem die Patientin durch 10 Tage 0.5 g Thyreoid bekommen hatte. Sie hat während dieser Zeit nicht im mindesten an Gewicht eingebüßt; auch sonst waren nicht die geringsten Zeichen einer Intoxikation zu sehen (die Pulszahl war vorher 94, nach der zehntägigen Periode 92). Sie hat allerdings viel mehr gegessen, so daß wir den reichlicheren Stickstoffgehalt im Harn nicht ausschließlich als toxischen Eiweißzerfall deuten dürfen.

Aus den gefundenen Zahlen ersehen wir, um wieviel rascher das Kochsalz eliminiert wird. Nach unserer Berechnung erscheinen innerhalb eines Tages 90 % des injizierten Kochsalzes im Harn. Die absolute Wassermenge — 2060 ccm — ist um nur wenig höher als in der normalen Kontrollperiode, doch, wie gesagt, können wir darauf kein allzu großes Gewicht legen. Jedenfalls hat die Niere an Konzentrationsfähigkeit nicht eingebüßt, denn in der fünften Periode beträgt der Kochsalzgehalt des Harnes 1.4 %. Die Kochsalzausscheidung ist nicht nur quantitativ erhöht, sondern sie ist sicher auch beschleunigt, indem in der letzten Periode (9—12 a. M.) nur mehr eine kleine Menge im Harn ist und auch in den folgenden 9 Stunden kaum nennenswerte Zahlen gefunden werden konnten.

Obwohl wir uns in dieser Zusammenstellung mit dem Einfluß des Pituglandols, also mit der Bedeutung der Hypophyse für den Wasser- und Salzumsatz nicht weiter beschäftigen wollen, so sei doch hier ein entsprechender Versuch kurz angeführt (D.). Sicherlich hemmt das Pituglandol die Chlorwanderung in ähnlicher Weise, wie die Schilddrüse sie zu fördern scheint; was uns hier ganz besonders beweisend scheint, ist nicht so sehr der absolute Wert, als vielmehr die Zahlen im Zeitraum der ersten fünf Perioden. Auch hier scheint die Konzentrationsfähigkeit nicht gelitten zu haben; wir sehen z. B. in 60 ccm Harn 0.9 g NaCl, also 1.5 %; sonst wird im allgemeinen ein viel diluierterer Harn ausgeschieden als in den beiden früheren Versuchen.

In der Abteilung B. sind die Zahlen zusammengestellt, die uns zeigen, wie diese Person das Kochsalz bewältigt, wenn es ihr per os gereicht wird. Wir sehen vor allem, daß nicht mehr Chlor im Harn erscheint als bei der subkutanen Darreichung, nämlich 52 % gegenüber 62 %. Das, was uns aber besonders beachtenswert erscheint, ist der Verlauf des Salzexportes. Die Ausscheidung erfolgt im Anschluß an die Darreichung nicht jäh, sondern sie ist ebenso über 24 Stunden ausgedehnt, wie beim subkutanen Versuch. Auch hier sind, was den Kochsalzgehalt anbelangt, in den einzelnen Perioden große prozentische Schwankungen zu erkennen.

Was die beiden nächsten Versuche betrifft, so zeigen sie einerseits, wie schwer es ist, Normalkurven aufzustellen und andererseits die Tatsache, daß nicht jeder Mensch auf Thyreoid — allerdings haben wir nur sehr geringe Mengen gegeben — im Sinne einer Stoffwechselbeschleunigung zu reagieren braucht.

Die 24jährige Frau (vgl. Tabelle 4) kommt mit einer alten Spitzenaffektion zur Aufnahme. Der eigentliche Grund, warum sie in unsere Ambulanz kam, waren Fußschmerzen, die auf Plattfußeinlagen zurückgingen. Allerdings hatte sie als Kind eine schwere Nephritis im Anschluß an Scharlach; der Harn zeigte aber nicht die geringsten Spuren Eiweiß; Blutdruck 120 Hg RR.

Wir sehen hier nach subkutaner Zufuhr nur relativ wenig Kochsalz im Harn erscheinen; das Wasser scheint ihm v rauszueilen, denn während in den ersten 9 Stunden nach der Injek ion über 1 Liter Wasser im Harn erscheint, verlassen in der gleichen Zeit nur 4.22 g Kochsalz den Organismus. Auch bei der peroralen Darreichung sehen

Tabelle 4.

A. Normal (subkutan)

Tage	Stunden	Harnmenge 24-stündig	Harnmenge 3-stündig	spez. Gewicht	NaCl 24-stündig	NaCl 3-stündig	N
28. XII.		1250		1018	6.50		11.38
29. XII.		1250		1020	4.10		14.00
30. XII.		1350		1018	3.08		11.06
31. XII.	6–9		130	1022		0.54	1.73
	9–12		60	1030		0.30	0.92
	12–3		250	1027		0.81	1.36
	3–6		320	1015		1.47	2.46
	6–9		510	1011		1.94	1.47
	9–12	1940	120	1025	8.84	0.60	1.32
	12–3		90	1027		0.25	0.95
	3–6		60	1025		0.32	1.77
1. I.	6–9		220	1015		1.32	1.70
	9–12		270	1013		2.13	1.32
	12–3		170	1025		1.43	1.84
	3–6		130	1025		1.12	2.05
	6–9		130	1026		0.59	2.14

Ges. NaCl: 8.84
Tag zuvor: 3.08
5.76 = 42.6 %

B. Subkutan (nach Thyreoidfütterung)

Tage	Stunden	Harnmenge 24-stündig	Harnmenge 3-stündig	spez. Gewicht	NaCl 24-stündig	NaCl 3-stündig	N
10. I.		1500		1013	7.70		11.03
11. I.		1300		1020	4.16		13.65
12. I.		1300		1018	3.86		11.37
13. I.	6–9		80	1029		0.37	1.54
	9–12		90	1030		0.43	1.70
	12–3		180	1018		0.68	1.39
	3–6		330	1012		1.09	2.31
	6–9		420	1010		1.82	1.91
	9–12	1740	210	1015	9.76	0.88	1.60
	12–3		130	1020		0.91	0.55
	3–6		200	1017		1.02	1.60
14. I.	6–9		120	1023		1.50	1.31
	9–12		150	1022		1.86	1.60
	12–3		460	1012		2.76	1.70
	3–6		110	1018		0.55	1.70
	6–9		220	1020		0.66	2.30

Ges. NaCl: 9.76
Tag zuvor: 3.86
5.90 = 42.9 %

C. Normal (per os)

Tage	Stunden	Harnmenge 24-stündig	Harnmenge 3-stündig	spez. Gewicht	NaCl 24-stündig	NaCl 3-stündig	N
18. XII.		780		1025	6.70		11.75
19. XII.		900		1020	5.00		12.16
20. XII.		750		1022	3.74		11.89
21. XII.	6–9		70	1029		0.38	2.12
	9–12		70	1033		0.62	1.64
	12–3		430	1008		0.86	2.11
	3–6		100	1020		0.76	1.51
	6–9		110	1020		0.81	1.68
	9–12	1690	90	1030	9.20	0.32	1.53
	12–3		90	1031		0.31	1.48
	3–6		220	1025		1.20	1.53
22. XII.	6–9		330	1015		2.51	1.91
	9–12		320	1015		2.43	1.89

Ges. NaCl: 9.20
Tag zuvor: 3.74
5.46 = 40.4 %

wir Ähnliches; trotz 430 ccm nur 0.86 g NaCl. Jedenfalls wird nie ein Harn ausgeschieden, dessen NaCl-Konzentration größer als 0.9 % wäre. Merkwürdigerweise zeigt sich hier fast gar kein Einfluß nach Thyreoiddarreichung.

Die Frau hat allerdings sehr wenig Schilddrüse bekommen, was sich auch an der Stickstoffkurve demonstrieren läßt. Sie hat während der Darreichung sogar etwas an Gewicht zugenommen. Jedenfalls ähneln sich die Kurven vor und nach der Schilddrüsenfütterung so, daß man kaum von einem Unterschied sprechen kann. Die prozentische Berechnung ergab normal 42.6 %, nach der Thyreoiddarreichung 42.9 %. Die Kochsalzausscheidung nach oraler Fütterung ist außerordentlich verzögert, so daß man fast an abnorme Bedingungen in diesem Körper denken könnte. Auch eine sehr genaue klinische Untersuchung läßt uns aber in dieser Beziehung völlig im Stich.

Der nächste Fall, der auf Tabelle 5 registriert ist, hat kurz folgende Vorgeschichte: Das 18jährige Mädchen kam mit ihrer Schwester, die 19 Jahre zählte und eine schwere sekundäre Schrumpfniere mit starken Ödemen hatte, an die Klinik. Beide Mädchen hatten vor 10 Jahren Scharlach überstanden, die eine, an der wir den folgenden Versuch durchführten, heilte vollständig aus, die andere laboriert seither an einer

Tabelle 5.

A. Subkutan								B. Per os							
Tage	Stunden	Harnmenge 24-stündig	Harnmenge 3-stündig	spez. Gewicht	NaCl 24-stündig	NaCl 3-stündig	N	Tage	Stunden	Harnmenge 24-stündig	Harnmenge 3-stündig	spez. Gewicht	NaCl 24-stündig	NaCl 3-stündig	N
30. XII.		1100		1012	4.84		8.08	5. XII.		1280		1013	4.35		8.51
31. XII.		1200		1013	3.12		10.92	6. XII.		700		1016	3.48		5.15
1. I.		800		1017	2.40		9.24	7. XII.		800		1017	2.08		7.56
2. I.	6–9		70	1022		0.40	1.25	8. XII.	6–9		80	1020		0.28	1.01
	9–12		50	1023		0.42	1.16		9–12		230	1012		0.69	1.37
	12–3		200	1019		1.04	1.89		12–3		170	1012		0.41	0.77
	3–6		550	1012		2.31	2.31		3–6		290	1017		2.49	1.93
	6–9		160	1012		1.28	1.23		6–9		240	1015		2.16	1.32
	9–12	2460	600	1008	15.95	2.28	2.10		9–12	2180	370	1010	16.25	2.37	1.94
	12–3		170	1009		1.70	1.49		12–3		140	1012		1.20	1.41
	3–6		440	1009		2.64	1.45		3–6		320	1017		2.75	2.01
3. I.	6–9		190	1013		2.20	1.19	9. XII.	6–9		170	1016		2.21	1.01
	9–12		150	1022		1.50	1.47		9–12		380	1015		2.66	1.99
	12–3		100	1020		0.30	1.47								
	3–6		190	1018		0.38	1.33								
	6–9		90	1020		0.40	1.07								

A. Subkutan	B. Per os
Ges. NaCl: 15.95	Ges. NaCl: 16.25
Tag zuvor: 2.40	Tag zuvor: 2.08
13.55 = 100 %	14.16 = < 100 %

Nephritis, an deren Folgen sie auch an der Klinik starb. Wie man aus der Tabelle entnehmen kann, zeigen sich sowohl nach subkutaner, als auch nach peroraler Kochsalzzufuhr so günstige Bedingungen, wie wir sie kaum noch ein zweites Mal gesehen haben. Es wäre natürlich müßig gewesen, hier der Patientin noch Thyreoid zu geben. Außer diesen drei normalen Fällen verfügen wir noch über andere. Hier galt es uns, nur auf Extreme hinzuweisen.

Jedenfalls haben wir aber die Überzeugung gewonnen, daß auch beim normalen Menschen sich durch Verfütterung von Thyreoid die Geschwindigkeit, mit der das Kochsalz unseren Körper durcheilt, steigern läßt. Es ist wohl anzunehmen, daß etwas Ähnliches auch beim Menschen vom Wasser gelten kann, wenn auch dies aus unseren Zahlen sich direkt nicht ableiten läßt; die Bedingungen sind eben nicht so leicht durchzuführen wie im Tierexperiment, wo man die Wasserzufuhr vollkommen in seiner Hand hat. Wenn wir auch über einen Versuch berichten konnten, in welchen es durch kleine Dosen von Thyreoid nicht gelungen ist, auf den Salzexport beschleunigend zu wirken, so liegt dies meines Erachtens nur an der zu geringen Menge der verfütterten Schilddrüsensubstanz. Ich bin überzeugt, daß, wenn wir mehr gegeben hätten, dieser Versuch ebenfalls positiv ausgefallen wäre.

Tabelle

Subkutan								Per os							
Tage	Stunden	Harnmenge		spez. Gewicht	NaCl		N	Tage	Stunden	Harnmenge		spez. Gewicht	NaCl		N
		24-stündig	3-stündig		24-stündig	3-stündig				24-stündig	3-stündig		24-stündig	3-stündig	
11. XII.		1200		1013	4.94		10.50	18. XII.		2400		1013	8.64		15.96
12. XII.		1500		1013	4.60		12.07	19. XII.		2400		1010	4.32		12.60
13. XII.		1200		1016	2.90		11.34	20. XII.		2000		1012	2.84		13.20
14. XII.	6–9		110	1020		0.39	1.39	21. XII.	6–9		350	1010		0.94	1.96
	9–12		120	1022		0.36	1.55		9–12		70	1012		0.30	1.20
	12–3		180	1021		0.54	2.39		12–3		150	1021		0.48	1.39
	3–6		70	1020		1.44	1.93		3–6		210	1021		1.09	1.63
	6–9		280	1021		1.95	3.52		6–9		320	1012		1.70	2.13
	9–12	2110	620	1010	14.90	2.32	2.97		9–12	2710	700	1009	14.47	2.80	2.45
	12–3		260	1015		2.23	1.73		12–3		370	1012		2.74	1.81
	3–6		300	1020		3.10	2.15		3–6		370	1012		2.54	1.82
15. XII.	6–9		280	1015		1.74	1.76	22. XII.	6–9		460	1013		2.58	1.25
	9–12		120	1020		1.58	1.43		9–12		130	1019		0.54	1.09
	12–3		190	1023		0.68	2.22								
	3–6		350	1013		0.63	2.45								
	6–9		200	1020		0.44	2.03								

Ges. NaCl: 14.90
Tag zuvor: 2.90
12.00 = 88.8 %

Ges. NaCl: 14.47
Tag zuvor: 2.84
11.63 = 86.1 %

Die Geschwindigkeit der Kochsalzausscheidung bei Basedowkranken. Wir möchten nun über analoge Versuche bei Basedowkranken berichten. Der erste hierher gehörige Fall betrifft eine 30jährige Frau, die seit ca. ½ Jahr an Basedow leidet. Im Vordergrund der Symptome stehen: Protrusio bulbi, weiche Struma, Tachykardie, Tremor, Schweiße, geringgradige Diarrhöen. Sie ist sehr stark abgemagert und entkräftet. Derzeit wiegt sie nur 39 Kilo. Ihr ursprüngliches Gewicht betrug 58 Kilo. Die Haut fühlt sich weich, feucht an und ist in dünnen größeren Falten abzuheben. Wir haben die Frau wegen ihrer Unruhe nicht sofort zu einem Diureseversuch heranziehen können. Die Tabelle 6 gibt nun die Zahlen wieder, die sich bei unseren Untersuchungen ergeben haben. Nach subkutaner Darreichung finden wir, daß enorm viel Kochsalz innerhalb 24 Stunden ausgeschwemmt wird. Wir werden noch sehen, wie gierig speziell der abgemagerte und kachektische Organismus Kochsalz an sich reißt, resp. daß er, wenn man ihm Salz subkutan injiziert, es nicht wieder abgibt. Außerdem verliert der Organismus des Basedowikers sicher auch durch den Stuhl Salz, so daß mehrere, selbst nur breiige Stühle für die Ausscheidung durch den Harn von Bedeutung sein müssen. Jedenfalls scheidet der Basedowiker innerhalb 24 Stunden relativ mehr Kochsalz aus als der normale Mensch im Durchschnitt; wenn man aber

6.

Nach der Röntgenbehandlung																	
subkutan									per os								
Tage	Stunden	Harnmenge		spez. Gewicht	NaCl		N		Tage	Stunden	Harnmenge		spez. Gewicht	NaCl		N
		24-stündig	3-stündig		24-stündig	3-stündig					24-stündig	3-stündig		24-stündig	3-stündig	
23. III.		1320		1018	4.88		9.89	16. III.		1250		1015	4.18		10.70
24. III.		1400		1015	3.47		10.03	17. III.		1440		1018	3.25		12.10
25. III.		1280		1017	2.72		10.77	18. III.		1370		1015	2.64		10.54
26. III.	6–9		100	1021		0.18	1.20	19. III.	6–9		75	1029		0.14	1.35
	9–12		110	1020		0.20	1.30		9–12		100	1027		0.16	1.50
	12–3		90	1025		0.30	1.03		12–3		80	1028		0.27	1.00
	3–6		200	1012		0.70	2.00		3–6		170	1015		0.63	2.32
	6–9		390	1006		0.70	2.09		6–9		470	1006		0.80	2.20
	9–12	2020	580	1006	6.78	0.90	1.93		9–12	2420	800	1006	6.95	0.72	2.00
	12–3		370	1010		3.00	1.20		12–3		475	1009		2.32	1.33
	3–6		190	1020		0.78	1.80		3–6		180	1019		1.57	2.00
27. III.	6–9		90	1025		0.20	1.70	20. III.	6–9		85	1024		0.26	1.54
	9–12		110	1021		0.20	1.76		9–12		160	1016		0.38	1.30

subkutan	per os
Ges. NaCl: 6.78	Ges. NaCl: 6.95
Tag zuvor: 2.72	Tag zuvor: 2.64
4.06 = 30 %	4.31 = 32 %

bedenkt, daß wir es hier wohl immer — wenigstens in unseren Fällen — mit kachektischen Individuen zu tun haben, so ist diese Kochsalzausschwemmung um so höher anzuschlagen. Zur Besserung ihres Zustandes haben wir neben der üblichen Therapie eine energische Röntgenbehandlung durchgeführt. Die Gegend der Schilddrüse ist in 12 Sitzungen ziemlich ausgiebig bestrahlt worden. Tatsächlich hat sich im Laufe von 2—3 Monaten der Zustand wesentlich gebessert, das Körpergewicht hat während dieser Zeit um 12 kg zugenommen. Die Erscheinungen von seiten des Herzens, der Schweiß, die Nervosität und der Tremor sind viel besser geworden, zum Teil sogar geschwunden. In dieser Zeit des Wohlbefindens haben wir die Kochsalzversuche wiederholt. Kurz gesagt läßt sich das Resultat in folgenden Worten zusammenfassen: In dem Maße, als sich der Zustand unter dem Einflusse der Röntgenbehandlung gebessert hatte, ist die Chlorausscheidung träger geworden. Während auf der Höhe des Krankheitsbildes nach subkutaner Darreichung von 13.5 g NaCl 88.8 % wieder eliminiert werden, beträgt jetzt der Export nur 30 %. Dasselbe gilt von der Darreichung des Kochsalzes per os: Zuerst 86.1 %, jetzt 32 %. Soweit man den Wasserwerten eine Bedeutung zumessen kann, müßte man auf Grund des Verhältnisses zwischen Harnmenge und Salzgehalt sagen, daß unter dem Einfluß der Röntgenbehandlung vor allem der Chlorstoffwechsel tangiert wurde; auf die Wasserdiurese scheint der Erfolg ein geringerer gewesen zu sein; doch, wie gesagt, wollen wir dieser Tatsache keine große Bedeutung zumessen, da man die Wasserzufuhr bei der Patientin nicht genügend regulieren konnte.

Der nächste Fall (vgl. Tabelle 7) war ebenfalls ein sehr schwerer Basedow. Auch hier waren fast alle Symptome des Basedowschen Symptomenkomplexes vorhanden. Ganz besonders traten die Diarrhöen in den Vordergrund. Einmal mußte der Versuch nach Darreichung von Kochsalz per os unterbrochen werden, weil unmittelbar nach der Darreichung 10 flüssige Stühle folgten, in denen wir leicht große Chlormengen feststellen konnten. Erst als wir größere Opiummengen gleichzeitig gaben, haben wir die Zahl der Stühle auf vier pro die herabdrücken können; in dieser Zeit haben wir auch unsere Diureseversuche unternommen. Die Patientin, die gesund fast 60 kg wog, hatte jetzt nur ein Körpergewicht von 41 kg. Eben deswegen müssen wir die Kochsalzwerte, die wir gefunden haben, gleichfalls als sehr hoch bezeichnen. Auch hier erzielten wir durch eine Kombination von diätetischer Behandlung und Bestrahlung der Thyreoidea einen sehr guten Erfolg. Es war nur möglich, im Stadium der wesentlichen Besserung — sie hat um 13.5 kg zugenommen — den Kochsalz-Versuch per os zu wiederholen. Die Zahlen vor der Behandlung erscheinen uns nicht unbedingt beweisend, weil auch hier ein großer Teil des Salzes durch die Darmentleerungen verloren gegangen ist; ich glaube, wir hätten auf der Höhe der Erkrankung nach Verfütterung von 13.5 g NaCl mehr als 53.1 %

Tabelle 7.

Subkutan								Per os							
Tage	Stunden	Harnmenge 24-stündig	Harnmenge 3-stündig	spez. Gewicht	NaCl 24-stündig	NaCl 3-stündig	N	Tage	Stunden	Harnmenge 24-stündig	Harnmenge 3-stündig	spez. Gewicht	NaCl 24-stündig	NaCl 3-stündig	N
17. XI.		1000		1018	7.72		7.00	25. XI.		1110		1020	7.36		8.70
18. XI.		900		1023	5.58		10.08	26. XI.		1110		1020	6.66		10.88
19. XI.		700		1022	3.36		8.75	27. XI.		850		1025	2.48		9.82
20. XI.	6–9		300	1021		1.86	3.57	28. XI.	6–9		90	1028		0.34	1.54
	9–12		150	1022		0.88	1.47		9–12		70	1030		0.40	0.74
	12–3		200	1027		1.10	2.32		12–3		160	1027		1.50	1.85
	3–6		180	1023		1.47	2.07		3–6		180	1025		1.44	2.02
	6–9		160	1025		2.22	2.02		6–9		150	1030		0.75	2.10
	9–12	1540	300	1018	14.61	2.19	2.42		9–12	1380	380	1013	9.65	1.90	2.03
	12–3		200	1018		2.40	1.05		12–3		160	1018		1.22	2.22
	3–6		180	1022		2.11	1.26		3–6		110	1021		0.81	1.12
21. XI.	6–9		200	1025		1.99	2.17	29. XI.	6–9		110	1023		0.97	1.27
	9–12		120	1028		1.13	1.43		9–12		120	1025		1.06	1.39
	12–3		130	1030		1.17	1.64								
	3–6		100	1028		0.41	1.58								
	6–9		120	1026		0.62	1.89								

Subkutan: Ges. NaCl: 14.61
Tag zuvor: 3.36
11.25 = 83.3 %

Per os: Ges. NaCl: 9.65
Tag zuvor: 2.48
7.17 = 53.1 %

im Harn wiedergefunden, wenn die Frau — trotz Opium — nicht fünf Stühle an diesem Tag gehabt hätte. Im Stadium der Besserung haben wir nach Darreichung per os nur 38.5 % Kochsalz im Harn gefunden. Der Unterschied ist im Verhältnis zum früheren Fall nicht so kraß, aber ich glaube, das liegt eben in der Komplikation durch erhöhte Darmperistaltik.

Geschwindigkeit der Kochsalzausscheidung beim menschlichen Myxödem. Gleich im Anschluß an diese Untersuchungen wollen wir die Ausscheidungsverhältnisse beim menschlichen Myxödem betrachten. In dem einen Fall (vgl. Tabelle 8) handelt es sich um eine 27 Jahre alte Frau, die vor 3—4 Jahren an Basedowscher Krankheit gelitten hatte; allmählich hat sich nun bei ihr das Bild geändert. Während sie vorher sehr erregbar war, ist sie jetzt apathisch und müde. Vor allem nimmt sie aber an Körpermasse zu; sie wurde allmählich um 15 kg schwerer als vor Beginn der Basedowschen Erkrankung. Ihre Haare wurden schütter und brüchig; die Zähne fielen ihr aus; die Menses haben vollkommen aufgehört, die Haut wurde trocken, abschilfernd wie bei einem kachektischen alten Individuum. Funktionell vertrug sie über 200 g Traubenzucker, ohne auch nur eine Spur davon im Harn auszuscheiden. Sie liegt fast den ganzen Tag im Bett, dabei

Tabelle 8.

Subkutan								Per os							
Tage	Stunden	Harnmenge		spez. Gewicht	NaCl		N	Tage	Stunden	Harnmenge		spez. Gewicht	NaCl		N
		24-stündig	3-stündig		24-stündig	3-stündig				24-stündig	3-stündig		24-stündig	3-stündig	
16. XII.		840		1021	4.21		10.88	26. XII.		1050		1020	7.77		9.92
17. XII.		950		1016	5.13		8.65	27. XII.		500		1028	2.70		8.93
18. XII.		900		1022	2.70		11.65	28. XII.		650		1026	2.08		10.69
19. XII.	6—9		220	1020		0.39	3.54	29. XII.	6—9		340	1007		0.21	1.67
	9—12		50	1028		0.15	0.99		9—12		100	1026		0.36	1.45
	12—3		70	1031		0.31	0.69		12—3		90	1032		0.79	1.26
	3—6		60	1032		0.39	1.15		3—6		80	1031		0.99	1.08
	6—9		60	1032		0.45	1.19		6—9		60	1033		0.56	0.88
	9—12	510	90	1035	3.33	0.59	1.73		9—12	730	75	1040	5.35	0.60	1.32
	12—3		80	1036		0.59	1.65		12—3		75	1033		0.45	1.37
	3—6		30	1040		0.24	0.67		3—6		50	1037		0.42	0.91
20. XII.	6—9		50	1038		0.33	1.13	30. XII.	6—9		200	1009		0.64	0.98
	9—12		70	1035		0.43	1.52		9—12		100	1025		0.90	1.16
	12—3		60	1035		0.28	1.15		12—3		85	1028		0.79	0.88
	3—6		25	1036		0.11	0.88		3—6		90	1030		0.79	1.03
	6—9		50	1035		0.30	0.90		6—9		100	1030		0.82	1.08

Ges. NaCl: 3.33
Tag zuvor: 2.70
0.63 = 4.51 %

Ges. NaCl: 5.35
Tag zuvor: 2.08
3.27 = 24.2 %

nimmt sie fast von Monat zu Monat an Gewicht zu. In letzter Zeit auch leichtes Lidödem. Im Harn kein Eiweiß, Blutdruck 110 Hg RR. Die Tabelle sagt uns, wie enorm verzögert bei ihr die Chlorausscheidung nach subkutaner Darreichung war. Trotzdem gestaltet sich innerhalb 24 Stunden der Chlorexport nach Verfütterung von Kochsalz etwas besser. Wenn man aber sieht, wie niedrig die einzelnen Werte in den verschiedenen Perioden sind — nicht ein einziges Mal finden wir Werte über 1.0 g —, so sagt schon diese Tatsache allein, wie enorm verlangsamt der Salzexport in diesem Fall erfolgt. Einen so niedrigen Wert (4.51 % nach subkutaner Darreichung) haben wir nur noch einmal gesehen.

Was nun den nächsten Fall von Myxödem betrifft, so zeigen sich hier im Prinzip dieselben Verhältnisse. Es handelt sich um eine 53 Jahre alte Frau, die aber ihrem Äußeren nach wie weit über 60 Jahre aussieht. Das Gesicht ist gedunsen und doch auch runzelig, die Hautfarbe sehr blaß. Die Hände, namentlich das Dorsum wie gepolstert, die Haut sehr trocken, Nägel sehr brüchig und sehr langsam wachsend. Auch die übrigen Stellen des Körpers sehen so aus, als wären sie etwas ödematös. Die schneeweißen Haare fallen aus; sie sind sehr brüchig und dick. Die Frau kommt kaum aus dem Bett, sie liegt da, ohne sich viel

Tabelle 9.

Subkutan								Per os							
Tage	Stunden	Harnmenge 24-stündig	Harnmenge 3-stündig	spez. Gewicht	NaCl 24-stündig	NaCl 3-stündig	N	Tage	Stunden	Harnmenge 24-stündig	Harnmenge 3-stündig	spez. Gewicht	NaCl 24-stündig	NaCl 3-stündig	N
17. I.		890		1022	4.01		8.41	26. II.		1250		1013	4.40		6.65
18. I.		700		1016	3.92		6.37	27. II.		1350		1014	4.05		8.17
19. I.		1040		1013	3.27		8.29	28. II.		1000		1017	3.50		8.75
20. I.	6–9		130	1015		0.43	1.09	1. III.	6–9		220	1012		0.55	1.39
	9–12		110	1015		0.35	0.88		9–12		160	1015		0.56	1.32
	12–3		130	1013		0.36	1.09		12–3		170	1016		0.58	1.31
	3–6		190	1016		0.72	1.53		3–6		150	1019		0.83	1.51
	6–9		120	1023		0.64	1.26		6–9		160	1018		0.90	1.20
	9–12	1080	280	1015	4.22	0.94	1.57		9–12	1180	140	1017	5.94	0.92	1.37
	12–3		80	1023		0.44	0.84		12–3		190	1017		0.70	0.48
	3–6		90	1017		0.16	0.85		3–6		140	1020		0.38	1.02
21. I.	6–9		150	1023		0.84	1.46	2. III.	6–9		100	1020		0.92	1.19
	9–12		40	1026		0.12	0.45		9–12		130	1020		0.71	1.12
	12–3		95	1021		0.30	0.87								
	3–6		60	1022		0.16	0.57								
	6–9		180	1017		0.83	1.09								

Subkutan:
Ges. NaCl: 4.22
Tag zuvor: 3.27
0.95 = 7.03 %

Per os:
Ges. NaCl: 5.94
Tag zuvor: 3.50
2.44 = 18 %

um ihre Umgebung zu kümmern, sie nimmt relativ wenig Nahrung zu sich. Im Harn kein Eiweiß, das Herz nicht vergrößert (Röntgen), mäßige Arteriosklerose der Aorta. Blutdruck 100 Hg RR. Keine alimentäre Glykosurie selbst nach 250 g Traubenzucker. Die Versuche mit Kochsalzdarreichung per os oder subkutan ergeben dieselben Verhältnisse wie im Fall vorher. Aus der Tabelle 9 entnehmen wir, daß von den 13.5 g Kochsalz, die subkutan gegeben wurden, nur 7.03 % im Harn innerhalb der nächsten 24 Stunden erscheinen. Auch hier scheint die Ausscheidung, wenn wir das Salz per os gereicht haben, besser zu erfolgen, als bei subkutaner Applikation. Aber auch hier vermissen wir, genau wie im früheren Fall, in den einzelnen Fraktionen höhere Salzwerte; das Maximum, das innerhalb 3 Stunden zur Ausscheidung gelangt war, betrug 0.94!

Was sagen diese Versuche bei Schilddrüsenkranken gegenüber den Befunden bei gesunden Menschen? Die Versuche an den Fisteltieren haben in einwandsfreier Weise auf den innigen Zusammenhang zwischen Schilddrüsenfunktion und Chlorstoffwechsel hingewiesen. Die Beobachtungen am Menschen zeigen, daß man hier so manches vom Tierexperiment auf die menschliche Pathogenese übertragen kann. In Analogie zu dem mit Schilddrüsensubstanz gefütterten Tier sehen wir auch bei Basedowikern den geringen Halt, den das Kochsalz im Körper findet, während man doch eigentlich erwartet hätte, daß der so hochgradig abgemagerte Organismus gleichsam wie ein ausgepreßter Schwamm das Kochsalz an sich reißen würde; ja im Gegenteil, das Kochsalz passiert scheinbar noch rascher den Körper als beim normalen Menschen.

Ganz im Gegensatz hiezu — aber ebenfalls in voller Übereinstimmung zum Experiment — saugt der Organismus des Myxödempatienten gierig Salz und Wasser in sich auf, gleichgültig, ob sie per os oder subkutan beigebracht werden. Die Harnkurve erinnert hier ganz an die Befunde bei den zu Ödemen neigenden Nephritikern; auch hier verschwindet gleichsam das Kochsalz im Körper, wenn es per os gereicht wurde.

Wir sehen also, daß auch beim Menschen ein Plus an Thyreoidea imstande ist, das Zirkulieren des Salzes und wahrscheinlich auch des Wassers in regen Fluß zu bringen, während bei Hypothyreoidismus scheinbar das Kochsalz auf Widerstände im menschlichen Körper stößt, wie sie bis jetzt eigentlich nur noch bei der Nephritis bekannt waren. Da wir nun wissen, daß wir es in der menschlichen Pathologie öfter mit Individuen zu tun haben, die, ganz abgesehen von ihrer eigentlichen Erkrankung, auch noch etwas Dispositionelles im Sinne z. B. eines leichten Hyperthyreoidismus besitzen, so wäre es ganz verständlich, wenn eben solche Individuen, falls sie an Nephritis erkranken, vielleicht symptomatisch anders reagieren dürften, als Menschen mit einem gleichfalls dispositionellen Hypothyreoidismus.

Es ist ja möglich, daß auf die Schnelligkeit, mit der das Kochsalz durch unseren Körper eilt, vielleicht noch andere endokrine Drüsen Einfluß nehmen, ähnlich wie wir es von der Schilddrüse annehmen; jedenfalls glauben wir aber an einen dispositionellen bald schnelleren, bald langsameren Chlorstoffwechsel.

Da zwischen dem Kochsalzstoffwechsel und wahrscheinlich auch zwischen dem Wassertransport durch unseren Körper ein weitgehender Parallelismus bestehen dürfte, so wird man nicht zu weit gehen, wenn man auch mit einem dispositionellen bald schnelleren, bald langsameren Wassertransport durch unseren Körper rechnen wird.

Da wir nun für den Ablauf der Geschwindigkeit des Salz- und Wassertransportes durch den menschlichen Körper ebenfalls die Schilddrüsentätigkeit verantwortlich machen müssen, so scheint damit unsere ursprünglich aufgeworfene Frage bereits in positivem Sinne beantwortet. Denn unserer Ansicht nach ist es auf Grund dieser Stoffwechseluntersuchungen sehr wahrscheinlich, daß Menschen, die zu Hyperthyreoidismus neigen, wegen ihres raschen Salztransportes viel schwerer Ödeme bekommen dürften, als andere, die eher eine Anlage zu Myxödem haben. Damit wäre aber auch umgekehrt ein Hinweis dafür gefunden, warum Schilddrüsenfütterung die unterschiedlichen Ödeme beim Menschen günstig beeinflußt.

Geschwindigkeit der Kochsalzausscheidung bei anderen pathologischen Zuständen. Das Tierexperiment hat bis jetzt keinen sicheren Beweis dafür erbringen können, daß die diuretische Wirkung der Thyreoidea in der Niere selbst zu suchen sei. Die Versuche beim Basedowiker und andererseits wieder beim Myxödem zeigen ebenfalls, daß es die Niere kaum allein sein kann, die in erster Linie für den Kochsalzexport aus unserem Körper verantwortlich zu machen ist. Es müssen hier noch andere Faktoren in Frage kommen, über die wir uns aber vorläufig kaum ein sicheres Urteil bilden können.

Um vielleicht auf eine neue Fährte zu kommen, haben wir auch bei anderen pathologischen Zuständen Untersuchungen über den Chlorexport bei oraler und subkutaner Darreichung angestellt; sie sind uns wertvoll, weil wir glauben, durch sie auch andere Möglichkeiten aufgedeckt zu haben, warum gelegentlich der Salzexport so langsam vor sich gehen kann.

a) Abmagerung. Zunächst wollen wir eine Tabelle vorbringen, die uns die Ausscheidung des Kochsalzes bei einer starken Abmagerung infolge Inanition zeigt. Wir haben bereits auf diesen Fall Bezug genommen, als wir bei der Besprechung des Salzexportes bei Basedowkranken des trägen Kochsalzstoffwechsels bei abgemagerten Individuen Erwähnung taten. Es handelt sich hier um eine Ösophagusstenose, bedingt durch einen gutartigen Prozeß (Striktur nach Laugenverletzung). Die Patientin hatte in der letzten Zeit, in der sich die Verengerung verschlimmert hatte, stark an Gewicht verloren. Auch hier handelt es sich, ähnlich wie bei jenem Basedowkranken, um eine jugendliche Person (28 Jahre alt), die gleichfalls ca. 18 kg eingebüßt hatte. Die Ernährung war vorwiegend eine flüssige; insofern konnte der NaCl-Gehalt der Nahrung noch besser reguliert werden, als in allen anderen Fällen (nach unserer Berechnung bekam die Patientin ca. 3 g NaCl pro die).

Wie uns die Tabelle zeigt, ist hier von einem gesteigerten Salzexport keine Rede. Im Gegenteil, wenn man nur die Tabelle allein kennen würde, so könnte man auf Grund unserer jetzigen Erfahrungen eher sagen, sie stammt von einem Fall von Myxödem. So niedrige Zahlen (vgl. Tabelle 10) nach subkutaner Injektion oder nach Darreichung per os haben wir nur beim Myxödem gesehen und werden sie später nur noch bei der Nephritis zu beobachten haben.

Im Gegensatze zu dieser Form der Abmagerung möchte ich noch betonen, daß ich einmal eine hochgradig abgemagerte Frau mit psychischen Störungen sehen konnte — sie war, bei einer Körperlänge von 154 cm, auf 29.5 kg abgemagert —, bei der die Kochsalzausscheidung nach peroraler Salzzufuhr eher gesteigert als herabgesetzt war.

b) Fieber. Es ist schon lange bekannt, daß bei fieberhaften Erkrankungen, so vor allem bei der Pneumonie, es zu einer bedeutenden Kochsalzretention kommen kann. Ohne auf die Ursache dieser eigen-

Tabelle 10.

Subkutan								Per os							
Tage	Stunden	Harnmenge		spez. Gewicht	NaCl		N	Tage	Stunden	Harnmenge		spez. Gewicht	NaCl		N
		24-stündig	3-stündig		24-stündig	3-stündig				24-stündig	3-stündig		24-stündig	3-stündig	
12. XII.		440		1020	3.40		5.48	4. XII.		530		1020	4.38		5.38
13. XII.		520		1016	3.20		3.24	5. XII.		480		1023	2.90		6.30
14. XII.		550		1015	2.45		6.55	6. XII.		570		1019	2.55		5.40
15. XII.	6–9		130	1014		0.86	1.02	7. XII.	6–9		100	1015		0.70	0.90
	9–12		120	1015		0.37	0.80		9–12		120	1015		0.43	0.98
	12–3		80	1020		0.10	0.22		12–3		100	1018		0.30	0.40
	3–6		110	1015		0.22	1.23		3–6		180	1015		0.20	1.20
	6–9		210	1010		0.37	0.90		6–9		200	1012		0.40	0.78
	9–12	1270	110	1012	3.54	0.44	0.65		9–12	1260	130	1010	4.02	0.50	0.68
	12–3		150	1008		0.36	0.79		12–3		120	1008		0.26	0.58
	3–6		170	1009		0.68	1.31		3–6		180	1008		0.69	0.82
16. XII.	6–9		170	1009		0.51	0.71		6–9		150	1008		0.69	0.40
	9–12		270	1007		0.86	0.94		9–12		200	1008		0.98	0.92
	12–3		90	1015		0.32	0.51								
	3–6		220	1008		0.66	1.00								
	6–9		180	1008		0.51	0.74								

Subkutan: Ges. NaCl: 3.54
Tag zuvor: 2.45
1.09 = 8 %

Per os: Ges. NaCl: 4.02
Tag zuvor: 2.55
1.47 = 13.4 %

tümlichen Erscheinung weiter einzugehen, wollen wir hier kurz auf eine Tabelle verweisen, die eigentlich mehr zufällig in unsere Hand gekommen ist, uns aber scheinbar in typischer Weise den verlangsamten Kochsalzexport beim Fieber demonstriert (vgl. Tabelle 11). Sie betrifft eine jugendliche Person mit einer etwas vergrößerten Milz, die nur in seltenen Intervallen hohe Temperaturanstiege zeigt (38—39.5). Das Fieber, zumeist eine zwei- bis dreitägige Kontinua, ist nun mitten während eines solchen subkutanen Kochsalzversuches ausgebrochen; dies ist der Grund, warum wir früher gesagt haben, daß uns diese Kurve eigentlich nur zufällig in die Hand gekommen ist. Jedenfalls sehen wir hier den hemmenden Einfluß einer starken Fiebersteigerung auf die Kochsalzausscheidung nach subkutaner Darreichung: während der Fieberperiode wird nur die Hälfte von dem zur Ausscheidung gebracht, was die Patientin in der afebrilen Zeit an Kochsalz ausschied.

c) Nervenkrankheiten. Wir werden bei anderer Gelegenheit noch darauf zurückkommen, daß Ranvier[1]) nach Unterbindung der Vena femoralis beim Tier nur dann ein Stauungsödem erzeugen konnte, wenn er auch gleichzeitig den Nervus ischiadicus durchschnitt. Insofern

[1]) Ranvier, Techn. Lehrbuch d. Histologie. Leipzig 1888.

Tabelle 11.

Mit Fieber (subkutan)								Ohne Fieber (subkutan)							
Tage	Stunden	Harnmenge 24-stündig	Harnmenge 3-stündig	spez. Gewicht	NaCl 24-stündig	NaCl 3-stündig	N	Tage	Stunden	Harnmenge 24-stündig	Harnmenge 3-stündig	spez. Gewicht	NaCl 24-stündig	NaCl 3-stündig	N
17. XI.		1400		1020	9.66		14.21	6. XI.		1300		1019	7.60		11.70
18. XI.		1300		1020	3.80		15.47	7. XI.		1500		1013	5.79		11.02
19. XI.		1200		1018	3.60		14.76	8. XI.		1100		1020	2.96		13.47
20. XI.	6–9		80	1027		0.37	1.36	9. XI.	6–9		110	1023		0.87	1.54
	9–12		90	1030		0.47	1.57		9–12		90	1022		0.52	1.29
	12–3		150	1028		0.49	1.95		12–3		100	1025		0.46	1.54
	3–6		160	1024		0.79	2.26		3–6		140	1020		0.57	1.76
	6–9		450	1010		0.78	2.24		6–9		140	1026		1.02	1.91
	9–12	1340	120	1021	6.34	0.58	2.47		9–12	1230	280	1013	9.48	1.59	1.89
	12–3		100	1023		0.98	1.32		12–3		140	1020		1.12	1.47
	3–6		100	1022		1.05	1.23		3–6		140	1022		1.64	1.27
21. XI.	6–9		100	1022		0.66	1.23	10. XI.	6–9		110	1022		1.29	1.15
	9–12		150	1025		1.01	1.58		9–12		180	1018		1.79	1.32
	12–3		160	1021		0.89	1.95		12–3		100	1026		0.82	1.26
	3–6		450	1010		0.70	1.85		3–6		220	1013		0.74	1.38
	6–9		200	1019		1.09	1.76		6–9		350	1010		1.25	1.71

Mit Fieber (subkutan)	Ohne Fieber (subkutan)
Ges. NaCl: 6.34	Ges. NaCl: 9.48
Tag zuvor: 3.60	Tag zuvor: 2.96
2.74 = 20.3 %	6.52 = 48.3 %

erschien es wichtig, nachzusehen, ob z. B. von der gelähmten Extremität aus die Salzresorption langsamer verläuft, als von der gesunden. Zur Prüfung dieser Frage wählten wir einen Patienten, der durch einen Kopfschuß eine linksseitige schwere Extremitätenlähmung erlitten hatte. Es wäre logischer gewesen, analog wie es von Ranvier angegeben wurde, den Versuch bei einer ausschließlichen Ischiadikusdurchtrennung vorzunehmen; da aber gerade hier manchmal unangenehme Veränderungen zu sehen sind, die auf eine geringe Heilungstendenz hinweisen, so haben wir davon abgesehen. Die gefundenen Kochsalzzahlen finden sich auf Tabelle 12 zusammengestellt: Um dem Einwand zu begegnen, daß in unserem Falle es vielleicht die fehlende Lokomotion sein könnte, die einen Unterschied zur Folge haben könnte, blieb der Patient während des ganzen Versuches im Bette und war außerdem noch angewiesen, sich möglichst wenig zu bewegen. Der Unterschied zwischen der rechten und der gelähmten linken Extremität ist unverkennbar. Trotz aller Vorsichtsmaßregeln wird man sich doch fragen, ob es nicht doch die fehlende Aktivität war, die hier die Unterschiede verursacht hatte.

d) Chronische Adrenalinvergiftung. Wir werden uns in einem der folgenden Kapitel mit der Frage zu beschäftigen haben, was für Faktoren als Ursache bei der verzögerten Kochsalzresorption in

Tabelle 12.

Gelähmter Fuß (subkutan)								Gesunder Fuß (subkutan)							
Tage	Stunden	Harnmenge		spez. Gewicht	NaCl		N	Tage	Stunden	Harnmenge		spez. Gewicht	NaCl		N
		24-stündig	3-stündig		24-stündig	3-stündig				24-stündig	3-stündig		24-stündig	3-stündig	
13. XII.		710		1024	7.11		7.95	19. XII.		980		1017	6.81		6.52
14. XII.		1050		1018	5.25		9.55	20. XII.		880		1022	5.49		10.02
15. XII.		1180		1017	3.72		11.97	21. XII.		740		1028	3.46		11.98
16. XII.	6–9		220	1018		0.92	1.69	22. XII.	6–9		100	1029		0.46	1.69
	9–12		160	1019		0.92	1.30		9–12		80	1030		0.48	1.42
	12–3		130	1020		0.67	1.18		12–3		100	1029		0.80	1.54
	3–6		170	1020		0.61	1.31		3–6		170	1022		0.74	1.96
	6–9		230	1017		0.32	0.88		6–9		70	1030		0.70	0.40
	9–12	1790	170	1014	9.82	0.48	1.61		9–12	1440	90	1028	11.90	0.88	1.40
	12–3		80	1030		0.45	1.48		12–3		100	1023		0.98	1.46
	3–6		140	1021		1.31	1.22		3–6		100	1026		2.80	1.27
17. XII.	6–9		650	1010		3.38	1.59	23. XII.	6–9		600	1009		2.86	1.72
	9–12		220	1019		2.60	1.38		9–12		210	1012		2.14	1.45
	12–3		140	1025		1.48	1.27		12–3		80	1028		1.80	1.09
	3–6		150	1015		0.54	0.67		3–6		150	1026		0.67	1.57
	6–9		300	1011		0.90	1.23		6–9		120	1031		1.00	1.07

Gelähmter Fuß	Gesunder Fuß
Ges. NaCl: 9.82	Ges. NaCl: 11.90
Tag zuvor: 3.72	Tag zuvor: 3.46
6.10 = 45.18 %	8.44 = 62.51 %

Betracht kommen können. Zwei Möglichkeiten werden wohl, ganz abgesehen von einer Änderung der Nierenfunktion, hauptsächlich als Ursache in Diskussion stehen, warum z. B. bei einem Basedowpatienten und auch beim normalen Menschen das Kochsalz viel rascher im Harn erscheint als beim Myxödem: entweder ist eine Schädigung der Kapillarendothelien an der Grenze zwischen Lymphräumen und Blutkapillaren in Betracht zu ziehen oder wir müssen eine Modifikation in der Beschaffenheit der Gewebsflüssigkeit selbst annehmen. Wir besitzen nun im Adrenalin eine Substanz, die in elektiver Weise am Kapillarkreislaufe angreift; daß gelegentlich eben durch Adrenalin auch die Resorption behindert werden kann, werden wir ebenfalls noch bei Besprechung der schönen Versuche von A. Exner[1]) erwähnen. Jedenfalls schien es geboten, nachzusehen, ob ähnlich wie in den Versuchen von Exner, das Adrenalin auch bei der Resorption des Kochsalzes sich hemmend bemerkbar macht.

Es bot sich uns nun Gelegenheit, diese Frage auch am Menschen zu studieren. Wir bekamen zur Aufnahme auf die Klinik eine 42 Jahre alte Frau, die sich selbst zur Bekämpfung ihres Bronchialasthmas

[1]) A. Exner, Verzögerung der Resorption, Arch. f. exp. Path. 50. p. 313. 1903 u. Resorptionsfähigkeit d. tierischen Peritoneums. Zeitschr. f. Heilkunde 1903. Heft 12.

Tabelle 13.

Subkutan								Per os							
Tage	Stunden	Harnmenge 24-stündig	Harnmenge 3-stündig	spez. Gewicht	NaCl 24-stündig	NaCl 3-stündig	N	Tage	Stunden	Harnmenge 24-stündig	Harnmenge 3-stündig	spez. Gewicht	NaCl 24-stündig	NaCl 3-stündig	N
10. I.		1200		1010	4.35		7.83	3. III.		1100		1016	5.52		10.32
11. I.		900		1018	4.68		9.39	4. III.		1250		1015	4.25		10.67
12. I.		650		1025	2.99		9.60	5. III.		1150		1016	3.08		9.45
13. I.	6—9		90	1027		0.52	1.49	6. III.	6—9		130	1018		0.78	1.38
	9—12		80	1030		0.59	1.32		9—12		130	1022		0.88	1.34
	12—3		80	1028		0.35	1.26		12—3		140	1028		0.61	1.39
	3—6		120	1030		0.41	1.51		3—6		100	1025		0.94	1.09
	6—9		80	1019		0.52	1.20		6—9		100	1026		0.88	1.08
	9—12	1820	150	1017	8.47	0.57	1.49		9—12	1700	120	1020	9.06	0.48	0.84
	12—3		230	1012		0.96	1.37		12—3		220	1015		0.53	1.12
	3—6		120	1018		1.08	1.19		3—6		320	1014		1.15	1.29
14. I.	6—9		420	1008		2.10	1.22	7. III.	6—9		520	1010		2.60	1.38
	9—12		620	1006		2.48	2.09		9—12		180	1020		1.87	1.08
	12—3		130	1025		1.43	1.18		12—3		240	1018		1.29	1.21
	3—6		160	1017		1.18	2.08		3—6		420	1015		1.62	1.29
	6—9		120	1023		0.96	1.43		6—9		70	1024		0.29	0.70

Subkutan	Per os
Ges. NaCl: 8.47	Ges. NaCl: 9.06
Tag zuvor: 2.90	Tag zuvor: 3.08
5.57 = 41.2 %	5.98 = 44.3 %

bereits seit 3 Jahren fast täglich 2—3, oft aber sogar 5 Adrenalininjektionen machte. Sie verwendete Tonogen (Richter) und injizierte sich zumeist $^1/_2$—1 ccm der Stammlösung. Trotz Anwendung anderer Medikamente, die aber auf ihren Zustand keinen besonderen Einfluß nahmen, greift sie immer wieder zum Adrenalin. Von der Richtigkeit ihrer Angaben haben wir uns während des achtwöchigen Aufenthaltes an der Klinik überzeugen können. Die Patientin zeigte bereits eine hochgradige Rigidität der peripheren Gefäße, ihr Blutdruck schwankte dauernd um 180—200 mm Hg. Man wird wohl nicht fehlgehen, wenn man diese Erscheinungen zum größten Teil auf eine chronische Adrenalinvergiftung bezieht. Insofern war daher diese Patientin ein willkommenes Objekt, um uns über die Chlorausscheidung nach Adrenalingebrauch zu orientieren.

An dem Tage, an dem der Patientin das Kochsalz teils per os, teils subkutan gegeben wurde, häuften sich die Asthmaanfälle ganz besonders und mußten der Patientin 2—3 Injektionen à 1 ccm Adrenalin gegeben werden. Wie wir aus der Tabelle 13 entnehmen, erscheint zwar die Geschwindigkeit des Chlorexportes etwas vergrößert, der Endeffekt aber weicht nicht wesentlich von der Norm ab: Werte wie 41 % oder 44 % haben wir auch bei normalen Menschen öfter gesehen.

Wenn wir uns — um den theoretischen Überlegungen vorzugreifen — auf diese Beobachtung stützen wollten, um die Frage zu entscheiden, ob bei der Verzögerung der Kochsalzresorption auch eine kapilläre Schädigung vielleicht im Sinne einer Arteriosklerose in Frage steht, so kämen wir zu einem negativen Resultate; wenigstens hat die chronische Adrenalinvergiftung keinen wesentlichen störenden Einfluß auf die Ausscheidung des Kochsalzes gezeigt, gleichgültig, ob es per os oder subkutan verabreicht wurde.

e) Nierenkrankheiten. Bevor wir nun zur Beschreibung der Kochsalzausscheidung bei Nephropathien verschiedener Art übergehen, wollen wir gleich hier betonen, daß wir zwar Gelegenheit gehabt haben, sehr viele einschlägige Fälle zu untersuchen, daß wir uns aber trotzdem nicht zu einem abschließenden Urteil entschließen können. Selbstverständlich haben wir zur Funktionsprüfung mittels subkutaner Kochsalzinjektion nur solche Fälle herangezogen, bei denen das Ödem nicht unmittelbar im Vordergrunde des ganzen Symptomenbildes stand. Denn darüber dürfte wohl kaum ein Zweifel bestehen, daß die mit Ödem behafteten Nephritiden Kochsalz auch dann retinieren werden, wenn man ihnen dasselbe subkutan gibt. Dagegen war es wichtig nachzusehen, ob in jenen Fällen, wo die Niere sicher entzündlich

Tabelle 14.

Subkutan								Per os							
Tage	Stunden	Harnmenge		spez. Gewicht	NaCl		N	Tage	Stunden	Harnmenge		spez. Gewicht	NaCl		N
		24-stündig	3-stündig		24-stündig	3-stündig				24-stündig	3-stündig		24-stündig	3-stündig	
9. III.		880		1017	7.04		9.86	16. III.		940		1015	7.09		8.73
10. III.		730		1020	4.75		10.73	17. III.		900	.	1020	4.68		9.79
11. III.		750		1016	3.15		9.66	18. III.		1020		1025	3.40		10.03
12. III.	6–9		80	1030		0.43	1.55	19. III.	6–9		80	1027		0.29	1.07
	9–12		90	1026		0.86	1.39		9–12		120	1023		0.81	1.48
	12–3		170	1015		0.95	0.52		12–3		150	1027		1.32	0.90
	3–6		70	1026		0.63	0.93		3–6		100	1023		0.88	0.80
	6–9		50	1035		0.43	0.90		6–9		120	1026		0.96	0.91
	9–12	1030	360	1005	6.34	0.65	0.40		9–12	1220	320	1013	9.33	1.28	0.99
	12–3		80	1022		0.85	1.90		12–3		140	1020		1.01	1.07
	3–6		60	1024		0.69	0.85		3–6		90	1020		0.84	0.99
13. III.	6–9		120	1020		0.94	1.00	20. III.	6–9		180	1019		1.84	1.20
	9–12		120	1020		1.20	0.21		9–12		120	1021		1.20	1.00
	12–3		50	1030		0.44	0.89								
	3–6		90	1028		0.49	1.31								
	6–9		70	1030		0.30	0.98								

Subkutan	Per os
Ges. NaCl: 6.34	Ges. NaCl: 9.33
Tag zuvor: 3.15	Tag zuvor: 3.40
3.19 = 23.6 %	5.93 = 44 %

oder anderweitig geschädigt ist, aber klinisch keine Ödeme bestanden, Ödembereitschaft im Sinne unserer subkutanen Funktionsprüfung besteht.

Der Fall, dem die Tabelle 14 zugrunde liegt, betrifft einen 17 Jahre alten Burschen, der im Anschluß an eine Angina eine akute Nephritis akquirierte. Etwa am 10. Tage nach Beginn der Erkrankung kam er an die Klinik; das Gesicht war noch etwas gedunsen; der Harn war stark dunkel gefärbt und enthielt relativ wenig Eiweiß, aber sehr viel Blutfarbstoff. Der Blutdruck schwankte um 150 mm Hg. Wegen der starken ausgeprägten eitrigen Tonsillitis haben wir, nachdem die akutesten Erscheinungen der Angina abgeklungen waren, die Tonsillen herausnehmen lassen. Im Laufe der nächsten 3 Wochen hat sich der objektive Befund des Harnes wesentlich gebessert; noch immer war aber im Harn, obwohl die Eiweißprobe bereits negativ war, Blutfarbstoff nachweisbar; der Blutdruck war auf 130 mm Hg gesunken. In diesem Stadium der Krankheit haben wir die Salzversuche vorgenommen.

Wie wir aus der Tabelle entnehmen, stößt die Salzausscheidung nach subkutaner Darreichung auf deutlichen Widerstand, während der Export nach Salzverfütterung günstiger zu sein scheint. Auf die Wasserbilanz, die vielleicht nach oraler Zufuhr günstiger abzulaufen scheint, wollen wir aber auch hier kein großes Gewicht legen, weil wir die Flüssigkeitszufuhr nicht so regeln konnten, wie die Kochsalzfütterung.

Die Vergleichszahlen zwischen subkutaner und peroraler Zufuhr sind uns gerade bei der Beurteilung der Hautfunktion so wichtig, weil speziell bei der Nephritis das Argument außer Frage kommt, daß die Ursache für die verzögerte Salzausscheidung vielleicht in der Niere selbst zu suchen sei. Denn wenn wir sehen, wie nach oraler Zufuhr, wo doch schließlich das Salz auch die Nieren passieren muß, das Kochsalz prompt ausgeschieden wird, während es nach subkutaner Darreichung gleichsam gebremst wird, so kann das unmöglich von der Niere allein abhängig sein. Der Bursche ist ca. 3 Wochen später fast geheilt aus der Klinik ausgetreten. Der Harn war frei von Eiweiß und auch bei bloßer Besichtigung fast blutfrei; im Sedimente waren aber noch immer Erythrozyten zu sehen.

Hat es sich im vorigen Falle um ein Beispiel der Kochsalzausscheidung bei abklingender akuter Glomerulonephritis gehandelt, so soll der folgende Fall demonstrieren, wie sich die subkutane und perorale Salzzufuhr bei einer fast ausgeheilten Nephrose verhält.

Die 32 Jahre alte Frau bekam im Anschluß an eine Erkältung diffuse Ödeme; schon vier Tage später kam sie an die Klinik. Die Patientin zeigte die typischen Zeichen des „Morbus Brighti". Fast am ganzen Körper waren Ödeme nachweisbar. Augenhintergrund war frei; der Blutdruck war normal (120 mm Hg); das Herz war röntgenologisch nicht vergrößert. Der Harn, der nur in geringer Menge entleert wurde, enthielt viel Eiweiß (5—7 $^0/_{00}$ Esbach), das spezifische

Tabelle 15.

Subkutan

Tage	Stunden	Harnmenge 24-stündig	Harnmenge 3-stündig	spez. Gewicht	NaCl 24-stündig	NaCl 3-stündig	N
15. XI.		1220		1018	4.00		11.34
16. XI.		1220		1015	4.21		11.34
17. XI.		750		1016	2.87		9.36
18. XI.	6–9		230	1014		0.56	1.56
	9–12		250	1015		0.87	1.75
	12–3		150	1020		0.95	1.35
	3–6		120	1020		0.49	1.17
	6–9		160	1017		0.89	1.51
	9–12	1240	150	1016	5.88	0.59	1.36
	12–3		170	1015		0.65	1.25
	3–6		150	1015		0.94	1.16
19. XI.	6–9		350	1010		0.84	1.34
	9–12		90	1014		0.63	0.56
	12–3		220	1015		0.95	1.46
	3–6		170	1012		0.71	1.13
	6–9		230	1010		0.74	1.45

Ges. NaCl: 5.88
Tag zuvor: 2.87
3.01 = 22.3 %

Per os

Tage	Stunden	Harnmenge 24-stündig	Harnmenge 3-stündig	spez. Gewicht	NaCl 24-stündig	NaCl 3-stündig	N
8. XI.		1450		1009	5.22		8.12
9. XI.		1550		1013	4.33		11.39
10. XI.		800		1017	2.70		8.68
11. XI.	6–9		120	1018		0.60	1.47
	9–12		180	1017		0.30	1.15
	12–3		130	1020		0.85	1.27
	3–6		150	1019		0.90	1.31
	6–9		270	1017		0.76	1.32
	9–12	1500	290	1015	6.01	0.82	1.72
	12–3		220	1016		0.51	1.46
	3–6		160	1014		0.70	1.17
12. XI.	6–9		130	1015		0.92	1.68
	9–12		150	1017		0.55	1.71
	12–3						
	3–6						
	6–9						

Ges. NaCl: 6.01
Tag zuvor: 2.70
3.31 = 26 %

Subkutan nach Thyreoidfütterung

Tage	Stunden	Harnmenge 24-stündig	Harnmenge 3-stündig	spez. Gewicht	NaCl 24-stündig	NaCl 3-stündig	N
29. XI.		1700		1018	8.50		12.87
30. XI.		1500		1016	5.10		13.62
1. XII.		1400		1012	3.08		12.25
2. XII.	6–9		120	1018		0.53	1.34
	9–12		100	1020		0.44	1.26
	12–3		150	1020		0.78	1.89
	3–6		130	1021		0.61	1.66
	6–9		190	1018		0.87	1.99
	9–12	1510	350	1010	8.65	0.84	1.59
	12–3		250	1013		1.10	2.71
	3–6		150	1015		1.29	1.63
3. XII.	6–9		180	1015		1.44	1.75
	9–12		110	1021		1.72	0.99
	12–3		120	1020		0.92	1.32
	3–6		100	1020		0.62	1.00
	6–9		150	1020		0.80	0.98

Ges. NaCl: 8.65
Tag zuvor: 3.08
5.57 = 41.2 %

Gewicht des Harnes schwankte zwischen 1014—1024. Das Sediment war reichlich; es enthielt keine Erythrozyten (Guajakprobe negativ), dagegen viele Zylinder, Lipoidtröpfchen und verfettete Zellen. Die tägliche Kochsalzausscheidung war bei einer gemischten Kost sehr gering (0.8—1.6 g pro die). Unter entsprechender Diät (chlorarme Kost) schwanden die Ödeme. Im Verlaufe von $1^1/_2$ Monaten sank auch der Eiweißgehalt bis auf Spuren. In diesem Stadium haben wir unsere Kochsalzversuche angestellt.

Wie man aus der Tabelle entnimmt (vgl. Tabelle 15), kommt sowohl nach subkutaner, als auch nach peroraler Zufuhr von Kochsalz nur sehr wenig NaCl in den Harn. Niemals innerhalb der nächsten 24 Stunden, nach Applikation des Salzes steigt der Chlorwert während einer dreistündigen Periode über 1 g. Es gelangen demnach nur geringe Mengen des gereichten Salzes im Verlaufe des nächsten Tages zur Ausscheidung.

In dem Stadium des Wohlbefindens, also zu einer Zeit, wo fast das ganze Eiweiß geschwunden war, auf Grund des Stoffwechselversuches aber noch eine starke Chlorretention bestand, haben wir der Frau Thyreoid gereicht und nunmehr den Subkutanversuch wiederholt. In dieser Periode, die nur 8 Tage währte, wurde der Patientin täglich 0.5 g Thyreoid gegeben. Das Ergebnis dieses Versuches ist

Tabelle 16.

Subkutan

Tage	Stunden	Harnmenge 24-stündig	Harnmenge 3-stündig	spez. Gewicht	NaCl 24-stündig	NaCl 3-stündig	N
20. XI.		2200		1012	6.48		13.09
21. XI.		1540		1014	5.85		10.24
22. XI.		1500		1013	3.66		11.55
23. XI.	6—9		400	1012		1.36	2.52
	9—12		220	1012		0.96	1.39
	12—3		140	1013		0.62	0.92
	3—6		320	1013		0.92	1.14
	6—9		240	1012		0.86	1.59
	9—12	1930	270	1013	7.25	0.86	1.70
	12—3		210	1015		0.84	1.61
	3—6		290	1014		0.96	1.91
24. XI.	6—9		240	1015		0.94	1.43
	9—12		220	1015		1.25	1.31
	12—3		240	1015		1.14	1.34
	3—6		280	1013		0.93	1.67
	6—9		250	1016		0.98	1.49

Ges. NaCl: 7.25
Tag zuvor: 3.66
3.59 = 26.6 %

Per os

Tage	Stunden	Harnmenge 24-stündig	Harnmenge 3-stündig	spez. Gewicht	NaCl 24-stündig	NaCl 3-stündig	N
5. I.		1800		1010	5.60		10.08
6. I.		1500		1010	4.50		9.45
7. I.		1860		1012	3.70		13.02
8. I.	6—9		450	1013		1.89	2.40
	9—12		410	1010		0.90	1.50
	12—3		230	1012		0.70	1.30
	3—6		330	1015		0.88	1.70
	6—9		150	1015		0.72	1.34
	9—12	1940	290	1016	13.12	1.33	1.70
	12—3		200	1011		1.24	1.26
	3—6		240	1012		2.65	1.78
9. I.	6—9		250	1011		2.80	1.37
	9—12		350	1011		2.80	1.47

Ges. NaCl: 13.12
Tag zuvor: 3.70
9.42 = 69.8 %

gleichfalls in der Tabelle 15 wiedergegeben: die Chlorausscheidung hat sich fast um das Doppelte vermehrt.

Der nächste Fall kann als diffuse Glomerulonephritis bezeichnet werden, die sich bereits, um eine Nomenklatur nach Volhard zu verwenden, an der Grenze zwischen 2. und 3. Stadium befindet, kurz gesagt, um einen Fall, wo bereits sichere Zeichen einer echten Niereninsuffizienz vorlagen. Die 24 Jahre alte Frau kommt wegen kardialer Beschwerden zur Aufnahme; das Herz, speziell der linke Ventrikel, ist vergrößert; Blutdruck 190—200 mm Hg. Kein erhöhter Reststickstoff im Blute; keine Ödeme; Harnmenge schwankt zwischen 1,5—2 Liter; das spezifische Gewicht des Harnes ist auffallend konstant. Beim Durstversuche gelingt es kaum, die Konzentration zu steigern; das Maximum, das wir überhaupt erreichen konnten, war 1020. Der Eiweißgehalt des Harnes schwankt zwischen 1—1 $^1/_2$ $^0/_{00}$. Manchmal ist der Harn leicht hämorrhagisch gefärbt; im Sedimente sind immer Erythrozyten, zum Teil auch in Zylinderform angeordnet; sonst ist das Sediment sehr spärlich.

Auch hier sind die Unterschiede in der Salzausfuhr, je nachdem, ob das NaCl per os oder subkutan gereicht wurde, ganz deutlich (cf. Tabelle 16). Nach subkutaner Zufuhr sehen wir eine sehr schlechte Ausscheidung; nur einmal erhebt sich der Kochsalzwert einer dreistündigen Periode über

Tabelle 17.

Subkutan								Per os							
Tage	Stunden	Harnmenge		spez. Gewicht	NaCl		N	Tage	Stunden	Harnmenge		spez. Gewicht	NaCl		N
		24-stündig	3-stündig		24-stündig	3-stündig				24-stündig	3-stündig		24-stündig	3-stündig	
30. XI.		1280		1016	9.47		8.65	12. XII.		1300		1012	7.02		7.74
1. XII.		860		1020	5.20		6.32	13. XII.		900		1016	4.25		9.62
2. XII.		520		1025	2.08		7.09	14. X5I.		900		1017	2.05		8.50
3. XII.	6—9		250	1024		1.00	3.41	15. XII.	6—9		150	1015		0.36	1.73
	9—12		100	1027		0.20	1.75		9—12		160	1017		0.49	1.68
	12—3		50	1030		0.20	0.74		12—3		210	1012		1.30	1.32
	3—6		70	1025		0.32	1.05		3—6		170	1012		1.02	1.43
	6—9		80	1021		0.17	1.09		6—9		360	1011		2.19	1.89
	9—12	780	170	1020	2.49	0.51	1.90		9—12	2280	650	1010	13.21	3.77	2.05
	12—3		130	1020		0.52	1.50		12—3		400	1010		2.40	1.58
	3—6		80	1018		0.32	1.09		3—6		230	1014		1.40	1.32
4. XII.	6—9		120	1020		0.31	1.84	16. XII.	6—9		50	1020		0.17	0.68
	9—12		80	1019		0.14	1.17		9—12		210	1014		0.96	1.39
	12—3		140	1018		0.31	1.86								
	3—6		80	1020		0.28	1.15								
	6—9		160	1018		0.32	2.01								

Subkutan	Per os
Ges. NaCl: 2.49	Ges. NaCl: 13.21
Tag zuvor: 2.08	Tag zuvor: 2.05
0.41 = 3 %	11.16 = 82.6 %

1 g. Dem Kochsalze dagegen, das per os gereicht wurde, scheinen geringere Hindernisse gegenüberzustehen. Jedenfalls sind die gegenübergestellten Werte, einmal 26,6 %, das andere Mal 69,8 % sehr auffallend.

Noch krasser war der Unterschied in der Ausscheidung des Kochsalzes zwischen subkutaner und oraler Zufuhr bei folgender Beobachtung (Tabelle 17). Die 58 Jahre alte Frau leidet an Raynaudscher Erkrankung. An den Beinen sind nur die Erscheinungen von Akroparästhesien und vorübergehender Anämisierung zu konstatieren. An den Fingern der oberen Extremitäten waren aber bereits die ersten Erscheinungen der symmetrischen Gangrän zu erkennen. Die Nagelphalangen zeigten eine blaurote Verfärbung der Haut, die an manchen Stellen sogar in eine schwarzblaue und selbst ganz schwarze Farbe überging. Im Vordergrunde des ganzen Krankheitsbildes stand aber der hohe Blutdruck (220—270 mm Hg). Ödeme hatte die Frau nie. Im Harn Eiweißmengen, die zwischen 2—3 ‰ schwankten; das Sediment war sehr spärlich, hie und da einmal ein deutlicher Zylinder. Das spezifische Gewicht des Harnes scheint innerhalb normaler Grenzen zu schwanken; jedenfalls besteht keine Hypostenurie.

Das Merkwürdige an diesem Falle sind nun die großen Unterschiede in der Kochsalzausscheidung, je nachdem, ob das Salz subkutan oder

Tabelle 18.

Subkutan								Per os							
Tage	Stunden	Harnmenge 24-stündig	Harnmenge 3-stündig	spez. Gewicht	NaCl 24-stündig	NaCl 3-stündig	N	Tage	Stunden	Harnmenge 24-stündig	Harnmenge 3-stündig	spez. Gewicht	NaCl 24-stündig	NaCl 3-stündig	N
11. XII.		1200		1010	3.60		6.72	18. XII.		1400		1014	5.60		10.78
12. XII.		1700		1011	2.82		10.11	19. XII.		1300		1011	3.64		10.01
13. XII.		1300		1009	2.08		8.19	19. XII.		1200		1015	2.88		11.34
14. XII.	6—9		320	1007		0.64	1.57	20. XII.	6—9		150	1013		0.54	1.31
	9—12		90	1008		0.38	0.98		9—12		90	1015		0.20	1.30
	12—3		250	1009		0.95	1.64		12—3		610	1010		3.29	1.70
	3—6		90	1012		0.25	0.98		3—6		130	1020		0.86	1.09
	6—9		110	1013		0.37	1.04		6—9		180	1018		1.15	2.52
	9—12	1930	330	1011	8.77	1.44	1.62		9—12	1960	230	1015	11.90	1.29	1.45
	12—3		280	1013		1.46	1.37		12—3		160	1016		1.02	0.78
	3—6		420	1013		1.26	1.18		3—6		250	1011		1.75	1.49
15. XII.	6—9		290	1009		2.52	1.01	21. XII.	6—9		310	1009		1.96	1.19
	9—12		160	1018		0.52	1.34		9—12		90	1015		0.58	1.06
	12—3		90	1015		0.67	1.04		12—3		300	1010		0.70	1.23
	3—6		370	1008		0.54	1.08		3—6		150	1012		0.60	0.99
	6—9		200	1013		0.60	1.40		6—9		120	1013		0.73	2.00

Subkutan:
Ges. NaCl: 8.77
Tag zuvor: 2.08
6.69 = 49.5 %

Per os:
Ges. NaCl: 11.90
Tag zuvor: 2.88
9.02 = 66.81 %

per os gegeben wurde. Reicht man es mit der Nahrung, so erscheint das NaCl fast schneller im Harn als bei einem gesunden Menschen, denn 82 % haben wir nur selten bei oraler Darreichung an normalen Menschen gefunden; das gerade Gegenteil zeigt sich nun bei subkutaner Zufuhr, indem nur 3 % der injizierten Salzmenge im Harne erscheinen. Diese Zahl stellt den niedrigsten Wert dar, den wir in unseren gesamten Untersuchungen zu finden Gelegenheit hatten.

Die beiden nächsten Fälle (Tabelle 18 und Tabelle 19) wollen wir nur ganz kurz besprechen: in beiden Fällen handelte es sich um sogenannte Hypertonien; der Blutdruck schwankte zwischen 220 und 280 mm Hg. Der erste Fall (vgl. Tabelle 18) stellt außerdem noch eine Kombination mit Tabes dorsalis vor. In beiden Fällen trat die Albuminurie ganz in den Hintergrund, da manchmal nur Spuren, in einzelnen Harnportionen überhaupt kein Eiweiß zu konstatieren war. Der erste Fall kam nur wegen seiner Tabes zur klinischen Behandlung, der andere suchte wegen Erscheinungen von Angina pectoris unsere Ambulanz auf. Nykturie ist in beiden Fällen deutlich ausgesprochen gewesen. Wir haben den Tabellen nur wenig hinzuzufügen. Jedenfalls verläuft die Kochsalzausscheidung unter beiden Versuchsbedingungen sehr günstig, so daß ein Unterschied gegenüber der Norm kaum zu bemerken ist.

Tabelle 19.

Subkutan								Per os							
Tage	Stunden	Harnmenge 24-stündig	Harnmenge 3-stündig	spez. Gewicht	NaCl 24-stündig	NaCl 3-stündig	N	Tage	Stunden	Harnmenge 24-stündig	Harnmenge 3-stündig	spez. Gewicht	NaCl 24-stündig	NaCl 3-stündig	N
13. XII.		650		1023	5.46		8.42	19. XII.		1500		1016	7.84		12.86
14. XII.		1050		1023	4.90		12.13	20. XII.		1100		1016	4.48		12.66
15. XII.		1760		1011	3.23		12.78	21. XII.		1500		1015	3.40		13.64
16. XII.	6–9		90	1018		0.63	0.91	22. XII.	6–9		100	1017		0.54	0.96
	9–12		200	1020		0.90	1.82		9–12		190	1018		0.78	1.80
	12–3		180	1020		0.54	1.45		12–3		70	1017		0.30	0.38
	3–6		250	1018		0.65	2.00		3–6		270	1018		1.20	0.40
	6–9		190	1015		1.01	1.51		6–9		550	1016		0.90	1.79
	9–12	2440	670	1010	11.13	1.20	2.50		9–12	1880	350	1016	12.43	1.74	3.15
	12–3		420	1013		2.17	2.49		12–3		200	1012		2.15	2.40
	3–6		340	1015		2.72	2.14		3–6		200	1020		2.36	1.89
17. XII.	6–9		200	1016		1.56	1.47	23. XII.	6–9		140	1020		2.38	1.96
	9–12		190	1017		1.24	2.00		9–12		100	1016		1.40	1.30
	12–3		70	1021		0.26	0.66								
	3–6		60	1020		0.10	1.10								
	6–9		290	1015		0.41	1.90								

Subkutan	Per os
Ges. NaCl: 11.13	Ges. NaCl: 12.43
Tag zuvor: 3.23	Tag zuvor: 3.40
7.90 = 58.51 %	9.03 = 66.8 %

f) Herzaffektionen. Daß es bei manchen kardialen Leiden zu schweren Ödemen kommen kann, ist ebenso bekannt wie die Tatsache, daß es wieder umgekehrt trotz schwerster Insuffizienzerscheinungen oft lange währt, bevor Schwellungen auftraten. Es schien daher gerechtfertigt, sich die Frage vorzulegen, ob nicht gerade in solchen Fällen, wo die Kranken sehr leicht zu Ödemen disponieren, die Haut besonders ungünstige Zirkulationsbedingungen zeigt, was sich eventuell auch in Form einer ungünstigen Kochsalzausscheidung demonstrieren ließe. Zu diesem Behufe haben wir eine Patientin, die an einem schweren Mitralfehler litt und die zeitweise hochgradig ödematös war, in einem kompensierten und ödemfreien Stadium auf ihre Kochsalzausscheidung geprüft.

Die 32 Jahre alte Frau, deren Kochsalzzahlen in der Tabelle 20 zusammengestellt sind, kam mit einem hochgradig inkompensierten Mitralfehler an die Klinik. Unter Digitalisbehandlung besserte sich ihr Zustand in relativ kurzer Zeit. Ödeme, Zyanose und subjektive Störungen traten völlig zurück; der Herzbefund bot die Erscheinungen einer gut kompensierten Mitralstenose. Nachdem sich die Patientin durch 3 Wochen wohl gefühlt hatte und auch die Harnausscheidung eine ganz normale war, stellten wir unseren Kochsalzversuch an. Ein

Tabelle 20.

Subkutan								Per os							
Tage	Stunden	Harnmenge 24-stündig	Harnmenge 3-stündig	spez. Gewicht	NaCl 24-stündig	NaCl 3-stündig	N	Tage	Stunden	Harnmenge 24-stündig	Harnmenge 3-stündig	spez. Gewicht	NaCl 24-stündig	NaCl 3-stündig	N
6.XII.		950		1016	5.70		7.08	15.XII.		1040		1015	5.92		6.70
7.XII.		850		1018	4.08		9.22	16.XII.		890		1018	4.33		9.60
8.XII.		800		1021	2.60		10.34	17.XII.		940		1017	2.24		8.70
9.XII.	6–9		120	1020		0.31	1.55	18.XII.	6–9		130	1019		0.42	1.43
	9–12		100	1013		0.32	0.87		9–12		90	1015		0.25	1.00
	12–3		100	1020		0.79	1.05		12–3		480	1010		0.92	1.70
	3–6		170	1017		0.85	1.43		3–6		200	1013		0.83	1.40
	6–9		200	1017		1.00	1.54		6–9		180	1014		1.04	1.30
	9–12	1240	170	1015	9.76	1.69	1.31		9–12	1750	150	1016	9.55	1.52	1.52
	12–3		220	1016		1.45	1.38		12–3		190	1016		1.60	1.23
	3–6		140	1016		1.23	1.96		3–6		170	1015		1.30	1.00
10.XII.	6–9		100	1017		1.30	1.15		6–9		200	1017		1.04	1.70
	9–12		140	1017		1.45	1.34		9–12		180	1017		1.30	1.20
	12–3		120	1018		0.80	0.98								
	3–6		120	1017		1.20	1.04								
	6–9		170	1017		0.97	1.40								

Subkutan: Ges. NaCl: 9.76
Tag zuvor: 2.60
7.16 = 53 %

Per os: Ges. NaCl: 9.55
Tag zuvor: 2.24
54.1 %

wesentlicher Unterschied gegenüber der Norm war nicht zu bemerken, oder besser gesagt, wir würden keinen Anstand nehmen, einen Menschen, der eine solche Ausscheidung zeigt, auf Grund unserer Erfahrungen noch zu den normalen zu zählen. Denn auf das geringe Nachhinken der „subkutanen Ausscheidung" möchten wir in Anbetracht der außerordentlich geringen Differenz keinen allzu großen Wert legen.

Die aufgeworfene Frage können wir auf Grund dieser Beobachtung nur negativ beantworten. Soweit man aus unseren Kochsalzversuchen einen Rückschluß ziehen kann, muß man sagen, daß scheinbar in unserem Falle im Unterhautzellgewebe keine dispositionellen Prämissen gegeben sind, die der Resorption von Kochsalzlösungen sehr hinderlich gegenüberstehen. Wie das eventuell zur Zeit der eigentlichen Inkompensation war, wagen wir vorläufig nicht zu entscheiden.

g) Polydipsie. Wenn wir auch auf Grund unserer bisherigen Beobachtungen zu der Ansicht gekommen sind, daß die Flüssigkeitszufuhr bei gesunden Nieren kaum einen wesentlichen Einfluß auf die Schnelligkeit der Kochsalzausscheidung haben dürfte, so wollten wir diese Frage doch noch in einem extremsten Falle prüfen. Dazu bot uns folgende Patientin Gelegenheit: Die 42 Jahre alte Frau kam mit der Diagnose Diabetes insipidus an die Klinik. Da die Polydipsie ge-

Tabelle 21.

Subkutan								Per os							
Tage	Stunden	Harnmenge		spez. Gewicht	NaCl		N	Tage	Stunden	Harnmenge		spez. Gewicht	NaCl		N
		24-stündig	3-stündig		24-stündig	3-stündig				24-stündig	3-stündig		24-stündig	3-stündig	
24. XI.		3800		1005	3.15		6.89	5. XII.		4400		1004	4.05		10.78
25. XI.		2900		1004	1.94		7.89	6. XII.		3800		1003	1.51		6.82
26. XI.		4100		1004	1.95		8.19	7. XII.		4000		1004	1.80		7.03
27. XI.	6–9		480	1005		0.24	1.01	8. XII.	6–9		620	1002		0.35	1.08
	9–12		330	1004		0.19	1.76		9–12		510	1005		0.29	0.89
	12–3		700	1003		0.41	0.97		12–3		480	1005		0.96	0.92
	3–6		880	1003		0.70	1.23		3–6		640	1005		0.96	1.00
	6–9		850	1003		0.96	1.08		6–9		850	1005		1.28	1.34
	9–12	5860	710	1004	12.19	1.83	1.01		9–12	4850	640	1004	9.74	1.87	1.44
	12–3		720	1004		2.66	0.87		12–3		360	1004		1.66	0.81
	3–6		680	1004		2.16	0.75		3–6		710	1006		1.22	1.12
28. XI.	6–9		810	1003		1.69	0.71	9. XII.	6–9		400	1005		0.56	0.56
	9–12		510	1003		1.78	1.13		9–12		770	1004		1.23	1.08
	12–3		520	1003		1.04	1.13								
	3–6		750	1003		1.12	0.77								
	6–9		220	1003		0.33	0.80								

Subkutan	Per os
Ges. NaCl: 12.19	Ges. NaCl: 9.74
Tag zuvor: 1.95	Tag zuvor: 1.80
75.8 %	7.94 = 58.8 %

legentlich schwankte und die tägliche Harnmenge, die zuweilen auch 5 Liter betragen konnte, in ruhigeren Zeiten auf 200 ccm herabsank, wobei das spezifische Gewicht von durchschnittlich 1004 bis auf 1010 und selbst 1012 hinaufging, wurden wir an der ursprünglichen Diagnose etwas zweifelnd. Jedenfalls zeigt dieser Fall, daß selbst so große Flüssigkeitsmengen, wie sie hier getrunken wurden, kaum imstande sind, der Kochsalzpassage durch unseren Körper ein schnelleres Tempo zu verleihen (cf. Tabelle 21). Auch hier zeigt sich, wie bei vielen vollkommen normalen Fällen, daß die Ausscheidung nach subkutaner Darreichung des Salzes rascher erfolgt als wenn dasselbe Quantum per os gegeben würde.

Zusammenfassung. Zwei wichtige Tatsachen möchten wir aus den Beobachtungen dieses Kapitels herausheben. 1. Eine Verzögerung im Kochsalzexport besteht nicht nur bei Nierenkrankheiten, die zu Ödemen neigen, sondern auch bei anderen pathologischen Zuständen, wo die Niere völlig intakt zu sein scheint. 2. Im Gegensatze zur Norm, wo im allgemeinen das Kochsalz, das subkutan injiziert wurde, innerhalb von 24 Stunden ergiebiger im Harn wiedererscheint, gibt es pathologische Zustände, wo das Salz, wenn es per os gegeben wurde, rascher ausgeschieden wird, als nach subkutaner Zufuhr. Das Salz kann eventuell in der Haut gleichsam auf einen Widerstand stoßen, sonst würde es manchmal nicht so träge zur Resorption gelangen.

Eine Verzögerung in der Kochsalzausscheidung, gleichgültig, ob das NaCl subkutan oder per os gereicht wurde, finden wir vor allem beim Myxödem, außerdem allem Anscheine nach auch beim Fieber. Dieser Befund steht mit unseren Überlegungen und unseren experimentellen Beobachtungen in vollem Einklang, um so mehr als wir bei der Basedowschen Krankheit und auch bei der Schilddrüsenfütterung beim Menschen wieder viel günstigere Ausscheidungsbedingungen gesehen haben als beim normalen Individuum.

Eine sehr interessante Beobachtung machten wir bei unseren Kochsalzversuchen an einer Patientin, die eine Nephrose überstanden hatte. Auch hier war die Geschwindigkeit, mit der das Salz durch den Körper wanderte, sehr herabgesetzt; als der subkutane Versuch nach einer kurzen Schilddrüsenbehandlung wiederholt wurde, zeigte sich analog wie beim normalen Menschen eine Beschleunigung der Resorption.

Was nun die zweite Tatsache anbelangt, daß es manche pathologische Zustände gibt, wo das Salz, wenn es subkutan gereicht wurde, im Harn langsamer erscheint, als nach peroraler Zufuhr, so kommt diese Erscheinung nach unseren Erfahrungen hauptsächlich bei Nierenkrankheiten vor, und zwar selbst bei Patienten, die nur mehr wenige Erscheinungen einer akuten Nephritis darbieten. Ich glaube darin einen wichtigen Beweis dafür erblicken zu können, daß das Hindernis für die träge Salzausscheidung nicht allein in der Niere gelegen ist, sondern die Ursache hierfür an jenen Stellen gesucht werden muß, wo wir die Salzlösung injiziert haben, also im Unterhautzellgewebe. In der Umkehr der Ausscheidungsbedingungen nach subkutaner oder peroraler Salzzufuhr möchten wir, soweit wir uns bis jetzt auf Grund eines ziemlich großen Materiales ein Urteil erlauben können, ein Charakteristikum vieler Nephritiden und wahrscheinlich auch der Nephrosen sehen.

In vielen Fällen von Hypertonien haben wir gleichfalls eine geringgradige Umkehr des scheinbar physiologischen Verhaltens gesehen, doch war der Zahlenunterschied lange nicht so groß, wie bei den Nephrosen und Nephritiden.

Wir sind bei diesen Untersuchungen auf zwei Momente gestoßen, die vielleicht geeignet wären, hier klärend zu wirken. Wenn man sich die Frage vorlegt, was die Schuld sein kann, warum gerade bei den Nephritiden das subkutan gereichte Kochsalz langsamer seinen Weg zur Niere findet, als wenn es verfüttert wurde, so kommen zwei Möglichkeiten in Betracht: eine Alteration der Kapillarwandungen oder eine Änderung in der Zusammensetzung der Gewebsflüssigkeit. Der Annahme einer Gefäßschädigung stehen nun zwei Tatsachen gegenüber, die scheinbar nicht vollkommen miteinander übereinstimmen. Wir haben eine prompte, auch subkutan günstig ablaufende Kochsalzresorption bei einer chronisch verlaufenden Adrenalinvergiftung gesehen; und ebenso sahen wir eine prompte Kochsalzausscheidung bei den Fällen von Hypertonie, wo gleichfalls die Gefäße schwer gelitten haben. Auf der anderen Seite sahen wir dagegen die schwerste subkutane Resorptionsstörung in einem Falle von Raynaudscher Gangrän, allerdings in der Kombination mit einer Nephritis. Auf Grund der klinischen Befunde müssen wir also doch mehr der Annahme zuneigen, daß es wahrscheinlich nicht so sehr Alterationen der Gefäße sind, die die subkutane Resorption hemmen, als vielmehr andere Faktoren, über deren Ätiologie wir uns aber vorläufig kaum aussprechen können.

Sicher hat uns die anfangs aufgeworfene Frage, ob Menschen mit Hypothyreoidismus ganz besonders zu Ödemen neigen, ein sehr interessantes Kapitel der menschlichen Pathologie eröffnet. Die außerordentlich günstigen Erfolge, die wir durch die Thyreoidfütterung erzielt haben, scheinen ebenfalls zugunsten der ursprünglich aufgeworfenen Vorstellung zu sprechen. Trotzdem glauben wir aber, daß wir aus unseren experimentellen und klinischen Beobachtungen durchaus nicht mit absoluter Sicherheit schließen dürfen, daß in jedem Falle von Nephritis, wo es zu Ödemen gekommen ist, auch die Schilddrüse im Sinne eines Hypothyreoidismus erkrankt sein muß, weil wir eventuell durch Thyreoidfütterung die Ödeme beseitigen können. Es wäre nicht einzusehen, warum z. B. ein früher ganz gesunder Mensch, der infolge einer Infektion eine akute Nephritis bekommen hat, die auch mit Ödemen einhergeht, quasi hypothyreoidistisch veranlagt gewesen sein soll. Auch der umgekehrte Schluß, daß möglicherweise infolge der Nephritis es zu einer Schilddrüsenschädigung kommt und daß erst auf diesem Wege die Ödembildung begünstigt wird, läßt sich durch keinerlei Tatsachen stützen; im Gegenteil, wir sehen gerade bei der akuten Nephritis die Ödeme zeitlich oft früher einsetzen als die eigentlichen Erscheinungen von Seite der Niere. Bekanntlich war es ja gerade dieser Befund, der Cohnheim veranlaßt hat, bei der Entstehung der Hautödeme extrarenale Faktoren anzunehmen.

Auch beim Fieber hält es schwer, die Chlorretention in ein unbedingtes Abhängigkeitsverhältnis zur Schilddrüse zu bringen.

Bevor wir in eine Deutung dieser scheinbar widersprechenden Tatsachen und Vorstellungen eingehen, wollen wir noch auf weitere Umstände hinweisen, die gleichsam einer Sonderstellung des Unterhautzellgewebes, in ihrer Funktion Salz zu binden, das Wort reden. Erst dann wollen wir versuchen, eine Erklärung zu finden, warum auf der einen Seite z. B. die hypothyreoidistisch Disponierten ganz besonders zu Salzretention veranlagt sein können, und warum andere Formen von Ödem — gleichgültig, ob kardial oder renal bedingt — ohne Disposition im Sinne einer mangelnden Schilddrüsenfunktion doch auf Thyreoid günstig reagieren.

Viertes Kapitel.

Die Anschauungen von Landerer über die Gewebsspannung. — Die Beobachtungen von Reichel. — Unsere Untersuchungen. — Die eigentliche Versuchstechnik. — Resultate. — Die Beobachtungen von Exner und die hemmende Wirkung des Adrenalins auf die Kochsalzresorption. — Die Versuche von Wessely. — Eigene Untersuchungen, im Anschluß an die Arbeit von Wessely. — Zusammenfassung.

Sowohl durch die experimentellen Beobachtungen am schilddrüsenlosen Hunde, als auch auf Grund unserer klinischen Kochsalzversuche kamen wir der Vorstellung immer näher, daß die Resorption vom Unterhautzellgewebe aus eine verschiedene sein kann. Unter manchen Bedingungen scheint die Aufsaugung von Kochsalzlösungen viel schwerer zu erfolgen. Hier müssen rein lokale Ursachen im Spiele sein, was wohl auf eine Änderung in der Beschaffenheit des Gewebes zurückgeführt werden muß.

Die Anschauungen von Landerer über die Gewebsspannung. In einer nur viel zu wenig bekannten Arbeit hat sich Landerer[1]) mit einer ähnlichen Frage beschäftigt und sich sehr für die physikalische Beschaffenheit der Gewebe und der Spannung innerhalb der Parenchyme interessiert und dabei die Möglichkeit diskutiert, ob diese Faktoren auf die Strömung im Blutkapillarkreislaufe und überhaupt auf die Bewegung der Gewebssäfte einen Einfluß ausüben könnten. Als Chirurg ist er von der Beobachtung ausgegangen, daß der austreibende Druck, den man bei interkutanen Injektionen als Widerstand fühlt, ein anderer ist, wenn die Kanüle der Spritze im Gewebe steckt, als wenn die Flüssigkeit frei austreten kann. Um diesen Druck zahlenmäßig auszudrücken, wurde eine Kanüle mit einer durch einen Kautschukschlauch verbundenen Bürette armiert, und nachdem der ganze Apparat mit physiologischer Kochsalzlösung gefüllt war, ca. 6—8 cm weit ins Unterhautzellgewebe eingestochen. Es wurde nun diejenige Druckhöhe bestimmt, bei welcher eben minimale Mengen der Salzlösungen ins Gewebe übertraten. Die Höhe der oberhalb der Einstichsöffnung in der Bürette stehenden Wassersäule war für Landerer ein Maß der Gewebsspannung.

Landerer interessierte sich in erster Linie für das Verhältnis zwischen Inhalt und Druck innerhalb der Blutkapillaren und der Spannung

[1]) Landerer Die Gewebsspannung, Leipzig 1884.

des Gewebes, die außerhalb der Blutgefäße auf den Kapillarwandungen lastet. Die Gewebsspannung ist nach Landerer notwendig, damit die Wandungen der Haargefäße nicht einen allzu großen Druck auszuhalten haben. Er gebraucht bei dieser Gelegenheit folgenden treffenden Vergleich: „Das Gewebe vertritt für die Kapillaren in physikalischer Beziehung die Tunica media größerer Gefäße.“

In dieser Vorstellung geht er nun weiter und meint, daß ebenso, wie die Tunica media — als Muskelschichte — für die Fortbewegung des Blutes innerhalb der Blutbahnen von Wichtigkeit ist, auch das die Kapillaren umgebende Gewebe vermöge seiner elastischen Spannung auf die Zirkulation im Kapillarbereiche Einfluß nehmen muß. Diese Vorstellung überträgt Landerer auch auf die Lymphabsonderung und natürlich auch auf die Lymphbewegung. Es wäre somit der Turgor der Gewebe die treibende Kraft für die Flüssigkeitsbewegung in den Blut- und Lymphkapillaren.

Diese theoretischen Vorstellungen wendet er weiter auf das Ödem an. Da er nun — er greift auf die bekannte Tatsache zurück, daß es sehr häufig bei der Wassersucht gelingt, durch Fingerdruck eine Delle zu erzeugen — Veränderungen in den elastischen Eigenschaften des ödematösen Gewebes sieht, so ist für ihn neben der erhöhten Durchlässigkeit der Kapillarwand — hier bekennt er sich auch als Anhänger der Cohnheim-Lichtheimschen Theorie — auch die Abnahme der Elastizität des Gewebes bei der Entstehung der Ödeme verantwortlich. Da das Ödem nach Landerer auf einer Abnahme der Gewebselastizität beruht, so ist ihm dies wieder umgekehrt ein Beweis, daß die elastische Spannung der Gewebe wichtigen Anteil an der Lymphbewegung nimmt. Hier soll nur in Parenthese erwähnt werden, daß eigentlich die meisten Pathologen sich den Entstehungsmodus umgekehrt vorstellen: die Gewebe verlieren deswegen ihre elastische Spannung, weil das Ödem die Bindegewebsfasern zerreißt. Die Gewebsspannung wirkt aber nach Landerer noch in einer anderen Richtung: da die Lymphe im Sinne Ludwigs ein Filtrat darstellt, so wird der Filtration ein um so größerer Widerstand entgegengesetzt, je höher der Turgor außerhalb der Blutkapillaren ist. Da nun beim Ödem dieser Widerstand infolge des geringeren Turgors fehlen soll, kann nach Landerer mehr Plasma aus dem Blute herausfiltriert werden. Als Beweis dafür, daß beim Ödem das Gewebe als solches erkrankt ist, führt Landerer folgenden Versuch an: Er schneidet aus der Leiche eines Mannes, dessen einer Arm infolge Druck auf die Venen ödematös geworden war, gleiche Stellen von rechts und links aus dem Vorderarm heraus und belastet beide Stücke mit gleichen Gewichten: dabei zeigt sich die ödematöse Haut fünfmal dehnbarer als die normale.

Die Beobachtungen von Reichel. Die Ansichten von Landerer sind nur von Reichel aufgegriffen worden, sonst haben sie kaum Berücksichtigung gefunden. Reichel legt sich nämlich die Frage vor, ob das Gewebe eines Nephritikers, auch wenn er keine Ödeme hat, in ähnlicher Weise physikalisch alteriert ist, wie es von Landerer für das ödematöse Gewebe bewiesen wurde. Um dies zu prüfen, injizierte Reichel[1]) an verschiedenen Stellen des Körpers (vor allem an der Vorderfläche des Unterschenkels) bei Gesunden und Nephritikern bestimmte Mengen von physiologischer Kochsalzlösung (50 ccm). Der durch die Injektion entstandene Buckel verschwindet verschieden rasch, und zwar erfolgt die Resorption bei Nephritikern sehr langsam; denn noch nach Tagen sah Reichel an der Stelle der Injektion ein leichtes Ödem. Er geht auf Grund dieser Beobachtungen soweit, daß er sagt: Nephritiker resorbieren von der Haut überhaupt nicht. Auf Grund dieser Ergebnisse vertritt nun Reichel den Standpunkt, daß sich die Resorption von Gewebsflüssigkeit im Organismus des Nephritikers anders verhalten muß, als beim gesunden Menschen.

Unsere eigenen Untersuchungen. Wir werden noch an anderer Stelle zeigen können, wie rein physikalische Vorstellungen zur Erklärung der Lymphbildung und natürlich auch der Gewebsflüssigkeit nicht ausreichen. Es muß hier auch die Osmose mit berücksichtigt werden, denn die Filtration allein ist unmöglich imstande, alle Tatsachen, die bei der Analyse der Physiologie der Lymphbildung gefunden wurden, einheitlich zu erklären. Dieser Vorwurf muß auch den Untersuchungen von Landerer gemacht werden; ebenso wie die ursprüngliche Ludwigsche Theorie von der Lymphbildung überholt erscheint, in gleicher Weise geht es nicht an, nur rein physikalische Kräfte bei der Entstehung der Ödeme in Anspruch zu nehmen.

Ähnlich wie zu Zeiten Landerers scheint man auch jetzt wieder einen zu einseitigen Standpunkt einzunehmen, weil man, wie ich glaube, zu sehr im Banne rein physikalisch-chemischer Vorstellungen steht. Schon aus rein phylogenetischen Gründen wird man mit der Existenz auch mechanisch treibender Kräfte bei der Fortbewegung der Lymphe rechnen müssen, denn es gibt ja Tiere, die im Gebiete ihrer Lymphgefäße eigene Apparate besitzen (Lymphherzen), die ausschließlich die Zirkulation der Lymphe zu besorgen haben.

Der Grund, warum die Untersuchungen von Landerer und von Reichel unser besonderes Interesse erwecken, ist folgender: Wir haben bei thyreoidektomierten Hunden gesehen, wie das Kochsalz, das wir diesen Tieren unter die Haut gespritzt haben, mehrere Tage lang nicht resorbiert wurde, und gleichsam als Ödem in der Nähe der Injektionsstelle liegen bleiben kann. Wir haben uns weiter bei Versuchen am Menschen davon überzeugen können, daß z. B. bei der Nephritis subkutan gegebene Salzlösungen viel später im Harn erscheinen, als wenn dieselbe Salzmenge verfüttert wurde. Wir kamen dadurch zu der Vorstellung, daß unter gewissen pathologischen Zuständen das Gewebe Modifikationen

[1] Reichel, Zur Frage der Ödeme. Zentralblatt f. inn. Med. 1898. Nr. 41.

erfahren kann, die das Fließen der Gewebsflüssigkeit teils fördern, teils hemmen können. Dieser Gedanke ist nun eigentlich in den Arbeiten von Landerer und Reichel auch enthalten.

In Erkennung der Wichtigkeit der Beobachtungen von Reichel haben wir seine Untersuchungen fortgesetzt und dabei eine Versuchsmethodik gewählt, die sich bemüht, das zahlenmäßig auszudrücken, was Reichel nur gesehen hatte. Ohne den Anschauungen von Reichel nahe treten zu wollen, denn sie sind ja auch die unseren, muß ich doch gegen seine Beweisführung den Einwand erheben, daß meiner Meinung nach es nur schwer angeht, aus so geringen Mengen, wie sie von ihm injiziert wurden, so weitgehende Schlüsse zu ziehen, wie es von ihm geschehen ist. Wir haben doch auch bei unseren Nephritispatienten subkutane Injektionen ausgeführt und dabei unvergleichlich größere Mengen — 1500 ccm — injiziert, aber länger als höchstens 1—2 Tage anhaltende „Ödeme" haben wir nie sehen können. Daher kann ich es mir eigentlich nicht vorstellen, daß es bei Injektion von nur 50 ccm physiologischer Kochsalzlösung gelingen soll, noch nach 8 Tagen eine Schwellung zu sehen, sie sei denn entzündlicher Natur.

Unsere Versuchstechnik. Das Prinzip unserer Versuchstechnik war, den durch Injektion von physiologischer Kochsalzlösung entstandenen Buckel onkometrisch zu messen und in seinem weiteren Verlaufe zu verfolgen. Als Stelle der Injektion wurde der Unterarm gewählt. Ähnlich wie dies von Weber[1]), resp. Lehmann angegeben wurde, steckten

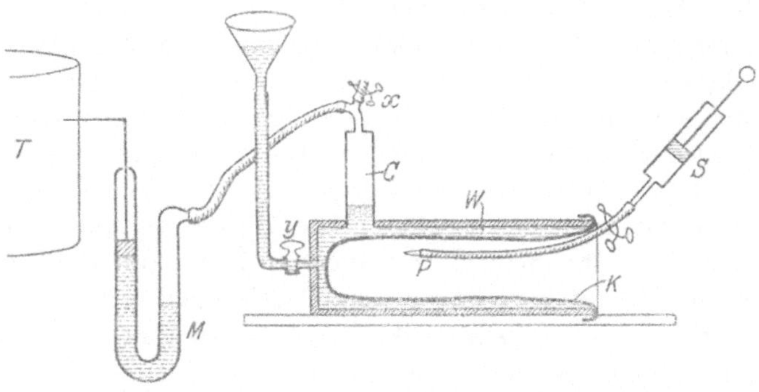

Abb. 28.

wir die betreffende obere Extremität in einen langen Gummihandschuh, der weit über den Ellbogen reichte (cf. Abb. 28). Nachdem der Handschuh angezogen war, stachen wir eine mit physiologischer NaCl-Lösung gefüllte Pravaznadel ein, die durch einen längeren Schlauch mit einer Spritze verbunden war, die ebenso wie der Schlauch mit isotonischer Lösung gefüllt war. Selbstverständlich geschah die Injektion zwischen

[1]) Weber, Einfluß psychischer Vorgänge im Körper. Berlin 1910. p. 50.

Gummi und Haut; zu diesem Behufe mußte der Gummihandschuh wieder bis etwa zum Handgelenk zurückgeschoben werden; ist der Handschuh steril, so läuft man bei der ganzen Prozedur keine Gefahr. Nachdem nun der Handschuh wieder bis zum Ellbogengelenk angezogen ist, schiebt man den Vorderarm in den Plethysmographen (P) und krempelt das Ende des Handschuhs um das freie Ende des Plethysmographenzylinders um. Es ist gut, durch Herumlegen eines Gummischlauches den Kontakt zwischen Gummi und Metall zu einem vollkommenen zu machen. Diese ganze Prozedur ist bei einiger Übung innerhalb weniger Sekunden absolviert. Nun wird der Plethysmograph, also der Raum zwischen äußerer Fläche des Gummihandschuhs und Innenfläche des Zylinders, mit Wasser von Körpertemperatur gefüllt. Die im Zylinder noch vorhandene Luft fängt sich im Aufsatz (C) und kann durch den Hahn (x) herausgelassen werden. Nach Verschluß beider Hähne (x und y) soll das mit Petroleum gefüllte Manometer bereits Pulse auf der Kymographiontrommel (T) schreiben. Nachdem durch ca. 1—2 Minuten die Abszisse geschrieben wurde, injizierten wir durch die Spritze (S) 50 ccm physiologische Salzlösung. Der Manometerzeiger steigt natürlich in die Höhe und hält sich nun verschieden lang über dem Nullniveau. Das langsame Abfallen der Kurve, die wir im Durchschnitt 30 Minuten schreiben ließen, ist ein Maß der Schnelligkeit, mit der die injizierte Flüssigkeit zur Resorption gelangt.

Ich habe selbstverständlich nur das Prinzip der ganzen Apparatur hier skizzieren können. Ich glaube, es ist ein leichtes, sich die einzelnen Details derselben selbst auszubauen.

Der Methode haften sicher viele Fehler an. Vor allem läßt sich zeigen, daß, wenn man in den Plethysmographen selbst 50 ccm Lösung injiziert, der Ausschlag der Kurve ein etwas größerer ist, als wenn 50 ccm physiologischer NaCl-Lösung unter die Haut gespritzt werden. Die Höhe dieser Kurve entsprach stets nur 40—45 ccm. Woran das gelegen ist, wage ich nicht zu entscheiden. Die Injektion dauerte stets ca. 1 Minute und es wäre möglich, daß diese Differenz auf die Resorption zu beziehen sei, die innerhalb der ersten 60 Sekunden stattgefunden hat. Ebensogut wäre es aber auch möglich, daß dieses Minus mit einer Verdrängung des Blutes aus den Venen zusammenhängt, was wohl infolge der im Plethysmographen gesetzten Drucksteigerung nicht zu vermeiden ist. Dem Einwand, daß vielleicht durch die Drucksteigerung im Plethysmographen der Arm aus dem Zylinder herausgepreßt werde, suchten wir durch die Vorrichtungen, wie sie von Weber angegeben wurden, zu begegnen. Aus eben diesen Gründen haben wir uns daher nicht dazu entschließen können, diesen Kurven eine absolut zahlenmäßige Bedeutung zuzuschreiben. Trotzdem geben aber unsere Kurven ein gutes Bild, ob die injizierte Flüssigkeit rasch oder langsam zur Resorption gelangt, und sagen daher noch mehr als man durch den bloßen Adspekt urteilen kann.

Resultate dieser Versuchstechnik. Die Abb. 29 zeigt uns den Ablauf einer Resorptionskurve eines normalen Menschen. Es handelt sich hier um dieselbe Person, die wir auch „chemisch" in ihrer Resorption studiert haben (vgl. Tabelle 3). Von den 13.5 g, die der Frau subkutan gegeben wurden, erschienen innerhalb der nächsten 24 Stunden 62 $^0/_0$ wieder. Im Versuch per os wurden nach Darreichung derselben Menge in derselben Zeit 52 $^0/_0$ ausgeschieden; wollte man den Zahlen, die sich aus der Analyse der Kurve ergeben, unbedingte Geltung zumessen, so würden wir finden, daß innerhalb 20 Minuten ca. 40 $^0/_0$ resorbiert wurden.

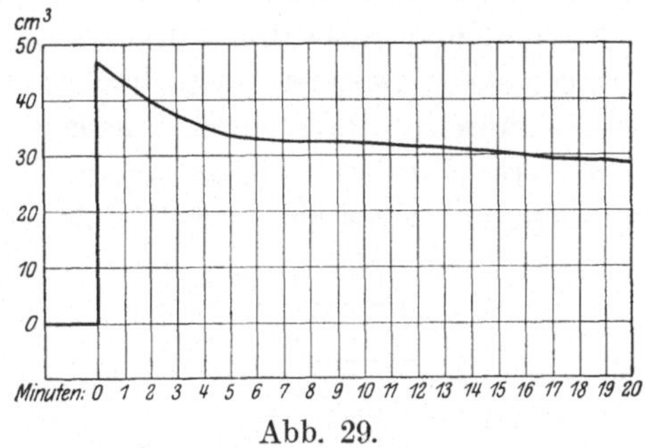

Abb. 29.

Die Frau, von der diese Kurve stammt, schied in 24 Stunden von der subkutan gereichten Kochsalzmenge 62 $^0/_0$, von der per os gegebenen 52 $^0/_0$ aus.

Die nächste Kurve (Abb. 30) stellt den Resorptionsverlauf bei einem Myxödem dar (vgl. Tabelle 8). Wir bringen in Erinnerung, daß von den subkutan gereichten Salzmengen nur 4.51 $^0/_0$, von den per os gegebenen 24.2 $^0/_0$ im Harn erschienen. Aus dieser Kurve ist gleichfalls die starke Hemmung der Resorption zu erkennen. Soweit man den nach unserer Methode gewonnenen Zahlen überhaupt einen Wert beimessen kann, hätte man nur einen Verlust von 2 ccm innerhalb 20 Minuten, d. i. ca. 4 $^0/_0$.

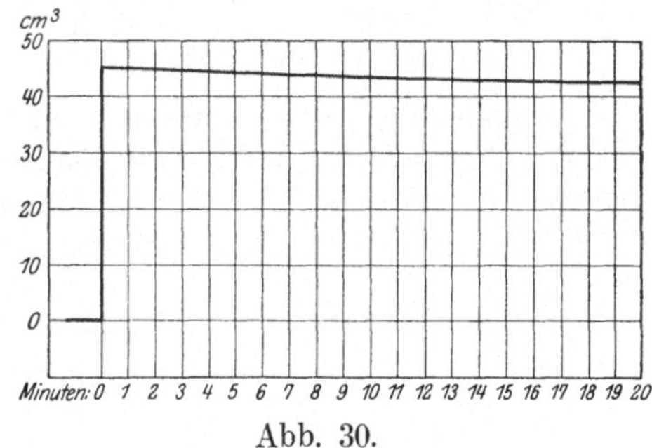

Abb. 30.

Die Frau (ein Myxödem), von der diese Kurve stammt, schied in 24 Stunden von der subkutan gereichten Kochsalzmenge 4.51 $^0/_0$, von der per os gegebenen 24.2 $^0/_0$ aus.

Schließlich eine Kurve (vgl. Abb. 31) bei einer Basedowpatientin, deren chemische Resorption wir in Tabelle 6 studiert haben. Hier haben wir durch die Harnanalyse nach 1500 ccm phy-

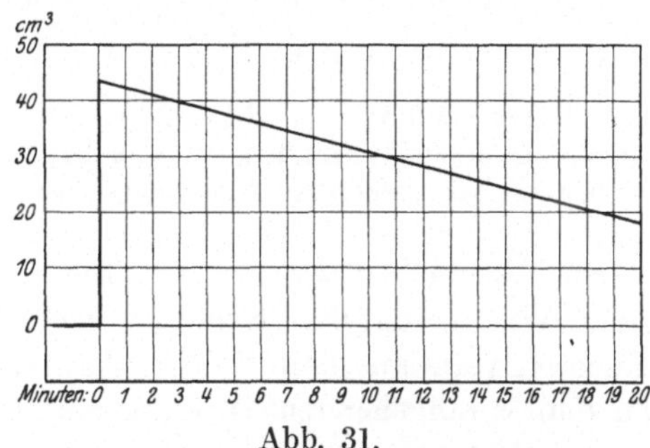

Abb. 31.

Die Frau (Basedow), von der diese Kurve stammt, schied in 24 Stunden von der subkutan gereichten Kochsalzmenge 88 $^0/_0$, von der per os gegebenen 86.1 $^0/_0$ aus.

siologischer NaCl-Lösung subkutan 88.8 %, per os 86.1 % gefunden. Der Plethysmographenversuch zeigt auch hier außerordentlich günstige Resorptionsbedingungen: nämlich ca. 60 % innerhalb 20 Minuten.

Auf Grund dieser drei Kurven allein könnte man an ein unbedingtes Parallelgehen zwischen tatsächlicher Resorption, die wir durch die Analyse des im Harn ausgeschiedenen Salzes beurteilen können, und dem Verlauf unserer Plethysmographenkurven denken. Doch gibt es pathologische Zustände, wo gewaltige Unterschiede vorliegen, wir meinen vor allem die Inanition. Zu der Kurve, die in Abb. 32 reproduziert ist, gehört auch die Tabelle 10; es ist derselbe Fall. Während nun unsere Kurve einen Resorptionsverlust von ca. 62 % zeigt, hat die Harnanalyse nur 8 % an Salz wiedergefunden, das der Frau subkutan gereicht wurde. Hier gehen also die beiden Resultate auseinander.

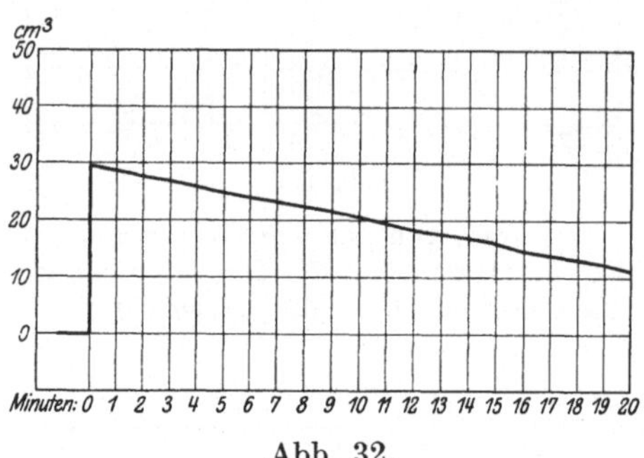

Abb. 32.

Die Frau, von der diese Kurve stammt, schied in 24 Stunden von der subkutan gereichten Kochsalzmenge 8 %, von der per os gegebenen 13.4 % aus.

Gut übereinstimmende Resultate sahen wir dagegen bei den Nephrosen. Wie Abb. 33 zeigt, ist hier die Resorption noch schlechter als beim Myxödem. Wir haben bei der allgemeinen Besprechung der Methode gesagt, wie selten bei Injektion ins Unterhautzellgewebe die Kurve bis zur theoretischen Höhe ansteigt. Gerade in diesem Falle stieg das Manometer so hoch wie sonst nie. Selbst beim Myxödem haben wir keinen solchen hohen Wert gefunden. Der Patient war zur Zeit des Versuches stark ödematös, nur die oberen Extremitäten waren ödemfrei. Wir haben ihm Kochsalz per os gereicht, der durchschnittliche Kochsalzwert innerhalb 24 Stunden stieg nicht in die Höhe. Die Werte an den vorangehenden Tagen waren: 0.5—0.8 g. Den subkutanen Versuch haben wir wegen der Ödeme nicht durchgeführt.

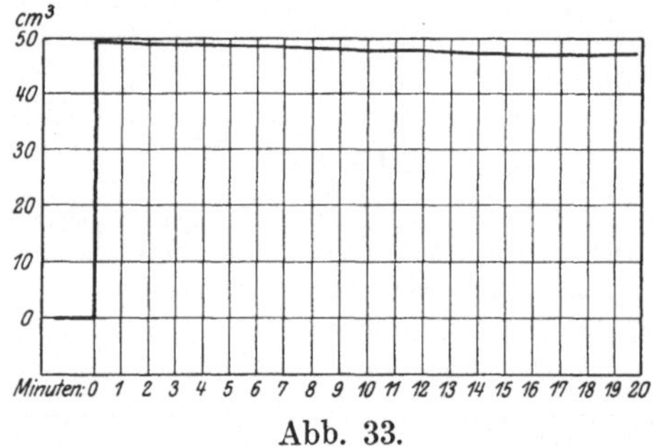

Abb. 33.

Dieser Mann, von dem diese Kurve stammt, schied in 24 Stunden von der subkutan gereichten Kochsalzmenge fast nichts aus.

Wir haben natürlich diese Versuche auch bei einer großen Anzahl von Nephritiden ausgeführt, ein unbedingt abschließendes Urteil wage ich trotzdem nicht abzugeben. Doch sind die Beobachtungen, in welchen die Resultate nicht übereinstimmten, nicht so groß, daß man sagen müßte, es besteht kein unbedingter Parallelismus zwischen Plethysmographenkurve und Kochsalzausscheidung durch den Harn.

Die Versuche Exners und die hemmende Wirkung von Adrenalin auf die NaCl-Resorption. Schließlich möchten wir noch auf die Kurve auf Abb. 34 verweisen. Wir haben hier versucht, zu zeigen, daß das Adrenalin hemmend auf die Resorption wirkt. Zuerst wurde diese Frage von Exner in Diskussion gezogen. Er konnte zeigen, daß Tiere, denen intraperitoneal Adrenalin gereicht wurde, nach Strychnin oder Physostigmin, das man ihnen intraperitoneal oder per os gereicht hat, den Kontrolltieren gegenüber später oder gar nicht zugrunde gehen.

Auch bei der Resorption anderer sonst leicht aufsaugbarer Substanzen hat Exner eine verzögernde Wirkung des Adrenalin wahrscheinlich gemacht. Es lag natürlich nahe, nachzusehen, ob man durch Adrenalin auch die subkutane Resorption in hemmender Weise beeinflussen könne. Als Maßstab bediente er sich hier ebenfalls der Dosis letalis der einzelnen Gifte. Einen durchgreifenden Unterschied bei mit Adrenalin behandelten und nicht injizierten Tieren hat er aber nicht nachweisen können. Wir haben diese Versuche deswegen genauer besprochen, weil wir in analoger Weise die Toxizität des subkutan beigebrachten Strychnins bei thyreoidektomierten Kaninchen verfolgt haben. Ein Unterschied ließ sich aber nicht zeigen. Normale und Tiere ohne Schilddrüse gingen gleich rasch zugrunde. Vielleicht hängt dies mit der enormen Toxizität des Strychnins überhaupt zusammen, es ist aber auch ebenso möglich, daß das Kaninchen sich zu solchen Versuchen wenig eignet, weil auch sonst die Thyreoidektomie bei dieser Tierart so wenig Ausfallserscheinungen macht.

Kehren wir nun zu jenem Befunde zurück, der in der letzten Abb. (34) besprochen wurde, so könnte man meinen, daß dieser mit dem in Tabelle 13 wiedergegebenen in einem gewissen Widerspruch steht. Wir haben dort an einer Frau, die sich durch Jahre hindurch große Mengen von Adrenalin zur Bekämpfung ihres Asthmaleidens selbst injizierte, keine wesentliche Beeinträchtigung der Kochsalzresorption nachweisen können. Die von ihr innerhalb der nächsten 24 Stunden zur Ausscheidung gelangten Kochsalzmengen unterschieden sich nicht wesentlich von jenen bei einem gesunden Individuum. Hier im Versuch (vgl. Abb. 34) finden wir aber eine Verzögerung. Ich glaube, der Unterschied hängt ausschließlich davon ab, wie man das Adrenalin gibt.

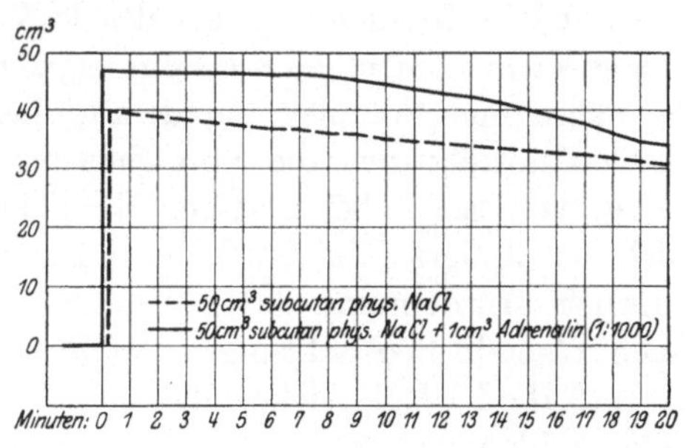

Abb. 34.

Setzt man der Kochsalzlösung das Adrenalin selbst zu, so wird wahrscheinlich, solange das Adrenalin seine Wirksamkeit entfalten kann, die Resorption behindert sein. Wenn man aber Adrenalin und Kochsalzlösung an getrennten Stellen einverleibt, so wird die dadurch bedingte allgemeine Drucksteigerung, resp. Verengerung der Kapillaren kaum eine so intensive sein, um zu einer Verzögerung der Resorption zu führen.

Wie bekannt, haben von dieser Erfahrung die Chirurgen schon lange Gebrauch gemacht, indem sie zum Kokain, von dem sie bei der Infiltrationsanästhesie wünschen, daß es möglichst lange lokal liegen bleiben soll, Adrenalin zusetzten. Ich glaube, der verzögernde Einfluß des Adrenalins auf die Resorption ist ausschließlich ein lokal bedingter.

Die Versuche von Wessely. Landerer beschuldigt bei seiner Ödemtheorie ausschließlich physikalische Kräfte; auch Reichel rechnet nicht mit der Möglichkeit, daß bei einer Störung der Resorption vom Unterhautzellgewebe osmotische Druckunterschiede eine Rolle spielen könnten. Der Grund, warum man sich nicht intensiver mit der Aufsaugung von Flüssigkeiten aus dem Unterhautzellgewebe beschäftigt hat, ist in rein technischen Schwierigkeiten zu suchen. Bei den Resorptionsversuchen, z. B. vom Peritoneum, kann man die eingeführte Flüssigkeit jederzeit wieder entnehmen und sowohl auf Volumen als auf Konzentration hin genau untersuchen; leider ist diese einfache Methode für das Studium der Aufsaugung vom Bindegewebe aus nicht durchführbar, denn es gelingt fast nie, die Flüssigkeit, die man z. B. subkutan injiziert hat, wieder herauszubekommen. Scheinbar bildet aber das Bindegewebe unter der Konjunktivalschleimhaut in dieser Beziehung eine Ausnahme. Wessely[1]) konnte z. B. von einer ganz geringen Flüssigkeitsmenge, 1 ccm, die er beim Kaninchen subkonjunktival injiziert hatte, nach 30 Minuten noch immer die Hälfte, allerdings unter gewissen Kniffen, herauspressen. Die Gegend der Konjunktivalschleimhaut ist auch insofern zu solchen Versuchen geeignet, als sich durch bloße Betrachtung eventuelle Volumsänderungen der injizierten Menge leicht kontrollieren lassen. Injizierte er 1 ccm destilliertes Wasser, so nahm das Volumen rapid ab; bei Injektion von physiologischer Kochsalzlösung ging die Verkleinerung der Flüssigkeitsblase viel langsamer vor sich; bei 2 $^0/_0$iger NaCl-Lösung schien sich das Volumen nicht zu ändern; bei stärkeren Lösungen (10—20 $^0/_0$) kam es zu einer enormen Ausdehnung der ganzen Konjunktiva. Sehr interessant sind auch folgende Beobachtungen: wenn man Lösungen von Traubenzucker, Harnstoff oder Rohrzucker, die mit einer 4 $^0/_0$igen NaCl-Lösung isotonisch sind, subkonjunktival injiziert, so ergeben sich hier merkwürdige Unterschiede. Die durch die Kochsalzlösung entstandene Flüssigkeitsblase zeigt ein deutliches Wachsen, bei Traubenzucker ist die Zunahme

---

[1]) Wessely, Über die Resorption aus dem subkonjunktivalen Gewebe. Arch. f. exp. Path. **49.** p. 417, 1903.

viel geringer, bei Harnstoff bleibt sie völlig aus und ist bei Rohrzucker am allerstärksten. Wessely begnügte sich nicht nur mit der bloßen Schätzung der einzelnen Flüssigkeitsblasen; unter gewissen Bedingungen läßt sich ein großer Teil der injizierten Flüssigkeit wiedergewinnen; die quantitative Bestimmung konnte das bestätigen, was durch den bloßen Augenschein geschätzt wurde. In dem Punktat konnten auch quantitative NaCl-Bestimmungen gemacht werden. Das Merkwürdige, was sich aus diesen Analysen ergab, war, daß sowohl hypo- als auch hypertonische Lösungen in relativ kurzer Zeit dem Blutserum isotonisch gemacht werden, dagegen isotonische während der ganzen Resorptionszeit isotonisch bleiben. Die Tabelle, die diese Resultate zusammenfaßt, habe ich der Arbeit von Wessely entnommen und hier als Tabelle 22 beigegeben.

Tabelle 22.

Es wird aus	Aq. destill.		in	10 Min.	eine	0.34 % NaCl.-Lösung
„ „ „	Aq. destill.		„	25 Min.	„	0.78 % „ „
„ „ „	0.8 %	NaCl-Lösung	„	15 Min.	„	0.82 % „ „
„ „ „	0.8 %	„ „	„	30 Min.	„	0.82 % „ „
„ „ „	5.0 %	„ „	„	5 Min.	„	3.4 % „ „
„ „ „	5.0 %	„ „	„	15 Min.	„	2.4 % „ „
„ „ „	5.0 %	„ „	„	25 Min.	„	1.3 % „ „
„ „ „	5.0 %	„ „	„	35 Min.	„	1.0 % „ „
„ „ „	5.0 %	„ „	„	45 Min.	„	0.7 % „ „
„ „ „	20.0 %	„ „	„	20 Min.	„	9.0 % „ „
„ „ „	20.0 %	„ „	„	30 Min.	„	5.6 % „ „
„ „ „	20.0 %	„ „	„	80 Min.	„	2.2 % „ „
„ „ „	20.0 %	„ „	„	120 Min.	„	1.5 % „ „
„ „ „	20.0 %	„ „	„	180 Min.	„	1.15 % „ „

Tabelle 23.

1 ccm	Aq. destill.	ist vollständig resorbiert nach ca.	$^1/_2$—$^3/_4$ Std.
1 ccm	0.8 % NaCl-Lösung	„ „ „ „ „	$2^1/_2$—3 Std.
1 ccm	2.5 % „ „	„ „ „ „ „	5 Std.
1 ccm	4.0 % „ „	„ „ „ „ „	$7^1/_2$ Std.
1 ccm	5 % „ „	„ „ „ „ „	9 Std.
1 ccm	10 % „ „	„ „ „ „ „	15 Std.
1 ccm	20 % „ „	„ „ „ „ „	20 Std.

1 ccm der untereinander isotonischen Lösungen	4 % NaCl-Lösung	ist vollständig resorbiert nach ca.	$7^1/_2$ Std.
	7.25 % Harnstoffl.	„ „ „ „ „	$2^1/_2$ Std.
	19.5 % Traubenzuckerl.	„ „ „ „ „	$6^1/_2$ Std.
	35.0 % Rohrzuckerl.	„ „ „ „ „	7 Std.

Auch die folgende Tabelle (23) entstammt der gleichen Arbeit. Hier war es Wessely darum zu tun, zu zeigen, wie lange die Resorptionsdauer anhält, je nachdem man hypo- oder hypertonische Lösungen injiziert. Es ergibt sich aus der Kombination der beiden vorangehenden Tabellen, resp. aus dem Vergleich der Resultate, die hier zusammengestellt wurden, daß die Resorptionsverzögerung keineswegs nur die

Folge der mehr oder minder großen Volumenszunahme sein kann. Denn wenn man sieht, daß z. B. die 5 %ige Kochsalzlösung schon nach 30 Minuten fast zu einer physiologischen geworden ist und zu dieser Zeit nur mehr ein Volumen von 1 ccm in der Flüssigkeitsblase enthalten ist, so müßte nicht eine Resorptionsdauer von 9 Stunden, wie sich in Wirklichkeit zeigt, notwendig sein, sondern eine solche von höchstens 4 Stunden. Wie deutet nun Wessely diesen scheinbaren Widerspruch? Injiziert man isotonische Kochsalzlösungen in das Konjunktivalbindegewebe, so macht sich an den Gefäßen keine Änderung bemerkbar, anders dagegen bei hypertonischen Lösungen, z. B. 2 %iger NaCl-Lösung: es kommt zu einer starken Hyperämie der Bindehautgefäße, die er als Entzündung deutet. Dieser Prozeß greift sogar auf das Auge selbst über, denn im Kammerwasser kommt es zu einer Zunahme des physiologisch außerordentlich niedrigen Eiweißgehaltes. Nachdem wir später darauf noch zurückkommen wollen, haben wir auch diese Tabelle (24) aus der Publikation von Wessely

Tabelle 24.

Eiweißgehalt des Humor aqueus nach subkonjunkt. Injektion von 1 ccm folgender untereinander in vitro isotonischer Lösungen. (Der normale Gehalt = 0.025 %.)

= 2 % NaCl		Eiweißgehalt des Humor aqueus in %	= 4 % NaCl		Eiweißgehalt des Humor aqueus in %
Harnstoff	3.75 %	0.025—0.05	Harnstoff	7.25 %	0.04—0.1
Traubenzucker	10.5 „	0.03 —0.2	Traubenzucker	19.5 „	0.1 —0.5
Chlornatrium	2 „	0.3 —0.4	Chlornatrium	4 „	0.8 —1.2
Jodnatrium	5.25 „	0.5	Jodnatrium	10.5 „	1.0 —1.5
Jodkalium	5.8 „	0.5	Jodkalium	11.6 „	1.0 —1.5
Rohrzucker	18.5 „	0.1 —0.3	Rohrzucker	35.0 „	0.4 —0.75

beigefügt. Auf Grund dieser Untersuchungen stellt sich Wessely auf den Standpunkt, daß der Grund der verzögerten Resorption in einem Reizzustand der Gefäße zu suchen sei. Nachdem nun Harnstoff, wie auch die Eiweißuntersuchungen im Humor aqueus zeigen, den geringsten Reiz bedingt, so soll es auch damit zusammenhängen, warum selbst hochkonzentrierte Harnstofflösungen rascher resorbiert werden, als entsprechende isotonische Salz- oder Zuckerlösungen. Jedenfalls scheint das eine — so schließt Wessely — sicher zu sein, daß sich die Resorptionsverlangsamung in den geschilderten Fällen nicht durch die bloße Kombination der osmotischen Prozesse mit dem Resorptionsvorgang erklären läßt, sondern daß dieser selbst dabei Not gelitten haben muß.

Eigene Untersuchungen im Anschluß an die Beobachtungen von Wessely. Wir haben die Beobachtungen von Wessely aufgegriffen, indem wir in analoger Weise wie er, Kochsalzlösungen von verschiedener Konzentration bei Hunden subkutan injiziert haben und die Flüssigkeit nach einer gewissen Zeit durch Punktion zum Teil wieder entnommen. Gibt man ca. 100 ccm und punktiert man dieses Ödem nach $^1/_2$ Stunde, so gelingt. es fast immer, ohne besonderen Druck mehrere Kubikzentimeter wieder zu erhalten. Bei solchen Versuchen konnten wir nun folgenden Befund mehrmals erheben: Injiziert man 100 ccm physiologischer Kochsalzlösung und aspiriert man nach einer $^1/_2$ Stunde wieder etwas aus dem Ödembuckel, so ist die Flüssigkeit, vorausgesetzt, daß bei der Injektion nicht Gefäße lädiert wurden, was an der Anwesenheit von Erythrozyten zu erkennen ist, fast immer eiweißfrei oder enthält nur Spuren von Albumen. Gab man dagegen höher konzentrierte Lösungen, z. B. 5- oder 10 $^0/_0$ige NaCl-Lösungen, so war das Punktat immer eiweißhaltig. Im Punktat waren nach Injektion einer 10 $^0/_0$igen Kochsalzlösung fast immer auch Erythrozyten zu finden.

Bei dieser Gelegenheit wollen wir noch daran erinnern, daß das Punktat der physiologischen Kochsalzlösung beim thyreopriven Hund gleichfalls von uns eiweißhaltig gefunden wurde.

Analog wie Wessely haben wir auch die Schwankungen im Chlorgehalte solcher Punktate bestimmt, stets kam es zu einer beträchtlichen Abnahme im Prozentgehalte. Da wir hier aber keine Konstanz feststellen konnten — vielleicht liegt die Schuld an der geringen Zeit, die vom Momente der Injektion bis zur Zeit des Punktierens verging — haben wir auf die genauere Besprechung dieser Daten verzichtet.

Wir waren natürlich bemüht, in ganz ähnlicher Weise auch die Qualität der menschlichen Gewebsflüssigkeit zu prüfen. Zu diesem Behufe injizierten wir gleichfalls physiologische Kochsalzlösung (50 bis 100 ccm) — meist am Rücken eines Patienten — und versuchten nach einer gewissen Zeit wiederum etwas herauszupunktieren. Es wäre interessant gewesen, in dieser Weise die Schwankungen bei den verschiedenen krankhaften Prozessen zu verfolgen. Leider sind wir mit dieser Versuchsanordnung zu keinem einwandsfreien Resultate gekommen; da man bei dem Versuche, die injizierte Flüssigkeit wieder herauszupressen, oft einen beträchtlichen Druck ausüben muß, um überhaupt einen oder den anderen Tropfen nach einer halben Stunde wieder herauszubekommen, so darf man sich nicht wundern, wenn hie und da auch Serum herausgepreßt wird; und dadurch war das, auf was es uns hier besonders angekommen wäre, bereits hinfällig.

Zusammenfassung. Blicken wir auf das in diesem Kapitel Gesagte zurück, so ergeben sich auch bei einer rein physikalischen Untersuchungsmethode — wie es eben das Verfahren von Lehmann-Weber darstellt — große Unterschiede in der Schnelligkeit, mit der physiologische Kochsalzlösung vom Unterhautzellgewebe aufgesaugt wird. Ähnlich, wie sich auch durch die chemischen Methoden zeigen ließ, bieten auch hier Myxödematöse eine trägere Reaktion als normale, und umgekehrt saugt die Haut des Basedowkranken, soweit sich onkometrisch feststellen läßt, die Lösung viel rascher auf, als die einer gesunden Kontrollperson. Auch hier scheint also die Schilddrüse, soweit man klinisches Material zu Rate ziehen kann, durch ihre Anwesenheit, resp. durch ihr Darniederliegen teils fördernd, teils hemmend auf die Resorption Einfluß zu nehmen.

Die Methode, obwohl sie bei den schilddrüsenkranken Menschen einen auffallenden Parallelismus gegenüber der chemischen Versuchsanordnung erkennen läßt, zeigt sich nicht in allen Fällen als unbedingt verläßlich, im Sinne eines sicheren Maßstabes für die tatsächliche Resorption; wie eben das Beispiel am kachektischen Menschen demonstriert, braucht die Schnelligkeit, mit der z. B. die injizierte Salzlösung ihren Platz verläßt, noch kein Hinweis dafür zu sein, daß die Lösung tatsächlich Eigentum der zirkulierenden Säfte geworden ist. Sehr instruktiv war die physikalische Resorptionskurve bei manchen Formen von Nephritis; hier scheint tatsächlich Reichel schon vor vielen Jahren richtig gesehen zu haben.

Mit einem ähnlichen Probleme beschäftigten sich die Untersuchungen von Wessely, obwohl sie ursprünglich anders angelegt waren. Das Wichtige, das sich aus ihnen ergibt, scheint mir die Tatsache zu sein, daß der Unterschied in der Schnelligkeit der Resorption von physiologischer und 10 %iger Kochsalzlösung nicht allein in der Differenz des verschiedenen Salzgehaltes zu suchen sei. Denn wie wäre es sonst verständlich, daß z. B. 1 ccm einer 10 %igen Kochsalzlösung erst nach 15 Stunden völlig resorbiert ist, während das Punktat schon nach 1 Stunde die Konzentration einer physiologischen Kochsalzlösung besitzt, die zur völligen Resorption nur 3 Stunden brauchen würde. Eben deswegen nimmt Wessely bei der Injektion von höher konzentrierten Salzlösungen eine sekundäre Entzündung an, welche die Resorption wesentlich verhindern soll.

Wir haben auch die Versuche von Wessely aufgegriffen und glauben durch den Nachweis von Albumen im Punktate, nach Injektion von höher konzentrierten Salzlösungen, den Beweis der Richtigkeit der Vorstellung von Wessely erbracht zu haben. Scheinbar reizen Lösungen, die eine höhere Konzentration besitzen als 0.9 %, das Unterhautzellgewebe, und wahrscheinlich erfolgt die Resorption in entzündeten Partien langsamer, als wenn die Umgebung normale Verhältnisse zeigt. Wenn tatsächlich die Anwesenheit von Eiweiß in der Punktionsflüssigkeit ein Hinweis dafür sein würde, daß nunmehr die Resorption langsamer erfolgen sollte, als unter normalen Bedingungen, so müßte man sich doch die Frage vorlegen, ob nicht gerade in dieser Tatsache auch die Ursache für die trägere Aufsaugung von Salzlösungen zu suchen sein wird. —

Wir werden noch Gelegenheit haben, auf diese Beobachtungen ausführlich zurückzukommen.

Fünftes Kapitel.

Schwankungen in der Blutzusammensetzung nach größeren Blutverlusten (die Arbeiten von C. Schmidt und Hamburger). — Änderungen in der Blutzusammensetzung nach Blutdrucksteigerung. — Die Beobachtungen von Hößlin. — Hypalbuminose nach einem Aderlaß als Maß für den Flüssigkeitsaustausch zwischen Gewebe und Blut. — Ausgleich zwischen Gewebsflüssigkeit und Blut nach einem Aderlaß bei normalen und schilddrüsenlosen Hunden. — Analoge Versuche bei Menschen, denen zu therapeutischen Zwecken ein Aderlaß gemacht wurde. — Zusammenfassung.

Je mehr man sich die Tatsachen, die wir bis jetzt aufgedeckt haben, überlegt, desto mehr kommt man zu der Anschauung, daß das Gewebe die Flüssigkeit und das Salz, das ihm artifiziell injiziert wurde, bald schwer, bald leichter wieder hergibt. Es drängt sich nunmehr die Frage auf, ob nicht auch der physiologische Austausch zwischen Gewebsflüssigkeit und Blut, der ja sicher bestehen muß, unter gewissen Bedingungen auf Schwierigkeiten stößt. Die konkrete Frage lautet also: 1. Sind wir imstande, die Abgabe von Flüssigkeit und auch von Salz, wie sie unter physiologischen Bedingungen in den Geweben aufgestapelt sind, zu regulieren und 2. spielt vielleicht auch hier die Schilddrüse mit eine Rolle?

Wie sind wir nun imstande, den physiologischen Gewebsaustausch zu beurteilen?

Schwankungen in der Blutzusammensetzung nach größeren Blutverlusten (die Arbeiten von C. Schmidt und Hamburger). Wir wissen aus der Physiologie, daß dem Tierkörper fein regulierende Ausgleichsvorrichtungen zur Verfügung stehen, die es ihm ermöglichen, im Anschluß an schwere Blutverluste, nicht nur den Wasserverlust rasch auszugleichen, sondern auch seinen Organen wieder eine normal konzentrierte Blutflüssigkeit zuzuführen. Durch die klassischen Untersuchungen von C. Schmidt[1]) ist uns die Tatsache bekannt geworden, daß jedem Blutverluste eine Hypalbuminose des Blutes folgt und daß in dem Maße, als aus den Gefäßen Eiweiß verloren geht, die Konzentration des Blutes durch Eintreten von Wasser und Salzen aus den

[1]) C. Schmidt, Zur Charakteristik der epidemischen Cholera. Leipzig u. Mitau 1850.

Geweben erhalten bleibt. Nach C. Schmidts Berechnungen sollen für 100 Teile Eiweiß, das verloren geht, 6 Teile Natron oder 13 Teile phosphorsaures Natron oder 31 Teile Chlornatrium in die Blutbahn eintreten. Diese Versuche sind vielfach mit demselben Resultate wiederholt worden. Besonders eindeutig war das Resultat in einer Untersuchungsreihe, die von Hamburger[1]) durchgeführt wurde: Einem Pferde von 400 kg werden 10 Liter Blut entnommen; der Eiweißgehalt fällt von 8.304 auf 7.125 %, nach einer neuerlichen Blutentnahme sinkt er sogar bis auf 6.894 %. Der prozentische Kochsalzgehalt steigt von 0.598 zuerst auf 0.620 und schließlich bis auf 0.636. Nach einer älteren Methode (Bestimmung des wasseranziehenden Vermögens) hat Hamburger auch nach den einzelnen Aderlässen den osmotischen Druck bestimmt; trotz der vielen Aderlässe hat derselbe keine Änderung erfahren; er bleibt konstant, ehe noch das Blut seine ursprüngliche chemische Zusammensetzung erfahren hat. Daraus kann man aber den Schluß ziehen, daß wahrscheinlich die aus den Geweben nachströmende Flüssigkeit etwas salzreicher sein dürfte, als das in der Blutbahn zurückgebliebene Plasma.

Auch Limbeck[2]), der sich mit diesem Gegenstande eingehend beschäftigt hatte und gleichfalls die Versuche von C. Schmidt bestätigen konnte, frägt sich, was die eigentliche Ursache sein könnte, warum es nach Blutverlusten zu einer Verdünnung des vorhandenen Blutes durch Eintritt von Gewebsflüssigkeit in die Blutbahn kommt.

Limbeck beantwortet diese Frage ungefähr folgendermaßen: Der räumliche Wechsel der beiden Flüssigkeiten (Gewebsflüssigkeit und Blutplasma), die allerdings durch eine Membran getrennt sind, kann wohl kaum seine Ursache in osmotischen Differenzen finden; denn durch den Aderlaß wird primär weder die trennende Membran noch die chemische Zusammensetzung des Blutes oder der Lymphe geändert. Deswegen müssen vitale Kräfte zur Erklärung des Übertrittes von Gewebsflüssigkeit in das Gefäßlumen herangezogen werden. Solange während des Aderlasses das Blut aus den Gefäßen rinnt, bemüht sich der Vasomotorenapparat, das Gefäßterritorium einzuschränken und es stehen sich noch immer Blut und Gewebslymphe unter demselben Drucke gegenüber. Sobald jedoch — vielleicht nach Vollendung des Aderlasses — die Gefäßkontraktion nachläßt, ändern sich nunmehr auch die Druckverhältnisse an der Grenze zwischen Blut und Gewebsflüssigkeit, indem das Blut allmählich unter einem niedrigeren Drucke zu stehen kommt, während in der Gewebsflüssigkeit noch der alte Druck fortdauern dürfte; unter diesen Druckunterschieden muß gleichsam ex vacuo Gewebsflüssigkeit gegen die Bluträume zu gepreßt werden. Die vitale Ursache wäre also in einer Druckdifferenz zwischen Blut- und Gewebsflüssigkeit zu

[1]) Hamburger, Lymphbildung, Osmotischer Druck, II. Bd. p. 30. 1904.
[2]) Limbeck, Klinische Pathologie des Blutes. Jena 1892, p. 47.

suchen. Wenn diese Vorstellung richtig ist — und es ist eigentlich dagegen nichts einzuwenden —, so würde aus den Geweben eine eiweißfreie Flüssigkeit herausgepreßt werden. Hier kämen also entweder die alten Untersuchungen von Runeberg[1]) wieder zu Ehren, der zeigen konnte, daß bei steigendem Druck Wasser und Salzlösungen durch tierische Membranen rascher diffundieren, während davon Eiweißlösungen ganz unbeeinflußt bleiben oder — die zwischen den Zellen aufgespeicherte Gewebsflüssigkeit ist eiweißfrei.

Schwankungen in der Blutzusammensetzung nach Blutdrucksteigerung. Mit rein mechanischen Kräften rechnet man auch bei der Beurteilung der Schwankungen in der Blutzusammensetzung, wie sie sich bei Steigerung des Blutdruckes im Gefäßsysteme ergeben. Schon Ludwig[2]) und Landois[3]) rechneten mit dem Einflusse der Druckschwankung auf die Blutkonzentration. Nach ihren Vorstellungen soll es bei einer Erhöhung des Blutdruckes oder bei einer Verengerung des Gefäßlumens zu einem vermehrten Flüssigkeitsaustritt aus dem Gefäßsysteme kommen. Ihre Versuchstechnik war aber keine ganz einwandsfreie, weswegen man ihren Folgerungen weniger Aufmerksamkeit schenkte. Die ganze Frage ließ sich in klarer Weise entscheiden, als man im Adrenalin ein sicheres Mittel kennen lernte, um beträchtliche Blutdrucksteigerungen zu erzeugen. Durch Heß[4]) und später dann auch von Erb[5]) ist das Problem, Abhängigkeit der Blutzusammensetzung von Schwankungen im Blutdrucke, mit Zuhilfenahme von Adrenalin aufgegriffen worden und ganz im Sinne von Ludwig entschieden worden. Gibt man Hunden oder Kaninchen intravenös Adrenalin, so daß es zu einer deutlichen Blutdrucksteigerung kommt, so läßt sich im venösen Blute eine deutliche Konzentrationszunahme nachweisen. Zum Nachweis einer Veränderung in der Blutzusammensetzung wurde folgende Methode herangezogen: Bestimmung des spezifischen Gewichtes, Wägung des Trockenrückstandes, Bestimmung des Stickstoff- und Kochsalzgehaltes im Serum und Zählung der roten Blutkörperchen. Die Zunahme der Erythrozyten äußert sich als Effekt der Blutkonzentration viel stärker als z. B. das Ansteigen im Kochsalz- und Stickstoffgehalte. Deswegen sagt gerade die Zunahme der roten Blutzellen in bezug auf die Eindickung des Blutes mehr als alle anderen Werte.

Die Beobachtungen von Hoeßlin. Weder die Aderlaßversuche, noch die Schwankungen in der Konzentration des Blutes im Anschluß an eine Adrenalininjektion sind jedoch zur Lösung pathologischer Fragen

---

[1]) Runeberg, Filtration von Eiweißlösungen durch tierische Membranen. Arch. d. Heilk. XVIII.

[2]) Ludwig, Lehrbuch der Physiologie, II. p. 128 u. ff. 1861.

[3]) Landois, Beiträge zur Transfusion des Blutes. Leipzig 1878.

[4]) Heß, Beeinflussung des Flüssigkeitsaustausches. Deutsch. Arch. f. klin. Med. **79**. p. 128. 1903.

[5]) Erb, Einfluß von Blutdruckschwankungen. Arch. f. klin. Med. 88. p. 36.

herangezogen worden. Ich finde eigentlich nur in der Arbeit von Hoeßlin[1]) etwas Einschlägiges. Hoeßlin konnte sich zuerst an normalen Kaninchen davon überzeugen, daß nach einem größeren Aderlaß der Gefrierpunkt des Serums etwas ansteigt und daß ganz analog, wie es seit C. Schmidt bekannt ist, der NaCl-Gehalt des Serums deutlich in die Höhe geht. So stieg der prozentuelle NaCl-Gehalt von z. B. 0.49 auf 0.56 oder von 0.56 auf 0.65; ein andermal von 0.49 auf 0.70 oder von 0.61 auf 0.77. Hoeßlin hat nun analoge Versuche auch bei mit Uran vergifteten Tieren vorgenommen. Eine wesentliche Änderung gegenüber der Norm hat er nicht konstatieren können, doch wundert er sich darüber, warum bei dem relativen NaCl-Reichtum der Gewebe, eben bei uranvergifteten Tieren, die Zunahme im Kochsalzgehalte des Blutes nicht stärker war. Einmal stieg der Kochsalzwert nur von 0.936 auf 0.995.

Die Hypalbuminose nach einem Aderlaß als Maßstab für den Flüssigkeitsaustausch zwischen Gewebe und Blut. Wir haben uns in den vorigen Kapiteln bemüht zu zeigen, wie das Gewebe, resp. das Unterhautzellgewebe unter gewissen pathologischen Zuständen den Transport von Wasser und Salz, die nach Art eines Ödems hier abgelagert waren, hindern können; nicht nur im Experiment, auch beim Patienten ergeben sich große Unterschiede in der Resorption von der Haut aus, je nachdem der Organismus über eine gesunde oder eine geschädigte Schilddrüse verfügt. Wenn wir andererseits bei manchen Nephritiden sehen, wie das Kochsalz, das wir verfüttern, ohne Schwierigkeiten zur Ausscheidung gelangt, während es bei subkutaner Darreichung viel später im Harn erscheint, so kann speziell für diese Verlangsamung im Salzexport kaum die Niere verantwortlich sein. Wir müssen uns im Gegenteil eher vorstellen, daß das Salz, subkutan beigebracht, bald leichter, bald schwerer in den Blutkreislauf gelangt und so erst mit dem Nierenfilter in Berührung kommt, um alsbald, vorausgesetzt, daß sich nicht hier ein Hindernis findet, nach außen zu gelangen.

Das eben im Experiment demonstrierte Nachsickern von Gewebsflüssigkeit in die Blutgefäße, wie es im Anschlusse an einen größeren Aderlaß typisch sein dürfte, scheint mir nun ein Weg zu sein, um auch beim Menschen zu prüfen, ob die außerhalb der Blutbahnen deponierten Flüssigkeits- und Salzmengen leicht verfügbar gemacht werden können oder ob das Bestreben der Gewebe, ihre Flüssigkeit festzuhalten, größer ist als unter physiologischen Bedingungen.

Der Ausgleich zwischen Gewebe und Blut im Anschluß an einen Aderlaß bei normalen und schilddrüsenlosen Hunden. Nachdem wir beim thyreopriven Hunde gesehen haben, wie langsam subkutan injiziertes Kochsalz ausgeschieden wird, lag es nahe, den Schmidtschen Versuch

[1]) Hoeßlin, Veränderungen des Blutes nach Aderlassen. Hofmeisters Beiträge VIII. p. 431., 1906.

bei einem schilddrüsenlosen Hunde auszuführen. Unsere Versuchsanordnung war dabei folgende: Um die Tiere, die zu diesen Versuchen herangezogen wurden, unter möglichst gleiche Bedingungen zu bringen, bekamen sie nur einmal im Tag Futter und eine bestimmte Menge Wasser. Die eigentlichen Versuche begannen immer eine Stunde vor der Fütterung. Der erste Akt des Versuches bestand in einem Aderlaß. Bei Hund I (vgl. Tabelle 25), der nur 9.3 kg wog, entnahmen wir aus der Karotis 200 ccm. Das defibrinierte Blut analysierten wir auf: Serum-N, Kochsalzgehalt im Serum, Serumvolumen nach der Methode von Bleibtreu[1]) und den Trockenrückstand des Blutes. Eine

Tabelle 25.

Hunde		Serum N %		NaCl %		Serumvolum. %		Trockengeh. d. Blutes %		Aderlaß	kg
		vor	nach	vor	nach	vor	nach	vor	nach		
I.	Normal	1.324	0.937	0.57	0.63	53.3	69.6	20.60	18.7	200	9.30
	Thyreopriv	1.287	1.137	0.53	0.55	57.6	60.3	19.78	19.09	200	9.50
II.	Normal	1.187	0.903	0.62	0.69	48.3	60.1	19.03	17.37	350	15.6
	Thyreopriv	1.165	1.098	0.58	0.59	52.6	53.7	20.09	19.73	350	15.1

halbe Stunde nach dem ersten Aderlaß nahmen wir aus der Karotis noch einmal 50 ccm Blut. Auch in dieser Menge wurden möglichst viel Bestimmungen durchgeführt. Die Bleibtreumethode kann man auch nach dem Mikroverfahren nach Bang ausführen; deswegen haben wir beim zweiten Aderlaß nur so wenig Blut entzogen. Nachdem das Tier sich von diesem Eingriff, der selbstverständlich aseptisch sein muß, erholt hatte, wurde die Schilddrüse exstirpiert. 14 Tage später haben wir die beiden Aderlässe behufs Blutanalyse wiederholt. Die Analysen haben im wesentlichen das gezeigt, was wir erwartet haben. Vor der Schilddrüsenexstirpation traten nach dem Aderlaß die typischen Veränderungen auf, wie sie zuerst von C. Schmidt beschrieben wurden: die bekannte Hypalbuminose und Salzvermehrung. Die Stickstoffabnahme im Serum beträgt fast 30%. Die Zunahme an NaCl 10%. Das Serumvolumen hat dementsprechend um 23% zugenommen. Eine solche enorme Verschiebung der beiden aneinander grenzenden Flüssigkeiten findet nun nach der Schilddrüsenexstirpation nicht mehr statt. Aus den gefundenen Zahlen ergibt sich folgende prozentische Verschiebung: Die Hypalbuminose macht sich nur durch eine Abnahme von 11% des Serum-N bemerkbar, die Chlorzunahme beträgt nur ca. 4%.

---

[1]) Bleibtreu, Eine Methode für Bestimmung der körperlichen Elemente im Blute. Pflügers Archiv **51**. p. 151. 1892.

Da das Serumvolumen nur um 4.7 % zugenommen hat, so ist auch viel weniger Flüssigkeit in die Blutgefäße zurückgeflossen.

Ganz ähnlich gestalten sich die Verhältnisse im Versuch II (Hund II). Im normalen Kontrollversuch (dem Tier, das ca. 15 kg wog, wurden 350 ccm Blut aus der Karotis genommen) fällt der N-Gehalt des Serums um 24 %, während nach der Schilddrüsenentfernung das Serum nur 6 % an Stickstoff einbüßt. Der Chlorgehalt im Serum hebt sich nach dem Aderlaß beim normalen Tier um 10 %, während das Serum desselben Tieres, nachdem ihm die Thyreoidea herausgenommen wurde, an Chlor nur mehr 1.8 % gewinnt. Was das Serumvolumen anbelangt, so zeigen sich auch hier die gleichen Unterschiede: vor der Schilddrüsenexstirpation eine Zunahme um 19 %, nachher nur um 3 %.

Was ergeben diese Aderlaßversuche bei schilddrüsenlosen Hunden? Haben wir früher zeigen können, daß schilddrüsenlosen Tieren subkutan injizierte physiologische Kochsalzlösung gleichsam als Ödem liegen blieb und viel langsamer im Harn erscheint, als wenn derselbe Versuch bei einem normalen Tier ausgeführt wird, so zeigt diese Versuchsanordnung im Prinzip dasselbe. Hier lagert den Blutgefäßen nicht pathologisch vermehrte Flüssigkeit vor, sondern wir haben es mit den normalen Beständen an Gewebssäften zu tun; sie müssen bei normalen Bedingungen nach einem Aderlaß in die Schranken treten und sollen den Verlust an Blutflüssigkeit ersetzen. Beim schilddrüsenlosen Tier scheint nun die Gewebsflüssigkeit nicht so leicht disponibel zu sein, wie unter normalen Verhältnissen. Diese Versuche bedeuten aber noch in einer anderen Richtung einen Fortschritt. Bei den Versuchen mit künstlichen Ödemen bei thyreopriven Tieren haben wir eine Verspätung der Ausscheidung nur im Harn feststellen können. Wollten wir uns älteren Anschauungen anschließen, so könnte für die Verzögerung im Chlorexport die Niere verantwortlich gemacht werden. Durch diese unsere letzten Versuche sind wir gleichsam dem Zentrum des Organismus näher gerückt und haben uns davon überzeugen können, wie bei dem kontinuierlichen Fließen der Säfte vom Magen gegen die Niere auch Hindernisse diesseits derselben liegen dürften. Die Niere braucht nicht allein daran schuld zu sein, wenn Salz und Wasser im Harn später oder auch früher erscheinen als unter normalen Verhältnissen.

Analoge Versuche bei Menschen, die zu therapeutischen Zwecken zur Ader gelassen wurden. In der menschlichen Pathologie spielt der Aderlaß therapeutisch eine große Rolle. Speziell zur Anregung von Diuresen, oder um bei schwer ödematösen kardialen Affektionen der Digitalistherapie bessere Angriffspunkte zu bieten, sollte der Aderlaß viel öfter verwendet werden, als es zu geschehen pflegt. Es schien nun angebracht, in geeigneten Fällen die Gelegenheit zu benützen und nachzusehen, ob nicht auch hier durch Blutanalysen Anhaltspunkte zu gewinnen wären, die im Sinne einer Verschiebung zwischen Blut- und

Tabelle 26.

	Serum N %		NaCl %		Serumvolum %		Spez. Gewicht des Blutes		Spez. Gewicht des Serums		Trockengehalt des Blutes %		Trockengehalt des Serums %		Größe des Aderlasses	kg	Anmerkung
	vor	nach	vor	nach	vor	nach	vor	nach	vor	nach	vor	nach	vor	nach			
Normal I.	1.037	0.937	0.567	0.673	49.30	52.36	1050	1047.3	1027.3	1025.3	20.76	19.32	10.37	9.36	380 ccm	71	—
Normal II.	1.314	0.997	0.543	0.637	51.36	54.78	1053.7	1050.1	1028.2	1026.7	19.98	19.03	9.68	8.93	410 ccm	80	—
Nephritis I.	1.148	0.902	0.614	0.614	70.5	81.87	1034	1029	1019.7	1017.1	15.81	14.20	8.31	7.14	500 ccm	59.4	Krisen!
Nephritis II.	1.156	1.007	0.474	0.515	62.27	64.96	1039.5	1038.6	1020.3	1019.3	20.78	20.53	9.68	9.56	350 ccm	57.9	Blande Sklerose
Nephritis III.	0.896	0.537	0.643	0.541	52.38	61.47	1037.3	1035.9	1014.4	1013.6	18.46	17.03	6.89	6.03	320 ccm	61.0	Nephrose!
Nephritis IV.	0.686	0.609	0.458	0.404	62.25	73.07	1027	1023.4	1008.6	1008.2	19.68	17.94	6.61	6.17	380 ccm	66.5	Nephrose!
Nephritis V.	1.111	1.097	0.515	0.468	45.99	51.52	1042.4	1039.7	1019.7	1019.7	21.70	20.62	8.93	8.70	360 ccm	83.2	Arterios. S. N.
Kardial I.	0.952	0.938	0.478	0.731	49.78	57.78	1041.2	1038.1	1017.9	1015.8	20.85	19.94	7.82	6.89	450	58.1	Diurese!
Kardial II.	0.960	0.859	0.519	0.576	54.50	60.70	1037.7	1036.9	1016.7	1015.5	19.69	18.84	7.52	7.19	450	70.3	—
Kardial III.	0.975	0.934	0.447	0.477	51.40	55.35	1037.0	1036.3	1017.1	1016.6	19.18	19.10	7.81	7.78	360	81.0	—
Myxödem	1.204	1.200	0.468	0.460	70.64	70.93	1038.6	1038.2	1019.8	1019.6	20.41	20.29	10.06	9.98	380	79	—

Gewebsflüssigkeit zu verwerten wären. Hierzu war nur ein zweiter Aderlaß noch nötig. Wie wir bereits früher erwähnt haben, läßt sich durch die Mikroanalyse die Bleibtreusche Methode relativ einfach gestalten, so daß man mit 50—60 ccm Blut leicht sein Auskommen findet. Da wir den zweiten Aderlaß meist erst nach 5—6 Stunden wiederholten und in der Zwischenzeit der Patient Wasser und Nahrung bekommen mußte, so können die Verhältnisse natürlich nicht in unbedingte Parallele zu den Versuchen am Tier gestellt werden.

Aus diesen Gründen wollen wir die hier gefundenen Zahlen nicht so detailliert zergliedern, wie wir es oben bei den Tierversuchen gemacht haben. Nur ganz im allgemeinen soll nachgesehen werden, ob überhaupt Analogien bestehen. Bei den beiden Normalfällen (I und II) — Tabelle 26 — stieg im Verhältnis zur Diluierung des Blutes der Kochsalzwert beträchtlich; da wir in der Zeit zwischen erstem und zweitem Aderlaß fast chlorfreie Nahrung reichten, kann das Plus an NaCl kaum von außen in das Blut gelangt sein. Wir werden daher wohl mit Recht an eine Einwanderung desselben aus den Geweben denken können. In beiden Fällen hat es sich um junge, kräftige Frauen gehandelt, die wegen Kopfschmerzen die Ambulanz der Klinik aufsuchten.

Tabelle 27.

Subkutan

Tage	Stunden	Harnmenge 24-stündig	Harnmenge 3-stündig	spez. Gewicht	NaCl 24-stündig	NaCl 3-stündig	NaCl %	N
1. III.		1600		1009	5.6		0.35	8.4
2. III.		1600		1010	3.78		0.32	6.23
3. III.		1700		1009	3.40		0.20	10.1
4. III.	6—9		160	1011		0.29	0.18	0.98
	9—12		200	1011		0.40	0.20	1.28
	12—3	2180	200	1010	5.78	0.50	0.25	2.14
	3—6		400	1010		0.92	0.23	0.52
	6—9		90	1010		0.23	0.26	1.52
	9—12		310	1010		0.84	0.27	1.61
	12—3		340	1010		0.95	0.28	1.36
	3—6		340	1010		0.95	0.28	1.19
5. III.	6—9		230	1010		0.62	0.27	1.30
	9—12		270	1010		0.67	0.25	1.30
	12—3		250	1009		0.50	0.20	1.33
	3—6		280	1009		0.59	0.21	1.52
	6—9		330	1009		0.66	0.20	1.66

Ges. NaCl: 5.78
Tag zuvor: 3.40
2.38 = 17.6 %

Im Laufe unserer Untersuchungen haben wir bei fünf Nephritiden größere Aderlässe vorgenommen. Nephritis I betrifft einen 29 Jahre alten Mann, den wir schon aus früheren Beobachtungen an unserer Klinik kannten. Er hatte dauernd eine Blutdruckerhöhung (180—200), Ödeme bestanden nie, keine Retinitis alb., oft Kopfschmerzen, niedriger Reststickstoff (0.051), mächtige Hypertrophie des Herzens, oft Erscheinungen, die an Angina pectoris erinnern, im Harn, der stets niedriges spezifisches Gewicht zeigte, Eiweiß (2—4 $^0/_{00}$), mäßig reichliches Sediment (fettig und lipoid veränderte Zellen). Die Chlorausscheidung nach subkutaner Salzzufuhr ist in Tabelle 27 wiedergegeben. Kochsalz und Wasser finden nur sehr langsam ihren Weg in den Harn. Nach unserer Rechnung kommen von 13.5 g NaCl, die injiziert wurden, nur 17.6 $^0/_0$ heraus. Vorausgesetzt, daß der Mann nicht mehr Wasser zu sich genommen hat als am Tag zuvor, kämen von der injizierten Flüssigkeit (1500 ccm) nur 480 ccm heraus. Auch hier zeigt sich in der Tabelle wie konstant das spezifische Gewicht des Harnes bleibt und wie trotz des Salzangebotes die Chlorkonzentration stets gleich niedrig bleibt. Es scheint sich hier wohl um eine diffuse chronische Nephritis am Übergang zwischen 2. und 3. Stadium zu handeln. Dieser Mann wurde nun plötzlich bewußtlos und wurde in diesem Stadium neuerdings an die Klinik gebracht. Wegen des hohen Blutdruckes und der frischen retinalen und konjunktivalen Blutungen wurde ein ausgiebiger Aderlaß gemacht (500 ccm). Der Erfolg war ein sehr günstiger, indem der Patient sofort erwachte und sich wohler fühlte. Ca. 6 Stunden später haben wir dem Patienten noch einmal 50 ccm Blut entnommen. Die Resultate der beiden Blutanalysen befinden sich auf Tabelle 26 unter der Kolonne Nephritis I.

Wir sehen, daß trotz des enormen Aderlasses und obwohl das Serumvolumen von 70.5 auf 81.87 $^0/_0$ zugenommen hat, der Chlorgehalt im Serum gleich geblieben ist: d. h. Kochsalz ist sicher in die Blutgefäße gewandert, sonst wäre der Chlorwert bei dieser enormen Diluierung noch geringer geworden, aber jedenfalls nicht in jener Menge, wie z. B. in den beiden normalen Fällen.

Der nächste Fall (Nephritis II) betraf eine 54 Jahre alte Frau mit den Erscheinungen einer Nierensklerose und starker Hypertonie. Sie klagte über Kopfschmerzen und Erscheinungen, die etwas an „Raynaud" erinnerten. Der Blutdruck schwankte zwischen 230—260 Hg RR. Beträchtliche Hypertrophie des linken Ventrikels. Im Harn war Eiweiß deutlich vorhanden. Das spezifische Gewicht war sehr schwankend, wie auch aus Tabelle 28 zu entnehmen ist, wo auch die Kochsalzbilanz nach NaCl-Zufuhr analysiert wurde. Ein Sediment ist kaum nachweisbar, keine Erythrozyten. Wegen der Kongestionen haben wir der Patientin den Aderlaß angeraten, der ihr auch sehr gut getan hat. 7 Stunden später haben wir neuerdings 50 ccm durch Aderlaß genommen. Hier sehen wir nun eine ganz beträchtliche Vermehrung des Kochsalzwertes im Serum; die Diluierung des Serums war allerdings, weil natürlich

Tabelle 28.

Subkutan								
Tage	Stunden	Harnmenge 24-stündig	Harnmenge 3-stündig	spez. Gewicht	NaCl 24-stündig	NaCl 3-stündig	NaCl %	N
21. II.		1500		1015	5.36			10.76
22. II.		1570		1015	4.30			9.89
23. II.		1610		1017	3.02			10.76
24. II.	6—9		200	1020		0.50	0.25	1.56
	9—12		130	1016		0.44	0.34	1.36
	12—3		90	1030		0.72	0.80	1.29
	3—6		60	1036		1.00	1.81	1.01
	6—9		80	1030		0.93	1.16	1.46
	9—12	1690	470	1010	9.02	1.63	0.35	1.56
	12—3		310	1010		1.09	0.35	1.41
	3—6		220	1010		0.98	0.44	1.12
25. II.	6—9		280	1010		1.23	0.44	1.15
	9—12		180	1010		1.44	0.80	1.10
	12—3		130	1012		1.03	0.79	0.96
	3—6		90	1020		0.97	1.06	1.23
	6—9		100	1019		0.83	0.83	1.07

Ges. NaCl: 9.02
Tag zuvor: 3.02
6.00 = 44.0 %

auch lange nicht so viel Blut genommen wurde, eine viel geringere. Hier sehen wir also, wenn wir die Vermehrung des Chlorwertes im Sinne eines Überwanderns von Gewebsflüssigkeit gegen die Blutgefäße deuten, Verhältnisse, die ganz an die normalen erinnern. Der Stickstoffgehalt des Serums ist abgesunken, aber auch hier lange nicht in dem Maße, wie im früheren Fall. Im übrigen waren die Ernährungsbedingungen ganz dieselben, wie in allen anderen Fällen.

Nephritis III, die auch in der Tabelle 26 erwähnt ist, ist eigentlich eine typische Nephrose. Der 56 Jahre alte Patient, von Beruf Eisendreher, bekam im Anschluß an eine Verkühlung Schwellungen zuerst an den Beinen. Dieselben wurden immer stärker und verbreiteten sich allmählich über den ganzen Körper. Die Harnmenge wurde immer geringer und die Farbe des Harnes sehr dunkel. Bei der Aufnahme fiel der Patient vor allem durch seine Blässe und die hochgradigen Ödeme auf, die über den ganzen Körper verbreitet waren. Der Blutdruck betrug nur 110 Hg. Keine Retinitis alb. Der Harn war stark getrübt und warf beim längeren Stehen ein Sediment ab, so daß die Farbe fast an die des Fieberharns erinnerte. Über Eiweiß, Chlor- und Stickstoffgehalt orientiert die Tabelle 29, ebenso über die Höhe des spezifischen

Gewichtes. Der Tag, an dem der Aderlaß vorgenommen wurde, ist in der Tabelle kenntlich gemacht. Das Eigentümliche des Falles ist — und das stempelt ihn zu einer Nephrose — die Armut an Salz, das gute Aus-

Tabelle 29.

Datum	Menge	spez. Gew.	NaCl	N	Esbach	
24. II.	275	1046	0.63	6.44	30 ‰	
25. II.	260	1044	0.48	5.90	30 ‰	
26. II.	260	1040	0.43	6.19	40 ‰	
27. II.	220	1041	0.36	4.99	34 ‰	←
28. II.	240	1040	0.40	5.21	40 ‰	320 ccm Aderlaß
29. II.	300	1039	0.56	4.70	38 ‰	
1. III.	280	1040	0.45	5.10	36 ‰	
2. III.	270	1039	0.40	5.90	40 ‰	
3. III.	290	1040	0.49	6.04	40 ‰	

scheidungsvermögen an Stickstoff und die Fähigkeit der Niere, einen Harn von hohem spezifischen Gewicht abzusondern. Größere, leicht nachweisbare Mengen von Erythrozyten waren nicht vorhanden. Weil wir in solchen Fällen manchmal durch eine Venenpunktion einen sehr günstigen Erfolg gesehen haben, ließen wir auch diesen Patienten zu Ader. Ein Einfluß auf die Diurese war nicht zu bemerken, später haben wir dem Patienten Schilddrüsentabletten gegeben und ihn völlig von seinen Ödemen befreit. 8 Stunden nach dem ersten Aderlaß haben wir noch einmal 50 ccm aus der Vene genommen, um auch diesen Fall zu unseren Untersuchungen verwerten zu können. Wie die Tabelle 26 (Nephritis III) zeigt, sinkt infolge des Aderlasses der NaCl-Wert beträchtlich. Entsprechend der starken Diluierung des Blutes — das Serumvolumen ist von 52.38 % auf 61.45 % gestiegen — muß dieses Absinken besonders hoch angeschlagen werden. Die Hypalbuminose besteht, soweit wir sie aus dem Stickstoffgehalt im Serum taxieren können, trotzdem fort.

Auch der nächste Fall (Nephritis IV) ist eine Nephrose, wir haben diese Patientin bereits besprochen und in Abb. 8 den Tag bezeichnet, an dem der Aderlaß vorgenommen wurde. Auch hier kam es zu keiner Diurese, während die nachfolgende Thyreoidbehandlung die Ödeme völlig zum Verschwinden gebracht hat. Dadurch, daß wir im Anschluß an den ersten Aderlaß nach ca. 7 Stunden noch einmal 50 ccm aus der Vene genommen haben, konnten wir auch diesen Fall für unsere Versuche ausbeuten. Ganz analog wie im früheren Fall sinkt zwar der Stickstoffwert im Serum, aber die Chlorwerte gehen nicht in die Höhe, sondern im Gegenteil sie fallen unter das normale Niveau. Die Diluierung war hier eine ganz enorme; nachdem wir aber der Frau die Flüssigkeitszufuhr nicht vollkommen verbieten konnten, kann die Verwässerung ebensogut auf einen Import des Wassers von außen her bezogen werden. Größere Mengen an Kochsalz sind in der Zeit zwischen dem ersten und zweiten Aderlaß jedenfalls nicht gereicht worden.

Die beiden letzten Fälle zeigen also ein Verhalten, das vielfach von der Norm abweicht. Obwohl in ihrem Unterhautzellgewebe große Mengen von Salz aufgestapelt waren, ist dieses in den nächsten 7 bis 8 Stunden nicht sofort als Ersatz für die verloren gegangene Blutflüssigkeit disponibel gewesen. Im ersten Fall von Nephritis hätte man — der Mann war beträchtlich abgemagert — an einen relativen Mangel an Salzen in den Gewebsdepots denken können, hier war aber reichlich Gelegenheit, aus den 10—15 Litern Ödemflüssigkeit zu schöpfen und doch scheint dies auf Schwierigkeiten gestoßen zu sein.

Der nächste Fall (Nephritis V der Tabelle 26) ist eine arteriosklerotische Schrumpfniere mit Herzinsuffizienz. Der Mann, 65 Jahre alt, ist nunmehr über $1\,{}^1/_2$ Jahr ödematös. Digitalis wurde oft ohne wesentlichen Erfolg versucht. Stark inkompensiert kam der Mann an unsere Klinik. Das Herz war nach rechts und links stark erweitert, leichte positive Venenpulsationen, die unter Digitalistherapie schwanden. Der Blutdruck war dauernd 190—200 Hg. Im Harn Eiweiß (${}^1/_2$—2 ‰), auch Urobilin. Das spezifische Gewicht dauernd hoch. Die Haut zeigte im Bereiche der starken Ödeme ein zyanotisches Kolorit. Auch hier geschah der erste Aderlaß aus therapeutischen Rücksichten. Die Blutanalysen ergeben ebenfalls eine leichte Abflußhemmung des Salzes aus den Geweben gegen die Blutbahnen. Wenn es auch zu keiner beträchtlichen Blutverdünnung gekommen ist, so ist das Absinken des Kochsalzwertes im Blutserum doch sehr auffällig und von größerer Bedeutung, als wenn der Chlorwert gleich geblieben wäre oder sogar zugenommen hätte. Außer einer subjektiven Besserung hatte der Aderlaß auf das Befinden des Patienten keinen Einfluß. Der Patient ist gestorben; die Sektion bestätigte unsere klinische Diagnose, es zeigte sich eine arteriosklerotische Schrumpfniere und mächtige Herzhypertrophie.

Die drei Fälle, die in der Tabelle 26 als kardial bezeichnet wurden, waren Mitralfehler mit starken Inkompensationserscheinungen. Alle hatten starke Ödeme, Stauungsbronchitis, Stauungsleber und leichte Albuminurie. Der Fall (Kardial I), bei dem Digitalis und Diuretika eine Vermehrung der Harnmenge nicht auszulösen imstande waren, bekam im Anschluß an den Aderlaß eine deutliche Diurese. Aus den beiden Blutanalysen dieses Falles ergibt sich nun eine solche Steigerung im Chlorgehalte des Serums, daß man fast an einen Zusammenhang zwischen Diurese und gesteigerter Chlorämie denken könnte. Merkwürdigerweise zeigt sich im Anschluß an den Aderlaß keine besonders starke Abnahme im Stickstoffgehalt des Serums, obwohl die Diluierung (von 49.78 % auf 57.78 % Serumvolumen) eine ganz beträchtliche war.

Auch in den beiden nächsten Fällen (Kardial II und III) nahm der Kochsalzgehalt im Serum zu, doch lange nicht so stark, wie im vorigen Fall. Beidemal hatte sich dem Aderlaß keine Diurese angeschlossen.

Sehr beachtenswert erscheinen mir nun die Blutanalysen bei dem einen Fall von Myxödem, den wir bereits in Tabelle 9 beschrieben haben. Obwohl wir eine relativ große Blutmenge durch Aderlaß entzogen haben — 380 ccm —, stieg das Serumvolumen nur sehr wenig, von 70.64 auf 70.93 %. Eine so kleine Differenz haben wir unter sämtlichen 11 Beobachtungen nicht ein einziges Mal notieren können; dasselbe gilt auch vom Serum-N und vom Kochsalz, trotzdem zeigte aber die Chlorbestimmung eine geringgradige Abnahme. Auch bei den anderen Analysen, auf die wir bis jetzt wenig geachtet haben, zeigen sich zwischen den beiden Blutarten so geringe Unterschiede, daß man die Überzeugung gewinnt, daß es überhaupt kaum zu einer bedeutenden Diluierung des Blutes gekommen ist.

Zusammenfassung. Die Anschauung von Limbeck über den Ablauf des Flüssigkeitsaustausches im Anschluß an einen Aderlaß hat viel Wahrscheinlichkeit für sich. Solange der Aderlaß anhält, bemühen sich die Vasomotoren, das Gesamtvolumen des Gefäß- und Kapillarlumens nach Möglichkeit einzuschränken. Hört der akute Blutverlust auf, so dehnen sich allmählich die Gefäße wieder aus und es muß, um die verloren gegangene Flüssigkeit zu ersetzen, zu einem Nachströmen von Salz und Wasser kommen. Beide sind eventuell in reichlichem Maße in den Geweben aufgestapelt, so daß von hier aus leicht der Verlust gedeckt werden kann.

Es hängt nun scheinbar ganz von der Qualität des Gewebes ab, ob dieses Nachsickern aus den Flüssigkeits- und Salzbeständen des Organismus leicht oder schwer vonstatten geht. Beim normalen Menschen und auch im Experiment scheint ein solcher Austausch ziemlich leicht zu erfolgen. Ganz anders gestalten sich dagegen die Verhältnisse im Organismus mit Schilddrüseninsuffizienz. Beim Tier, bei dem sich die Versuchsbedingungen viel klarer übersehen lassen, läßt sich in einwandsfreier Weise der Beweis erbringen, daß nach Schilddrüsenexstirpation der Nachschub aus den Geweben nur sehr langsam vor sich geht. Dasselbe läßt sich auch beim menschlichen Myxödem feststellen; auch hier vermissen wir völlig die Hypalbuminose und Salzvermehrung im Sinne von C. Schmidt; ob dies nur an den Vasomotoren gelegen ist, die nach dem Aderlaß nicht so prompt reagieren und nur eine geringere Gefäßerweiterung zulassen, oder ob von seiten des Gewebes sich ein Widerstand zeigt, ist natürlich nur schwer zu entscheiden. Wenn man aber sieht, wie langsam das Kochsalz, das man teils myxödematösen Patienten, teils thyreopriven Hunden unter die Haut spritzt, im Harne wieder erscheint, dann wird man ohne Zweifel der zweiten der von uns genannten Möglichkeit den Vorrang geben. Wir müssen also sagen, daß sich im thyreopriven Körper eine Reihe von Tatsachen finden lassen, die auf ein träges Fließen und Verschieben der in den Geweben enthaltenen Flüssigkeitsmengen und der in ihnen aufgestapelten Salze hinweisen. Wir haben gesehen, wie langsam die Resorption von Salzlösungen nach einer subkutanen Injektion erfolgte, wie lange z. B. bei einem thyreopriven Hunde das artifiziell gesetzte Ödem an Ort und Stelle liegen bleiben kann und sehen jetzt, wie schwer und langsam bei Hypothyreoidismus die Gewebe etwas an Wasser oder Salz aus ihren Depots hergeben.

Wie wir bei der Deutung der Tierexperimente bereits gesagt haben, erscheinen uns diese Versuche deswegen so wichtig, weil sich hier ein Einblick auf den intermediären Salzstoffwechsel eröffnet. Ganz unabhängig von der Niere beweist das Ausbleiben der Chlorsteigerung im Blutserum im Anschluß an einen Aderlaß, daß auch an der Grenze zwischen Gewebsflüssigkeit und Blutkapillaren eine Stase existieren kann. Ob nun dieses Überfließen gegen das Blutplasma langsam oder schnell erfolgt, das kann von mancherlei Ursachen abhängig sein. Sicher spielt aber die Schilddrüse als protegierender Faktor eine wichtige Rolle, denn beim menschlichen Myxödem und auch beim thyreopriven Hund sind die gleichen Störungen, nämlich ein sehr träger Salztransport, gefunden worden. Wir sind überzeugt, daß es eine ganze Anzahl von Faktoren geben kann, die ähnlich bremsend wirken dürften; es wird sich nur darum handeln, ob nicht ihnen allen etwas Gemeinsames zugrunde liegt.

Was nun die Blutanalysen bei den anderen Patienten, speziell bei den Nephritiden und den kardialen Ödemen anbelangt, so muß zugestanden werden, daß sich hier kein unbedingt eindeutiges Verhalten erkennen läßt. Wir hatten uns eigentlich vorgestellt, daß speziell bei den Nephritiden etwas Ähnliches zu finden sein wird, wie beim Myxödem. Gelegentlich zeigte sich, speziell bei der Nephritis, daß der Flüssigkeitsaustausch zwischen Blut und Lymphe langsamer erfolgt, wie sonst bei einem normalen Menschen nach einem Aderlaß, aber etwas unbedingt Charakteristisches ließ sich doch nicht erkennen. Günstigere Bedingungen scheinen vielleicht bei den kardialen Ödemen vorzuliegen, obwohl auch hier der Schmidtsche Versuch lange nicht so deutlich positiv verläuft, wie bei unseren normalen Kontrollpersonen. Man hätte glauben können, daß gerade bei diesen Fällen sich die beste Gelegenheit zu einem Überwandern von Salz in die Blutbahnen bieten würde; die Tatsachen sprechen aber dagegen. Wir werden später Gelegenheit haben, auf dieses eigentümliche Verhalten zurückzukommen.

Sechstes Kapitel.

Das aktive Verhalten des Gewebes gegenüber einer künstlichen Hydrämie. — Kochsalzwanderung aus dem Blute in die Gewebe (Versuche von Magnus). — Kochsalzwanderung ins Gewebe bei experimenteller Nephritis. — Übertreten anderer Substanzen (Zucker, Aminosäuren, Peptone usw.) aus dem Blute ins Gewebe. — Einfluß einer künstlichen Hydrämie beim Menschen auf die Diurese. — Zusammenfassung.

Das aktive Verhalten des Gewebes gegenüber einer künstlichen Hydrämie. Wenn man beim Tier Gelegenheit hat, öfter Diureseversuche zu machen, und wie man sich speziell bei der Wirkung der intravenösen Injektion isotonischer Kochsalzlösungen davon überzeugen kann, daß besonders beim sehr langsamen Injizieren von isotonischen Salzlösungen, manchmal der diuretische Effekt ganz ausbleiben kann, während, wenn man dasselbe Quantum rasch in die Vene einfließen läßt, eine enorme Diurese zutage tritt, so kommt man zur Erkenntnis zweier wichtiger Tatsachen. Auf dem Wege zwischen Injektionsstelle und Niere müssen Vorrichtungen eingeschaltet sein, die imstande sind, den Körper vor einer unzweckmäßigen Hydrämie zu schützen. Wird dagegen die betreffende Salzlösung so rasch oder in zu großer Menge in die Vene infundiert, dann funktioniert wohl kaum mehr jene Vorrichtung — sagen wir die Vorrichtung 1. Ordnung —, die gegen die Hydrämie im Körper ankämpfen kann, die Verdünnung des Blutes hält an und es müssen neue Apparate in Tätigkeit treten, um den Organismus vor dauernder Überschwemmung mit isotonischen Salzlösungen zu schützen. Die Vorrichtung 2. Ordnung, wenn wir diesen Ausdruck beibehalten wollen, ist nun die Niere. Das normale Organ ist scheinbar für die Zusammensetzung des Blutes so fein eingestellt, daß erst eine gewisse Sekretionsschwelle überschritten werden muß, bevor die Niere mit Diurese antwortet.

Seit den ersten Versuchen von Dastre und Loye[1]), die sich mit dieser Frage beschäftigt haben, müssen wir mit der Tatsache rechnen, daß ein großer Teil des infundierten Wassers die Blutbahn nicht direkt auf dem Wege der Niere verläßt, sondern in die Gewebe übertreten

---

[1]) Dastre u. Loye, Le lavage du sang. Arch. d. phys. norm. et path. T. II. p. 93. 1888.

kann. Wenn auch ihre Berechnung nicht ganz einwandsfrei hingenommen werden kann — sie schätzen die Flüssigkeitsmenge, die in die Gewebe übertritt, sogar auf $^3/_4$ der infundierten Flüssigkeitsmenge —, so konnte doch auch Magnus[1]) im Prinzipe dasselbe finden.

Salzwanderung aus dem Blute in die Gewebe. Ganz dasselbe, was eben vom Wasser gesagt wurde, gilt nun auch von den Salzen. Injiziert man, wie dies zuerst von Hamburger[2]) und dann später auch von Lazarus-Barlow[3]) gezeigt wurde, hypertonische Lösungen in großer Menge intravenös, so gewinnt das Blutserum sehr rasch wieder seinen ursprünglichen osmotischen Druck. Dies geschieht bereits in einer Zeit, in der unmöglich die Niere allein den Ausgleich besorgt haben kann. Auch hier wird man annehmen müssen, daß in irgendeiner Weise das Gewebe nach Art einer Saugwirkung Salze aus dem Blute herausziehen kann, wodurch es ermöglicht wird, die ursprüngliche Beschaffenheit des Blutes dauernd zu erhalten.

Wenn wir uns erinnern, daß bereits Ludwig und seine Schule auf die lymphagoge Wirkung intravenöser Injektionen von Salzlösungen hingewiesen hatte, und durch ihre Versuche der sicherste Beweis des unmittelbaren Überganges von Salz und Wasser aus den Blutbahnen in die Richtung der Gewebe erbracht wurde, so stoßen wir hier auf Tatsachen, die sich nicht im geringsten zu widersprechen scheinen, sondern im Gegenteil sich nur ergänzen.

Durch eine Reihe von Untersuchungen, die unter der Leitung von Magnus ausgeführt wurden, konnte der direkte chemische Beweis für das Überwandern von Kochsalz in die Gewebe nach Injektion von hypertonischen Salzlösungen erbracht werden. Durch diese Analysen lernte man die Haut als jenes Organ kennen, in welches am meisten Kochsalz wandert, wenn dieses in zu großer Menge intravenös verabfolgt wurde.

Magnus hat neben Kochsalz auch das Glaubersalz auf seinem Wege von der Injektionsstelle bis zur Niere verfolgt. Auch hier zeigt sich ganz dasselbe. Ein großer Teil tritt innerhalb derselben Zeit in den Harn über; aber auch bei dieser körperfremden Substanz macht sich am Ende des Versuches ein Minus bemerkbar, das nur durch eine Ablagerung innerhalb des Gewebes erklärt werden kann.

Die Kochsalzwanderung ins Gewebe bei experimenteller Nephritis. Im Anschlusse an die Versuche von Magnus haben Schlayer und Schmidt[4]) sowie auch Weber sich mit der Verteilung infundierter

---

[1]) Magnus, Entstehung der Hautödeme. Arch. d. exp. Path. **42.** p. 250.

[2]) Hamburger, Regelung der Blutbestandteile. Zeitschr. f. Biol. **27.** p. 259. 1890; und **30.** p. 143. 1893.

[3]) Lazarus-Barlow, Lymphoformation osm. filtration. Journ. of Phys. **XIX.** p. 140. 1896. The pathology of oedema. Brit. med. Journ. I. 1895. p. 631 u. 691.

[4]) Schlayer u. Schmidt, Über nephritisches Ödem. Deutsch. Arch. f. klin. Med. **104.** p. 44.

Salzlösungen im Körper von Kaninchen mit experimenteller Nephritis beschäftigt. Bekanntlich führt eine entsprechende Urandosis beim Kaninchen zu Nephritis und Ödemen. Um nun bei solchen Versuchen den renalen Faktor auszuschalten, der bei solchen Versuchen eventuell störend wirken könnte, wurden die Kochsalzinfusionen an nierenlosen Tieren vorgenommen. Infundiert man eine entsprechende Menge Kochsalzlösung bei nierenlosen Tieren, so bleibt das Blut abnorm wasser- und salzreich, zum mindesten zeigt sich eine Verzögerung, bevor die ursprüngliche Blutkonzentration erreicht wird; bei den vorher mit Nierengiften vorbehandelten Tieren aber gestaltet sich dieser Ausgleich ganz verschieden, je nach Art der Nephritis. Den geringsten Unterschied gegenüber der Norm bietet die Chromnephritis. Ganz anders dagegen steht es mit der Kantharidin- und Urannephritis. Je vorgeschrittener die Vergiftung war, desto mehr hat das Blut die Fähigkeit verloren, Salz oder Wasser, das infundiert wurde, zu retenieren. Die Fähigkeit des Gewebes, Wasser gegen die Blutgefäße abzugeben, ist ganz verloren gegangen, ja es hat sich der Prozeß gleichsam umgekehrt, indem das infundierte Wasser und Salz fast vollständig vom Gewebe adsorbiert werden. Dieser Vorgang kann sich speziell bei der Uranvergiftung so steigern, daß selbst hochkonzentrierte Salzlösungen nicht mehr imstande sind, einen Einfluß auf die Zusammensetzung des Blutes auszuüben.

Übertreten auch anderer Substanzen (Zucker, Aminosäuren, Peptone usw.) aus dem Blute in das Gewebe. Eine solche Wanderung intravenös injizierter Substanzen ins Gewebe sieht man nicht nur bei den Salzen, sondern auch bei anderen Körpern, von denen einzelne auch als Nahrungsmittel des Organismus in Frage kommen. So stammt aus jüngster Zeit eine Arbeit von O. Schwarz[1]), der zeigte, daß der als Prüfstein der Nierenfunktion vielfach gerühmte Milchzucker ebenfalls in das Gewebe eintreten kann und verschieden lang außerhalb der Blutbahn verweilen kann. Auch hier zeigen sich Unterschiede bei normalen und bei künstlich nierenkranken Tieren.

Das Verhalten des Traubenzuckers nach intravenöser Injektion wollen wir vorläufig außer Diskussion lassen; selbstverständlich kommt beim normalen Organismus der größte Teil in die Gewebe, denn sonst wäre die Glykogenbildung kaum zu erklären.

Slyke und G. Meyer[2]) haben eine Wanderung von Molekülen aus den Blutgefäßen gegen das Gewebe auch für die Abbauprodukte des Eiweißes erkannt. Sie injizierten Tieren Aminosäuren in den Kreislauf; schon nach kurzer Zeit sind nur mehr 5 % des injizierten Stickstoffes

[1]) Schwarz, Schicksal intravenös injizierten Milchzuckers. Zeitschr. f. experim. Path. **17**. 3. Heft. 1915.

[2]) Slyke u. Meyer, The amido-acid nitrogen of the blood. Journ. of biol. chem. **12**. p. 295. 1912.

innerhalb der Blutbahn, während 11 % durch den Harn zur Ausscheidung gelangt waren. Sie vertreten daher den Standpunkt, daß die injizierten Substanzen nicht zerstört werden, sondern durch die Gewebe zur Absorption gelangen, ohne dabei die geringste Veränderung zu erfahren. Es scheint aber für einzelne Gewebe eine Grenze zu geben, bis zu welcher die Aminosäuren in den einzelnen Organen noch festgehalten werden können. Slyke gelang es mit seiner sehr genauen Methode festzustellen, daß von den quergestreiften Muskeln nicht mehr als 75 bis 80 mg von je 100 g Gewebe gestapelt werden. Die Leber vermag dagegen mehr, nämlich 125—150 mg, in je 100 g Substanz aufzunehmen. Da nun die Konzentration an Aminosäuren im Gewebe 5—10 mal höher wird als im Blut, so glauben Slyke und Meyer nicht an einen osmotischen Vorgang, sondern vielleicht an eine lockere Bindung mit den Proteinen des Gewebes.

Daß wahrscheinlich auch höher molekulare Abbauprodukte des Eiweißes, wie es die Peptone sind, aus den Blutgefäßen in das Gewebe übertreten können, scheint uns sehr wahrscheinlich, wenn man bedenkt, daß Pepton das beste Lymphagogum darstellt, das wir kennen. Der direkte Nachweis dafür, daß tatsächlich Pepton in die Lymphe übergegangen ist, fehlt. Bekannt ist nur eine prozentische Steigerung der Lymphe an organischen Substanzen (Heidenhain)[1]).

Aus der Analyse der einzelnen intravenösen Versuche kommt man zu der Überzeugung, daß die Anwesenheit irgendeiner Substanz innerhalb der Blutbahn noch nicht gleichbedeutend ist mit Harnfähigkeit derselben. Für die Harnfähigkeit intravenös injizierter Salze ist offenbar nicht die absolute Salzmenge maßgebend, sondern die Konzentration in der Zeiteinheit. Nur so können wir verstehen, warum relativ große Mengen der in die Blutbahn injizierten Substanzen sich der momentanen Ausscheidung durch die Nieren entziehen und dafür innerhalb der Gewebe zur Ablagerung gelangen.

Einfluß einer künstlichen Hydrämie beim Menschen auf die Diurese. Wir haben uns in den früheren Kapiteln für die Ausscheidung des Chlors interessiert und uns dabei die Frage vorgelegt, ob gelegentlich ein Unterschied besteht, je nachdem das Kochsalz subkutan oder per os gereicht wurde. Im folgenden möchten wir einige Tabellen zusammenfassen, aus denen sich ergibt, daß auch beim Menschen das Salz, das in isotonischer Lösung intravenös verabreicht wird, nicht sofort im Harn erscheint, sondern wahrscheinlich ebenfalls vorübergehend in den Geweben Halt machen muß, bevor es endgültig den Organismus verläßt. Zur Technik, die wir befolgten, wäre zu bemerken, daß wir 300 ccm physiologische NaCl-Lösung (3×0.925 g $= 2.775$ g) ganz langsam intravenös injizierten. Die Schnelligkeit war zum Teil durch die Enge der Kanüle gegeben. Die Zeit schwankte zumeist zwischen 12—15 Minuten.

---

[1]) Heidenhain, Lehre von der Lymphbildung. Pflügers Arch. **49**. p. 209. 1891.

Der Versuch wurde ähnlich wie bei unseren Untersuchungen mit subkutaner oder peroraler Darreichung, am vierten Tage einer chlorfreien Diät um 12 Uhr mittags begonnen. Ab 6 Uhr früh desselben Tages ließen wir die Patienten stündlich urinieren.

Aus der ziemlich großen Untersuchungsreihe möchten wir nur vier Beispiele herausgreifen; im wesentlichen handelt es sich stets um dasselbe. Tabelle 30 zeigt uns die Ausschläge im Harn eines normalen

Tabelle 30.

Datum	Menge	spez. Gew.	NaCl	N	
6—7	30	1033	0.16	0.54	
7—8	6	—	0.05	—	
8—9	90	1010	0.27	0.59	
9—10	90	1010	0.21	0.51	
10—11	50	1012	0.17	0.44	
11—12	150	1008	0.24	0.57	
12—1	85	1009	0.28	0.36	← intravenös 300 ccm 0.925 NaCl
1—2	340	1004	0.34	0.47	
2—3	185	1005	0.30	0.33	
3—4	85	1010	0.30	0.38	
4—5	30	1015	0.24	0.28	
5—6	50	1014	0.12	0.44	
6—7	50	1015	0.19	0.38	
7—8	125	1007	0.17	0.50	
8—9	205	1005	0.25	0.43	
9—10	190	1006	0.21	0.48	
10—11	200	1005	0.38	0.42	
11—12	300	1004	0.20	0.42	
12—1	250	1005	0.24	0.44	
1—2	250	1005	0.40	0.35	
2—3	160	1006	0.30	0.28	
3—4	55	1009	0.19	0.15	
4—5	40	1013	0.20	0.15	
5—6	55	1011	0.26	0.21	
6—7	26	1014	0.17	0.17	

Tabelle 31.

Stunde	Menge	spez. Gew.	NaCl	N	
6—7	150	1007	0.12	0.17	
7—8	120	1005	0.096	0.15	
8—9	160	1005	0.13	0.22	
9—10	220	1006	0.17	0.28	
10—11	160	1005	0.11	0.20	
11—12	95	1007	0.098	0.17	
12—1	250	1004	0.30	0.31	← 300 ccm 0.925% NaCl intravenös
1—2	285	1005	0.28	0.30	
2—3	140	1008	0.15	0.20	
3—4	130	1009	0.16	0.22	
4—5	45	1006	0.06	0.11	
5—6	220	1006	0.24	0.23	
6—7	160	1004	0.21	0.25	
7—8	150	1006	0.16	0.24	
8—9	120	1007	0.15	0.094	
9—10	100	1008	0.13	0.23	
10—11	95	1007	0.11	0.19	
11—12	85	1008	0.15	0.22	
12—1	115	1009	0.12	0.18	
1—2	105	1007	0.13	0.14	
2—3	140	1007	0.15	0.19	
3—4	110	1005	0.16	0.27	
4—5	75	1005	0.14	0.22	
5—6	90	1007	0.11	0.06	

(ca. 65 kg) Menschen, nachdem intravenös 300 ccm physiologische Kochsalzlösung, also ungefähr 3 g NaCl gegeben wurden. Die stündlichen Werte steigen etwas, doch gewinnt man schon bei bloßer Betrachtung die Überzeugung, daß die Hauptmenge im Körper gleichsam verschwindet. Eigentlich hätte man erwarten können, daß das injizierte Salz innerhalb der nächsten Stunde im Harn erscheinen müßte. Wir vermeiden es absichtlich, die Ausscheidung des Salzes zahlenmäßig auszudrücken, weil das injizierte Quantum relativ zu klein ist und die Vorperioden uns doch kaum einen sehr verläßlichen Maßstab zum Vergleich in die Hand geben.

Der nächste Fall (Tabelle 31) betrifft eine Polydipsie. Es handelt sich hier um dieselbe Person, die wir bereits in Tabelle 21 besprochen haben. Scheinbar steigt das Kochsalz unmittelbar nach der Injektion etwas in die Höhe; wir sehen aber in der Periode vorher sehr wenig Harn; man wird daher wohl mit Sicherheit annehmen müssen, daß die Menge Harn, die in der Zeit zwischen 12—1 Uhr zur Ausscheidung kam, teilweise noch der früheren Periode angehört; jedenfalls erweist sich auch hier, ebensowenig wie in Tabelle 30, die vermehrte Flüssigkeitszufuhr als treibendes Element für den Chlorexport.

Auch die beiden anderen Tabellen beziehen sich auf Frauen, die wir bereits kennen. In Tabelle 17 haben wir eine Frau beschrieben, die

Tabelle 32.

Datum	Menge	spez. Gew.	NaCl	N	
6—7	30	1020	0.09	0.29	
7—8	30	1021	0.096	0.31	
8—9	100	1008	0.10	0.37	
9—10	200	1003	0.20	0.46	
10—11	80	1008	0.13	0.25	
11—12	80	1012	0.08	0.22	
12—1	170	1008	0.26	0.39	← intravenös 300 ccm 0.925 % NaCl
1—2	280	1009	0.64	0.49	
2—3	300	1008	0.60	0.53	
3—4	200	1009	0.40	0.49	
4—5	300	1008	0.45	0.47	
5—6	180	1007	0.45	0.50	
6—7	50	1012	0.15	0.26	
7—8	190	1009	0.35	0.50	
8—9	200	1006	0.24	0.43	
9—10	230	1007	0.34	0.40	
10—11	100	1010	0.21	0.37	
11—12	90	1008	0.17	0.37	
12—1	45	1014	0.13	0.29	
1—2	130	1008	0.20	0.50	
2—3	25	1012	0.06	0.29	
3—4	40	1011	0.06	0.28	
4—5	50	1010	0.12	0.32	
5—6	80	1014	0.14	0.22	

Tabelle 33.

Stunde	Menge	spez. Gew.	NaCl	N	
6—7	170	1008	0.36	0.53	
7—8	35	—	0.10	0.63	
8—9	190	1008	0.23	0.69	
9—10	320	1007	0.22	0.42	
10—11	35	—	0.13	0.35	
11—12	25	—	0.096	0.30	
12—1	100	1009	0.15	0.58	← intravenös 300 ccm 0.925 NaCl
1—2	160	1006	0.16	0.58	
2—3	65	1007	0.48	0.43	
3—4	340	1006	0.34	0.71	
4—5	35	—	0.10	0.35	
5—6	55	1007	0.14	0.49	
6—7	130	1012	0.23	0.63	
7—8	240	1005	0.19	0.62	
8—9	430	1005	0.22	0.93	
9—10	200	1006	0.16	0.48	
10—11	200	1007	0.30	0.64	
11—12	130	1008	0.27	0.45	
12—1	75	1009	0.20	0.66	
1—2	280	1005	0.47	0.58	
2—3	190	1005	0.13	0.54	
3—4	50	1010	0.15	0.10	
4—5	150	1008	0.22	0.42	
5—6	30	1010	0.06	0.12	
6—7	140	1005	0.13	0.41	

an Raynaudscher Krankheit litt und außerdem eine Nierensklerose hatte. Das Merkwürdige an diesem Fall war, daß das per os gereichte Kochsalz sehr rasch und sehr ergiebig innerhalb 24 Stunden zur Ausscheidung kam, während nach subkutaner Darreichung in derselben Zeit nur 3 % des Injizierten in den Harn übertraten. Nach der intravenösen Darreichung von 300 ccm physiologischer Kochsalzlösung zeigen sich nun in diesem Fall Zahlen, wie wir sie sonst noch nicht beobachtet haben. Hier hat man tatsächlich den Eindruck, daß nach intravenöser Injektion auch etwas mehr Kochsalz ausgeschieden wird, als in unseren übrigen Versuchen. Es scheint sich hier um eine Spezifität dieses Falles allein zu handeln, denn bei anderen Fällen von hohem Blutdruck und Nierensklerose, wie ein solcher in Tabelle 33 wiedergegeben ist, haben wir analog hohe Zahlen nicht mehr gefunden.

Zusammenfassung. Wir haben im früheren Kapitel zeigen können, wie mühsam sich manchmal Salz und Wasser, die wir subkutan injiziert haben, ihren Weg suchen müssen, um in den Harn zu gelangen. Wir haben uns in weiteren Untersuchungen mit der Frage beschäftigt, ob sich vielleicht das Hindernis an der Grenze zwischen Blut- und Lymphkapillaren befindet, und haben hier die Schwankungen in der Blutkonzentration im Anschluß an größere Aderlässe als Maßstab für eine solche Störung im Flüssigkeitsaustausch verwertet. Auch hier haben wir gesehen, daß wahrscheinlich die Schilddrüse von entscheidendem Einfluß sein dürfte.

Das eben gebrachte Kapitel hat sich nun mit der Frage beschäftigt, wie sich der Flüssigkeitsaustausch aus dem Blute gegen die Gewebe verhält. Wir haben hier nicht nur verschiedene Tatsachen aus der Literatur gesammelt, sondern auch über Versuche beim Menschen berichten können, die gleichfalls zeigen, daß z. B. auch das Kochsalz, das wir allerdings in physiologischer Konzentration ganz langsam injiziert haben, den Körper ebenfalls nicht sofort verläßt, auch wenn es intravenös verabreicht wurde. Es muß also wahrscheinlich ein analoges Verhalten wie im Tierkörper existieren, wo sich allerdings der Beweis in viel exakterer Form erbringen läßt, daß ein großer Teil des intravenös injizierten Salzes das Gefäßlumen verläßt, um in die Gewebe zur vorübergehenden Ablagerung zu gelangen. Wahrscheinlich hätte sich, wenn wir statt des Kochsalzes andere Substanzen gewählt hätten, in gleicher Weise eine Wanderung derselben ins Gewebe nachweisen lassen. Wir verzichten vorläufig auf eine weitere Ausführung dieser Tatsachen; hier hat es sich uns hauptsächlich nur um die Zirkulation der Salze, voran des Kochsalzes, gehandelt.

Siebentes Kapitel.

Kurzer Überblick über die Lehre von der Pathologie und Physiologie der Lymphströmung: a) Die Untersuchungen vor der Ära Ludwigs. b) Die Arbeiten der Ludwigschen Schule sowie von Körner und Klemensiewicz. c) Die Sekretionstheorie von Heidenhain. d) Die Arbeiten von Cohnstein und Starling. e) Die zellularphysiologische Theorie von Asher. Kurzer Überblick über die Lehre von der Lymphbildung, beurteilt an Resorptionsversuchen in den großen Körperhöhlen. Bedeutung des intermediären Lymphkreislaufes für die Physiologie. Was für Ergebnisse haben sich für die Pathologie, vor allem für die Beurteilung des Ödems, aus diesen physiologischen Befunden ableiten lassen? a) Störungen, die vielleicht ihre Ursache in einer vermehrten Bildung der Gewebsflüssigkeit finden. b) Störungen, die vielleicht ihre Ursache in einem verminderten Abflusse von Gewebsflüssigkeit finden. c) Wie läßt sich das eventuelle Zusammenwirken zwischen geschädigter Nierentätigkeit und Lymphkreislauf physiologisch in Einklang bringen? d) Die osmotische Theorie der Lymphbildung und ihr Einfluß auf die Pathogenese der Ödeme. e) Welchen Einfluß hat bis jetzt die Ashersche Theorie bei der Beurteilung der Ödementstehung geübt? Rekapitulierung unserer Versuchsergebnisse. Gibt es eine Chlorwanderung im Gewebe und hat das Unterhautzellgewebe auch einen intermediären Chlorstoffwechsel? Kann man die diuretische Wirksamkeit des Schilddrüsensaftes im Sinne der Asherschen Theorie deuten? Zusammenhang von Ödementstehung und Schilddrüsentätigkeit im Sinne der Asherschen Theorie. Gibt es auch andere Möglichkeiten, um den trägen Transport der Salze durch unsere Gewebe zu erklären? Meine Theorie von der Albuminurie ins Gewebe. Nephritis sine albuminuria. Der intermediäre Kreislauf des Kochsalzes bei Nephritis. Läßt sich der negative Erfolg der Thyreoidbehandlung bei Höhlenhydrops auch durch die Ashersche Theorie deuten? Betrachtungen über die Pathogenese der kardialen Ödeme. Schlußbemerkungen.

Die Beobachtungen über den diuretischen Erfolg nach Schilddrüsenfütterung sowie die Ergebnisse der fraktionierten Untersuchung des Harnes nach peroraler, subkutaner und auch intravenöser Salzdarreichung stellen uns vor neue Tatsachen; es gilt nunmehr, sich die Frage vorzulegen, wie sich diese Befunde mit den bisherigen Anschauungen über die Entstehung der Ödeme in Einklang bringen lassen. Vielleicht sind gerade diese neuen Tatsachen geeignet, auch eine Klärung der Frage nach der Entstehung der Gewebsflüssigkeit herbeizuführen. Bevor gezeigt werden soll, wie wir uns den Zusammenhang des ganzen Gegenstandes denken, wollen wir zuerst in groben Zügen ein Bild davon entwerfen, wie momentan die herrschende Anschauung über die Lymphbildung ist.

Kurzer Überblick über die Lehre von der Pathologie und Physiologie der Lymphströmung. a) Die Untersuchungen vor der Ära Ludwigs. Zur Zeit, da man noch Blut- und Lymphkreislauf in vollkommen voneinander getrennte Bahnen verlegte, zählte man das Ödem zu den Erkrankungen des Lymphgefäßsystemes und setzte die Wassersucht gleichsam in Parallele zum Bluterguß. Man sprach von einer hydropischen Lymphretention. Analog wie im Bereiche der Blutbahnen suchte man auch bei der Wassersucht nach Hindernissen in den größeren Lymphwegen — aber vergebens. Weder auf Grund pathologisch-anatomischer Erfahrungen, noch durch das Tierexperiment ließen sich sichere Anhaltspunkte für einen unbedingten Zusammenhang zwischen Wassersucht und mechanischer Verlegung der Lymphgänge ermitteln. Es sahen sich daher die Anhänger der Lymphgefäßtheorie gezwungen, die Hindernisse weiter peripher zu suchen und sie rechneten daher mit Schädigungen im Bereiche der nur mehr mikroskopisch nachweisbaren Lymphbahnen. So entstand unter anderem die Theorie von Broussais[1]), welcher die Ursache des Ödems in einer Subinflammation (Leukophlegmasia), resp. Verstopfung im Bereiche der Lymphgefäßwurzeln sah. Erfahrungen, die man beim entzündlichen Ödem gemacht hatte, scheinen hier wohl die vermittelnde Rolle gespielt zu haben. Jedenfalls waren diese Beobachtungen speziell mit der Unterbindung der größeren Lymphgänge mit Anlaß, in den Lymphgefäßen nicht allein die Ursache zu sehen, die ausschließlich die Resorption aus dem Gewebe besorgen.

Hier setzen nun die Beobachtungen von Magendi[2]) ein; er zeigte, wie auch die Venen ein außerordentlich großes Resorptionsvermögen besitzen. Als nunmehr auch von Bouillaud[3]) darauf verwiesen wurde, wie durch Verstopfung einer Vene ein lokales Ödem entstehen kann, da glaubte man auf diese Weise den Weg gefunden zu haben, wieso es zu Hydropsie kommen kann; man verallgemeinerte diesen Befund und glaubte alle Formen von Wassersucht durch rein passive Stauung erklären zu müssen.

Aber auch hier kam es bald zu Widersprüchen. Sowohl der Chirurg als auch der Anatom konnten auf so manche Beobachtungen hinweisen, nach welchen z. B. ein unterbundener Hauptvenenstamm oder ein thrombosiertes Gefäß nicht die geringste Schwellung nach sich zog. Außerdem wurde vielfach darauf verwiesen, wie relativ kurze Zeit nach einer Thrombose das Ödem wieder schwinden kann, obwohl, bei nachträglicher Feststellung der topographischen Verhältnisse, die Vene noch vollkommen obliteriert befunden wurde. Auch das Experiment sprach

---

[1]) Broussais, Histoire d. phlegmasies chroniques. 4. Edit. 1826. I.

[2]) Magendi, Lesons sur les phénomènes de la vie. 1837. I. 113. Pruis élément II. 448.

[3]) Bouillaud, Rech. sur les causes du mouvement du sang dans le vaiss. cap. Journ. de Physiol. 1823. III. 89.

in gleichem Sinne, denn es ist niemals gelungen, bei Unterbindung von großen Venenstämmen, nicht einmal nach Abbinden der Femoralis, bald nach der Teilung der Vena cava inferior, ein Stauungsödem zu erzeugen. Man sah sich daher auch hier gezwungen, auf dispositionelle Schädigungen des ganzen Körpers zurückzugreifen. So sagt z. B. v. Recklinghausen[1]): „Es begreift sich wohl leicht, daß bei Phthisikern, Kachexien (Uteruskrebs, Amyloid, chronische Dysenterie) das Ödem regelmäßig eintritt, wenn eine größere Vene obliteriert ist."

b) Die Arbeiten der Ludwigschen Schule, sowie von Körner und Klemensiewicz. Das ganze Problem der Ödembildung hatte durch die Untersuchungen Ludwigs über die Entstehung der Lymphe eine bedeutende Förderung erfahren. Als Stütze seiner Theorie gilt folgender Versuch, den er gemeinsam mit Thomsa am Hoden des Hundes demonstrieren konnte: nach Unterbindung des Plexus pampiniformis schwellen die Lymphgefäße des Samenstranges so stark an, daß man in die sonst kaum sichtbaren Gänge feine Kanülen einbinden kann. Löst man die Ligatur, die die Venen gestaut haben, so schwellen die Lymphgefäße durch Abfluß der Lymphe ab. Wird neuerdings eine venöse Stauung herbeigeführt, so füllen sich die Lymphgefäße wieder und es kommt zum Abfließen von Lymphe aus der Kanüle. Dabei zeigt der vorher geschwollene Hoden eine beträchtliche Volumsabnahme.

Durch diesen Versuch meint Ludwig bewiesen zu haben, daß die Lymphe durch Filtration von Blutflüssigkeit durch die Kapillarwand hindurch gebildet wird.

Die histologischen Untersuchungen am venös gestauten Mesenterium waren eine wesentliche Stütze für die Theorie von Ludwig. Hier konnte man sehen, wie mit Beginn der Stauung es nicht nur zu Ödem kommt, sondern sich auch die Stomata der Kapillarwandung auftaten und selbst rote Blutkörperchen durchtreten ließen.

Die Ludwigsche Theorie, die in ihrem Prinzipe in einer hydrostatischen Druckdifferenz zwischen dem Blute in den Kapillaren und der in den Geweben vorhandenen Flüssigkeit gipfelt, ist von Körner[2]) aufgegriffen worden. Es ist ein Verdienst von Klemensiewicz[3]), diese wenig bekannten Untersuchungen der Vergessenheit entrissen zu haben. In Fortsetzung des Gedankens von Körner konnte er auch sinnreiche Apparate konstruieren, die uns in schematischer Weise Einblick gewähren sollen in den komplizierten Mechanismus an der Grenze zwischen Blut- und Lymphbahnen.

---

[1]) Recklinghausen, Wassersucht. Handbuch d. allgem. Path. d. Kreislaufes. Stuttgart 1883. p. 94.

[2]) Körner, Transfusion im Gebiete der Kapillaren. Herausgegeben von Klemensiewicz. Leipzig 1913.

[3]) Klemensiewicz, Pathologie der Lymphströmung. Handbuch d. allgem. Pathologie II./1. 1912. p. 341.

Die Energiequellen, die für den gegenseitigen Austausch zwischen Blut- und Gewebsflüssigkeit in Frage kommen, können sehr verschiedene sein. Ludwig und nach ihm Körner und Klemensiewicz rückten das rein mechanische Moment in den Vordergrund. Damit es nach ihrer Vorstellung zu einem kontinuierlichen Fließen der Gewebsflüssigkeit kommen kann, müssen in der Richtung der Strömung Druckdifferenzen bestehen. Der Druck im arteriellen Gebiete muß höher sein als der Gewebsdruck, und dieser wieder größer als jener in den venösen Anteilen des Gefäßsystemes. Die Triebkraft ist somit ein Filtrationsdruck. Neu war der Gedanke von Körner, daß er auch dem Gewebe selbst einen Druck zuschrieb; scheinbar ganz unabhängig von Körner hat auch Landerer, worauf bereits in einem früheren Kapitel hervorgehoben wurde, auf die Bedeutung der Gewebsspannung aufmerksam gemacht. Von dem Gedanken der Filtrationstheorie durchdrungen, hoffte Ludwig[1]) auch durch Blutdrucksteigerung einen vermehrten Lymphfluß in Gang zu bringen. Die Resultate solcher Versuche waren aber nicht ganz eindeutig. Der Hauptgrund wird wohl darin zu suchen sein, daß man damals nur unter sehr schwierigen Bedingungen eine Blutdrucksteigerung erzeugen konnte. Man muß sich daher wundern, warum man nicht, seitdem man das Adrenalin kennt, die alten Versuche von Ludwig wieder aufgenommen hat. Direkte Bestimmungen über den Einfluß des Adrenalins auf den Lymphstrom im Ductus thoracicus fehlen. Dagegen besitzen wir indirekte Anhaltspunkte, daß tatsächlich unter der Adrenalinwirkung der Lymphstrom vermehrt sein dürfte. Donath[2]) hat nämlich die nach Adrenalineinspritzung zu erzeugende Bluteindickung bei gleichzeitiger Unterbindung des Ductus thoracicus vermißt.

c) Die Sekretionstheorie von Heidenhain. Schon Ludwig selbst sind einige Tatsachen bekannt gewesen, die sich mit seinen Anschauungen über die Filtrationstheorie nur schwer vereinen ließen. So konnte Brasol[3]), ein Schüler Ludwigs, nach intravenöser Injektion von konzentrierten Zuckerlösungen einerseits Vermehrung von Zucker in der Lymphe und andererseits eine enorme Diluierung des Blutes bis auf die Hälfte beobachten.

Ebenso war es schwer verständlich, warum Kurare eine Steigerung des Lymphstromes nach sich zieht, während es auf den Blutdruck nicht den geringsten Eindruck auszuüben vermag.

Heidenhain[4]) konnte nun eine ganze Menge von Substanzen ausfindig machen — er nannte sie Lymphagoga —, die ganz ähnlich wie

---

[1]) Ludwig, Lehrbuch der Physiologie des Menschen II. p. 128 u. ff. 1861.

[2]) Donath, Einfluß der Nebennierenexstirpation auf die Blutkonzentration. Arch. f. exp. Path. 77. p. 1. 1914.

[3]) Brasol, Wie entledigt sich das Blut von einem Überschuß. Arch. f. (Anat. u.) Phys. 1884. p. 211.

[4]) Heidenhain, Lehre von der Lymphbildung. Pflüg. Arch. 49. p. 209. 1891.

Kurare einen mächtigen Einfluß auf die Lymphsekretion ausüben und dabei den Blutdruck unbeeinflußt lassen. In seiner Annahme, daß sich nicht alles durch die Ludwigsche Filtrationstheorie erklären lasse, wurde er noch mehr bestärkt, als er folgende Versuchstechnik wählte: Unterbindet man die Aorta abdominalis, so daß im arteriellen Gebiete des Bauches der Blutdruck fast auf 0 herabsinkt, so sickert noch immer aus dem Ductus thoracicus Lymphe heraus; deswegen meint nun Heidenhain, kann die Lymphe kaum ein Filtrat allein sein; man müsse noch mit anderen Entstehungsmöglichkeiten der Lymphe rechnen und diskutiert nun an Hand seiner Befunde die Frage, ob nicht die Lymphe als ein Sekret der Kapillarendothelien anzusehen sei. Nach seiner Vorstellung würden diese Zellen aus dem Blute nur solche Stoffe aufnehmen, die ihnen zuträglich erscheinen und andererseits sie nur dann abgeben, wenn dafür ein Bedürfnis besteht.

d) Die Arbeiten von Cohnstein und Starling. Cohnstein[1]) machte vor allem die Anhänger der Filtrationstheorie auf einen prinzipiellen Fehler aufmerksam; der Ausdruck Filtration und natürlich auch der ganze Vorgang derselben scheint beim Übergang von Flüssigkeit aus den Blutkapillaren gegen die Lymphflüssigkeit kaum in Frage zu kommen, weil die trennende Membran auf beiden Seiten von einem flüssigen Fluidum umspült wird. Es müssen also neben den eventuell in Betracht zu ziehenden Druckunterschieden auch Diffusionsvorgänge berücksichtigt werden. In dem Sinne will er den Begriff Filtration vermieden wissen und nennt den Vorgang an der Grenze zwischen Blut- und Lymphräumen Transsudation und er versteht darunter Filtration + Diffusion. Nachdem der Grad der Diffusion von der Porengröße und weiter von der Molekulargröße der Lösungsbestandteile abhängig ist, so ergeben sich daraus die verschiedensten Möglichkeiten.

Auch diese rein physikalische Theorie gelangte in bezug auf die Lösung der Frage des Lymphstromes zu keinem ganz befriedigenden Resultate; wenn sie auch viele Schwierigkeiten der Filtrationstheorie — denn diese sollte sie ja ersetzen — überbrücken konnte, so war es auch ihr nicht möglich, alle Tatsachen im Sinne rein physikalisch-chemischer Kräfte zu erklären. Man braucht, um ein Beispiel zu wählen, nur folgenden Versuch herauszugreifen: Wenn man eine hypertonische Kochsalzlösung intravenös injiziert, so wird das Blut stark hydrämisch und außerdem wandert noch Kochsalz in die Gewebe hinein — bis dahin ließen sich noch alle Erscheinungen durch den Vorgang der Diffusion deuten, nicht aber folgende Befunde: Injiziert man isotonische Lösungen oder gar hypotonische Kochsalzlösungen, so wandert auch hier Kochsalz und Wasser in der Richtung der Gewebe.

---

[1]) Cohnstein, Zur Lehre von der Transsudation. Virch. Arch. 135. p. 514. 1894. Dann Pflüg. Arch. **59**. p. 350. 1894; **59**. p. 508. 1894; **63**. p. 587. 1896 u. Ergebnisse der Pathologie 1896. III. p. 568.

Die Ludwigsche Anschauung erfuhr in Starling[1]) einen mächtigen Förderer, indem es ihm gelang, einen Teil der Heidenhainschen Einwände zu entkräften. Speziell waren es die Versuche mit Kompression der Aorta, die sehr gegen die Lehre von Ludwig sprachen. Bei der Versuchsanordnung, die nun Starling wählte, ging er von folgender Überlegung aus: Der Druck, der gegen die Gewebe wirkt und eventuell im Sinne von Ludwig Anlaß zur Lymphsekretion wird, ist nicht abhängig vom Drucke in den größeren Gefäßen, sondern von der Spannung in den Kapillaren, denn von hier aus wird der Filtrationsdruck gegen die Lymphspalten zu reguliert. Seine Vorstellung, daß vielleicht bei Kompression der Aorta der Druck im Pfortaderkreislaufe gar nicht Schaden leiden muß, zeigte sich bei der Bestimmung des Venendruckes vollkommen gerechtfertigt. Trotz Kompression der Aorta wird der Druck in der Pfortader nicht wesentlich tangiert. Damit fällt aber einer der wichtigsten Beweisgründe der Heidenhainschen Lehre.

Es lag nun nahe, das Druckgefälle zwischen arteriellem und venösem Kreislauf auch bei den anderen Versuchen zu kontrollieren, die Heidenhain gegen die Ludwigsche Lehre vorgebracht hatte. Speziell war nachzusehen, wie sich in dieser Richtung Krebsmuskelextrakt usw., also die Lymphagoga I. Ordnung, verhalten; gerade hier war es sehr erwünscht, Klärung zu schaffen, weil speziell diese Versuche fast allen Theorien, was ihre Deutung anbelangt, die größten Schwierigkeiten bereitet hatten. Auch hier konnte sich nun Starling davon überzeugen, daß es manchmal zu einer Steigerung des Druckes im Pfortaderkreislaufe kommen kann, aber nie mit einer solchen Intensität, wie es sich Starling vorgestellt hatte. Aus eben diesen Gründen sieht er sich nun veranlaßt, hier eine Hilfshypothese einzuschalten, indem er sich vorstellt, daß vielleicht die Lymphagoga einen Einfluß auf die Durchlässigkeit der Gefäßendothelien haben, eine Vorstellung, die auch Cohnheim vorgeschwebt war. Eben deswegen wiederholte er auch die Versuchsanordnung von Cohnheim und fand dabei folgendes: Bringt man die hintere Extremität eines Lymphfisteltieres für einige Minuten in ein Wasserbad von 56°, so nimmt der Lymphstrom zu und die Lymphe selbst wird reicher an Eiweiß. Jedenfalls war Starling bemüht, im Gegensatze zu Heidenhain der ursprünglichen Filtrationstheorie recht zu geben.

e) Die zellular-physiologische Theorie von Asher. Asher[2]) geht von der Annahme eines gegenseitigen Stoffaustausches zwischen

[1]) Starling, Contribution to the physiology of lymph-secretion. Journ. of Phys. **14**. p. 131. 1893; **16**. p. 224. 1894; **17**. p. 30. 1894; u. The production and absorption of Lymph. Schäfers Textbook of physiology. 1. p. 285. 1898.

[2]) Asher, Untersuchungen über die Eigenschaften und die Entstehung der Lymphe. Zeitschr. f. Biol. **36**. p. 154. 1897; **37**. p. 261. 1898; **40**. p. 180. 1900; **40**. p. 333. 1900; und: Der physiol. Stoffaustausch zwischen Blut und Geweben. Jena 1909.

Blutgefäßen und Geweben aus, indem sowohl aus dem Blute gegen die Gewebe, wie auch umgekehrt von den Zellen zurück in das Blut, fortwährend Stoffe abgegeben werden. Rein theoretisch postuliert er daher zwei Lympharten, eine, die die Nahrung zu den Geweben führt und eine, die die Stoffwechselschlacken aus den Geweben wieder wegschafft. In dem Sinne wäre also die Arbeit der Zellen, resp. der Organe das treibende Element für die Entstehung und Fortbewegung der Lymphe, oder, wie sich Hamburger ausdrückt, die Lymphe ist das Spiegelbild der Gewebstätigkeit.

Es galt nun für diese Theorie, die zum Teil auch schon von Cohnstein und auch von Starling angedeutet wurde, die nötigen Beweise zu erbringen. Als eine Hauptstütze seiner Theorie wählte Asher folgenden Versuch: Reizt man die Speicheldrüse des Hundes, z. B. durch Einlegen eines in Essig getauchten Bauschens in den Mund des Tieres, so kommt es zu einer vermehrten Speichel- und Lymphsekretion. Den gleichen Effekt hat auch die Chordareizung oder eine Pilokarpininjektion. Stets zeigt sich ein Parallelismus zwischen Sekretabsonderung und Lymphproduktion. Daß aber dieser vermehrte Lymphstrom nicht die ausschließliche Folge einer durch die Nervenreizung bedingten besseren Durchblutung der Speicheldrüsen ist, lehrt der Versuch mit Atropin, von dem schon früher bekannt war, daß es auf die Durchblutung nicht den geringsten Einfluß hat, während es nicht nur die Speichelsekretion, sondern auch den Lymphstrom vollkommen hemmt.

Als weiteren Beweis seiner Theorie zieht Asher die älteren Versuche von Hamburger heran. Bekanntlich hat er gefunden, daß, wenn ein Pferd bei ruhendem Kopfe, vermehrte Arbeit leistet, aus dem Halslymphstamme beträchtlich mehr Lymphe abfließt. Hamburger hat die Erklärung dieser Tatsache große Schwierigkeiten bereitet; nach der Vorstellung von Asher käme auch hier eine Mehrarbeit in Betracht.

Auch die Versuche, warum es z. B. nach Injektion von Zucker zu einem vermehrten Lymphflusse kommt, will Asher in seinem Sinne gedeutet wissen. Nach ihm würde es durch den Zucker zu einer Anregung des Zellstoffwechsels, speziell der Leber und dadurch zu einer vermehrten Lymphproduktion kommen; auch die Produktion eines reichlichen Lymphflusses im Anschlusse an eine Peptoninjektion führt er auf eine Steigerung der Lebertätigkeit zurück. Sicherlich spricht die Tatsache zu seinen Gunsten, daß die aus dem Ductus thoracicus fließende Lymphe in erster Linie mit der Tätigkeit der Leber in Zusammenhang stehen dürfte; denn wenn es gelingt, die eigentlichen Leberlymphbahnen abzubinden, so hört selbst die reichlichste Lymphsekretion sofort auf.

Asher war bemüht, neue Versuchsanordnungen heranzuziehen, um seine Lehre zu stützen. Deswegen versuchte er einerseits zu zeigen, daß das Pepton auch in anderer Richtung die Sekretion der Leber anregt, und prüfte andererseits, ob bekannte Stimulantia der Leber, oder besser gesagt, ob andere Substanzen, die eine vermehrte Sekretionstätigkeit der Leber erzeugen, ebenfalls Lymphagoga darstellen. Tatsächlich fand nun Asher nach Peptoninjektionen, und dasselbe gilt auch von der Injektion von Krebsmuskelextrakt, eine vermehrte Gallenproduktion. Umgekehrt ließ sich wieder durch Natrium glycocholicum oder durch Hämoglobininjektionen ein mächtiger Einfluß auf die Lymphsekretion zeigen.

Die Ashersche Lehre wirft in mancher Beziehung auch ein Licht auf die Frage, wieso es an den Grenzen der Kapillarwandungen zu Diffusionsvorgängen kommen kann. Dadurch, daß durch die Tätigkeit der Zellen große Moleküle abgebaut werden, liefert die vitale Tätigkeit der Zellen erst die Bedingungen, unter welchen die physikalischen Kräfte, Osmose und Filtration, in Kraft treten können. Diese zellularphysiologische Theorie steht daher mit den älteren Anschauungen nicht im geringsten Widerspruche, im Gegenteil sie klärt so manche Schwierigkeit auf; deswegen erfreut sie sich auch derzeit der meisten Anhänger.

Kurzer Überblick über die Lehre von der Lymphbildung, beurteilt an Resorptionsversuchen in großen Körperhöhlen. Soweit man aus den histologischen Untersuchungen entnehmen kann, bestehen zwischen den interzellulären Räumen und den Anfängen der Lymphgefäße keine offenen Verbindungen. Die eigentlichen Anfänge der Lymphbahnen sind blind endigende Saugröhrchen, die ebenso in das Gewebe verschieden tief eintauchen können, wie es von den arteriellen, resp. venösen Kapillaren her bekannt ist.

Auf Grund dieses histologischen Befundes, der seit den Arbeiten von Mac Callum[1]) allgemein anerkannt wird, müssen wir uns sagen, daß die Blutflüssigkeit, wie sie teils durch Druckunterschiede, resp. osmotische Spannungsdifferenzen, teils durch vitale Kräfte gegen die Lymphbahnen abgelenkt wird, zuerst den interzellulären Gewebsraum passieren muß. Schon aus diesen Gründen erscheint es nicht zweckmäßig, wenn man vielfach Gewebsflüssigkeit und Lymphe miteinander synonymisiert. Es ist daher ratsam, dem Vorschlag von Klemensiewicz zu folgen und prinzipiell zwischen Gewebsflüssigkeit, Transsudat und Lymphe zu unterscheiden. Transsudat ist jene Flüssigkeit, die aus den Blutkapillaren austritt; je nachdem, ob es sich um ein rein physiologisches oder pathologisches Übertreten handelt, soll man zwischen Ernährungstranssudat und pathologischem Transsudate unterscheiden.

Als Gewebsflüssigkeit kommt jener Teil des Transsudates in Betracht, der von den Geweben aufgenommen wird und sowohl für das Wachstum, als auch für die Tätigkeit der Zellen die nötigen kalorischen Werte sowie das Wasser mit sich führt. In gleicher Weise nimmt auch die Gewebsflüssigkeit wieder die Zerfallsprodukte des Zellstoffwechsels für sich in

[1]) Mac Callum, Beziehung der Lymphgefäße zum Bindegewebe. Arch. f. Anat. u. Phys. (Anat. Abt.) 1902. p. 273.

Anspruch. Unter Lymphe ist dagegen nur jene Flüssigkeit zu verstehen, welche aus den Lymphgefäßen abfließt.

Hält man an dieser Einteilung fest, so wäre es zweckmäßig, in Analogie dazu auch in der histologischen Nomenklatur Wandel zu schaffen und die Räume, die zwischen Blutkapillarsystem und Zellen zu liegen kommen, nicht noch weiter als Lymphräume zu bezeichnen.

Im vorigen Abschnitte dieses Kapitels hat uns bloß das gegenseitige Verhältnis zwischen Blut und jener Flüssigkeit interessiert, die wir durch Lymphfisteln gewinnen können. Nunmehr wollen wir uns die Frage vorlegen, ob es nicht auch einen direkten Flüssigkeits- und Stoffkreislauf zwischen arterieller Kapillaren-, arteriellem Ernährungstranssudat (Gewebsflüssigkeit) und venösen Bluträumen, ohne Beteiligung der Lymphbahnen gibt.

Was haben wir dafür an Beweisen? Wenn man einerseits sieht, wie rasch oft subkutan gegebene Gifte ihre Wirkung entfalten und wenn man andererseits weiß, wie langsam der Fluß in den größeren Lymphbahnen vor sich geht, so muß man sich sagen, daß die Resorption von subkutan beigebrachten Substanzen unmöglich allein auf dem Wege der Lymphbahnen erfolgen kann. In neuerer Zeit hat Asher weitere Beweise für die Richtigkeit dieser Annahme erbringen können. Wenn man auf eine offene Wunde eine Jodkaliumlösung aufträufelt, so läßt sich ziemlich bald nachher Jod im Blute nachweisen. Hält man diese Tatsache zusammen mit den histologischen Befunden, so muß man sich sagen, daß im Prinzipe kein wesentlicher Unterschied bestehen dürfte, ob die Gewebsflüssigkeit einmal mehr gegen die venösen Blutkapillaren, ein andermal wieder mehr gegen die Lymphspalten zu durchsickert.

Um sich nun eine ungefähre Vorstellung von der Intensität und der Qualität des Flüssigkeits- resp. Stoffaustausches zwischen Gewebsflüssigkeit und Blutkapillaren bilden zu können, wie er physiologisch speziell in den großen Parenchymorganen gewiß eine wesentliche Rolle spielen dürfte, hat man Resorptionsversuche innerhalb der großen Körperhöhlen vorgenommen; allerdings war die Voraussetzung, daß das Cavum peritonei gleichbedeutend wäre mit den interstitiellen Räumen, z. B. im Unterhautzellgewebe mehr als willkürlich. Da sich aber auf diese Weise vor allem osmotische Fragen leicht studieren lassen, so erscheint es gerechtfertigt, wenn wir diese Versuche kurz berücksichtigen.

Die Resorption aus dem Cavum peritonei läßt sich so besonders leicht studieren, weil man während eines Versuches oft Gelegenheit haben kann, sich durch Punktion fortlaufend davon überzeugen kann, wieweit bereits die Resorption vorgeschritten ist. Wenn man bedenkt, wie mühsam und mit Fehlern behaftet, die Versuche von Wessely waren — wir haben sie bereits in einem früheren Kapitel besprochen —, so darf man sich nicht wundern, wenn gerade diese Versuchsanordnung oft zu Rate gezogen wurde.

Injiziert man intraperitoneal hypertonische Lösungen, so nimmt das Flüssigkeitsquantum zuerst zu, und der Kochsalzgehalt relativ und absolut ab. Injiziert man statt Kochsalz Traubenzucker, so geht der Zucker aus dem Cavum peritonei heraus und Kochsalz wandert aus den Blutbahnen in die Bauchhöhle. Der ganze Vorgang spielt sich relativ rasch ab, denn nach 10 Minuten sind bereits deutliche Unterschiede zu bemerken (Roth[1]), Cohnheim[2]), Hamburger[3]).

Isotonische Lösungen bleiben während ihres Aufenthaltes in den serösen Höhlen isotonisch. Wenn aber auch die molekulare Konzentration als Ganzes erhalten bleibt, so kommt es doch zu einer Verschiebung der ursprünglichen Lösungsbestandteile. Injiziert man nämlich isotonische Traubenzuckerlösung, so tritt ebenfalls aus dem Blute Kochsalz herüber,

Hypotonische Lösungen nehmen, wenn sie in die Bauchhöhle gebracht werden, in ihrer molekularen Konzentration zu, indem sie sich der Konzentration des Blutserums nähern. Wird der Versuch entsprechend lange fortgesetzt, so kann schließlich die injizierte Lösung die Konzentration des Serums erlangen.

Wir sehen also, wie lebhaft der gegenseitige Austausch auch in Organgebieten statthaben kann, die scheinbar an der Ökonomie keinen so lebhaften Anteil nehmen, wie gewisse Parenchymorgane selbst.

Fast alle Experimentatoren, die sich mit solchen Versuchen beschäftigt haben, legten sich auch die Frage vor, auf welchem Wege, ob nämlich durch die Blutkapillaren oder durch die Lymphbahnen, die Resorption jener Flüssigkeiten erfolgt, die in die Bauchhöhle injiziert wurden. Fast alle Autoren sind darüber einig, daß es in erster Linie die Blutgefäße sind, die die Aufsaugung der Kristalloide und natürlich auch des Wassers besorgen, während entlang der Lymphbahnen hauptsächlich korpuskuläre Elemente (Zinnober, Tuschkörnchen) verschwinden, die in die Bauchhöhle injiziert wurden. Es ist nun interessant zu betonen, daß den Weg der korpuskulären Elemente wahrscheinlich auch das Eiweißmolekül wandern dürfte. Wenigstens müssen wir einen Versuch von Starling so deuten. Nach seiner Vorstellung würden Exsudate und Transsudate, wie sie in der menschlichen Pathologie vorkommen, ausschließlich auf dem Wege der Lymphbahnen zur Resorption gelangen. Starling tritt hier einer Meinung von Hamburger entgegen, der die Vermutung äußerte, daß eventuell in die Bauchhöhle injiziertes Eiweiß auf dem Wege der Imbibition oder durch eine mitschleppende Wirkung des rasch vorbeiziehenden Blutstromes aufgesaugt würde.

---

[1]) Roth, Permeabilität der Kapillarwand. Arch. f. (Anat. u.) Phys. 1899. p. 416.

[2]) Cohnheim, Resorption im Dünndarm und der Bauchhöhle. Zeitschr. f. Biol. **37**. p. 443. 1899.

[3]) Hamburger, Kenntnis der Resorption. Arch. f. (Anat. u.) Phys. 1895. p. 281.

Im Anschluß an solche Versuche wurde oft die Frage diskutiert, welches die Kräfte sein könnten, die hier in Aktion treten, damit der Austausch ein so lebhafter wird.

Da wegen eines Druckgefälles die Ludwigsche Theorie nicht herangezogen werden kann, so sehen Starling und Cohnstein und nach ihnen auch Roth in dem Eiweißüberschusse des Blutplasmas die Ursache, warum eine Rückresorption von wässerigen Lösungen durch die Blutkapillaren erfolgen kann, resp. muß. Das Eiweiß ist durch die Kapillarwandung impermeabel, so daß seine Moleküle einen bedeutenden osmotischen Druck ausüben können und dadurch eine Strömung aus dem eiweißärmeren Medium innerhalb des Peritoneums gegen das an Albuminaten reichere Serum bedingen. Starling, der ebenso wie Cohnstein den mächtigen kochsalzanziehenden Einfluß des Eiweißes auch in vitro zeigen konnte, war natürlich bemüht, auch im Experimente zu demonstrieren, daß Flüssigkeiten aus den Geweben in das zirkulierende Blut übertreten; zu diesem Behufe durchspülte er die Gefäße einer eben amputierten Extremität so lange mit isotonischer Kochsalzlösung, bis das Gewebe ödematös wurde. Wenn darauf die Extremität mit defibriniertem Blute durchströmt wurde, so zeigte sich eine deutliche Abnahme im Trockengehalte des Blutes, was wohl als Beweis dafür angesehen werden kann, daß tatsächlich Wasser, resp. Kochsalz aus den Geweben in das Blut übergetreten war. Es ist dies eine Versuchsanordnung, die im Prinzipe dasselbe zeigt, was schon Schmidt bei seinen Aderlaßbefunden demonstrieren konnte.

In Zusammenhang damit soll auch eine Beobachtung von Cohnstein erwähnt werden. Um zu zeigen, daß die Hypalbuminose und gleichzeitige Salzvermehrung im Anschluß an einen ausgiebigen Aderlaß nicht auf einen Zufluß von Lymphe via Ductus thoracicus erfolgt, wurde derselbe Versuch bei einem Tiere vorgenommen, das gleichzeitig eine Lymphfistel trug; auch hier kommt es in ganz analoger Weise wie bei einem normalen Tiere zu einer Verwässerung des Blutes.

Auch auf umgekehrte Weise läßt sich im Tierversuch die wasseranziehende Wirkung von Kolloiden und andererseits auch die schwere Durchlässigkeit der Kapillarmembranen für Eiweiß demonstrieren, wenn man nach Czerni[1]) Tieren intravenös Lösungen von Gelatine oder von Gummi arabicum injiziert. Binnen kurzer Zeit nimmt der Wassergehalt des Blutes mächtig zu. Dieser Versuch ist von Lazarus-Barlow und auch von Cohnstein wiederholt worden und ergab dasselbe Resultat wie bei Czerni. Außerdem haben diese Autoren noch den Lymphstrom im Ductus thoracicus verfolgt und fanden dabei nicht nur keine Vermehrung, sondern sogar eine Verminderung der Sekretion, wohl der sicherste Beweis dafür, daß der Wasserzuschuß und natürlich

---

1) Czerni, Versuche über Bluteindickung. Arch. f. exp. Path. **34**. p. 278.

auch der Übertritt von Salz in das Blut aus den Gewebslücken, via Kapillarwandungen erfolgt sein muß.

Auch bei Resorptionsversuchen im Cavum peritonei läßt sich die wasseranziehende Wirkung von Eiweiß leicht demonstrieren. Injiziert man in die Bauchhöhle eines Versuchstieres dialysiertes Pferdeserum, so kann durch oftmaliges Probepunktieren des „Aszites" gezeigt werden, wie das Eiweiß Wasser und Salz anzieht. In dem Momente, wo die Salzkonzentration die des Serums erreicht hat, hört die Eiweißdiluierung auf und macht jetzt sogar dem Gegenteil Platz.

Roth, der solche Versuche angestellt hatte, überträgt seine Befunde völlig auf die Verhältnisse in den parenchymatösen Organen sowie für das Unterhautzellgewebe. Er sieht also keinen Unterschied in der Resorption einer serösen Höhle und der des Unterhautzellgewebes. Vielleicht stützt er sich hier auf einen Ausspruch von Hamburger, wenn er sagt: „Für den Mechanismus der Resorption gelten bei den serösen Höhlen dieselben Erwägungen wie bei den Bindegewebsspalten, denn, nachdem die Flüssigkeit die für Wasser und Salze leicht und für Eiweiß schwer permeabele Endothelschichte passiert hat, handelt es sich um dieselben Verhältnisse." Auf Grund seiner Beobachtungen entwickelt nun Roth Vorstellungen über den Flüssigkeitsaustausch in den Geweben, die wir erwähnen müssen, weil sie eine gewisse Verwandtschaft mit der Theorie von Asher erkennen lassen. Er sagt: Die Kapillarwand trennt Blut und Gewebsflüssigkeit, in der die lebenswichtigen Parenchymzellen eingebettet sind. Der ursprüngliche molekulare Unterschied zwischen beiden besteht nur in der Verschiedenheit ihres Eiweißgehaltes der voneinander getrennten Flüssigkeiten. Nachdem die Gewebsflüssigkeit einen geringeren Eiweißgehalt aufweist als das Blutserum, so müßte, wenn das gegenseitige molekulare Verhalten nicht anderweitig gestört würde, die Gewebsflüssigkeit in der Richtung gegen das Serum in Fluß geraten. Die lebenden Gewebszellen können aber das ihnen vorgelagerte Nahrungsmaterial in sich aufnehmen und es verbrennen. Dadurch wird nun die Konzentration an gelösten Molekülen und insofern auch ihre osmotische Spannung gesteigert. Auf diese Weise ergibt sich eine Differenz in der Anzahl von festen Molekülen zwischen Gewebsflüssigkeit und Blutplasma, so daß neue Moleküle gegen die Gewebszellen vorrücken können; in dem Maße muß aber gleichzeitig ein osmotischer Wasserstrom wieder zurück gegen das Blut in Kraft treten. Daß nun dieses Perpetuum mobile unaufhaltsam ineinander greift, ist in letzter Linie bedingt durch die Tätigkeit der Gewebszellen.

Der Unterschied zwischen den Theorien — ganz abgesehen von der Hypothese von Asher — auf der einen Seite von Starling-Cohnstein, und auf der anderen von Roth, ist eigentlich nur ein minimaler.

Das Um und Auf, warum es im normalen Organismus nie zu einem vollständigen Ausgleich zwischen Blut und Gewebsflüssigkeit kommen kann, ist in der Tätigkeit der Zellen zu suchen, die eben nie aufhören, große Moleküle in kleinere aufzuspalten und so stets zu Konzentrationsunterschieden Anlaß geben.

Bedeutung des intermediären Lymphkreislaufes für die Physiologie. Wir haben uns bemüht zu zeigen, wie künstlich beigebrachte Substanzen, die teils intravenös, teils in das Zwischengewebe injiziert wurden, sowohl in die „Lymphräume", als auch direkt in die Blutbahnen gelangen können. Es fragt sich nun, ob man zu der Annahme berechtigt ist, diese artifiziellen Verhältnisse auch für den physiologischen Ablauf zu übertragen, ob z. B. auch bei der normalen Flüssigkeitsaufnahme durch unseren Körper ein solcher intermediärer Flüssigkeitskreislauf eine Rolle spielt?

Das Gebiet der Physiologie, das sich mit dem gegenseitigen Austausche der Flüssigkeiten beschäftigt, ist nur wenig ausgebaut. Von klinischer Seite wiederum hat man sich mit dieser Frage nur bei der Analyse des menschlichen Ödems beschäftigt. Und doch verdient gerade das Strömen der Flüssigkeiten aus den Blutbahnen, an den Zellen vorbei und wieder zurück in die Venen, unser größtes Interesse.

Vielleicht am klarsten tritt uns die Bedeutung dieses intermediären Kreislaufes vor Augen, wenn wir uns daran erinnern, daß keine lebenswichtige Zelle mit der Blutsäule in direktem Zusammenhange steht. An allen Stellen, wo Epithelien vorkommen, die vor allem die kata- und anabolischen Prozesse zu besorgen haben, liegt zwischen ihnen und den Bluträumen ein Spatium, das aller Wahrscheinlichkeit nach mit Gewebsflüssigkeit gefüllt sein dürfte und vielfach von histologischer Seite — aber wie ich glaube mit Unrecht — als Lymphraum bezeichnet wird — z. B. in der Leber, wo die Verhältnisse ganz besonders klar zu liegen scheinen. Es muß daher jedes Nahrungsmittel der Zelle, bevor es zu dem betreffenden Epithel hingelangt, zuerst diesen „Lymphraum" passieren. In gleicher Weise muß jede Schlacke, wie sie von den Zellen abgestoßen wird, abermals durch diesen Lymphraum hindurch, sonst ist ein Abtransport durch die venösen Blutkapillaren unmöglich.

Wenn man bedenkt, eine wie große Rolle die Verbrennung der Nahrungsmittel — von der Bedeutung der Aufstapelung von Reservematerial (z. B. Glykogen) in den Zellen wollen wir hier gar nicht sprechen — in unserem Körper spielt, und wenn man sich andererseits vergegenwärtigt, daß all die Abbauprodukte des Eiweißes, des Fettes, Zuckers usw. zuerst den „Lymphraum" passieren müssen, dann muß man zu der Überzeugung kommen, daß den dem intermediären Gewebskreislaufe dienenden Interzellulärräumen eine sehr wichtige Bedeutung im normalen Stoffwechsel zugesprochen werden muß.

An dieser Stelle möchten wir noch ein Moment zur Sprache bringen, auf das wir später noch des öfteren zurückgreifen müssen. Roth nimmt an, daß die Körperzellen, um ihre Funktion aufrecht zu erhalten, Eiweiß in sich aufnehmen. Die aus dem Jahre 1899 stammende Arbeit hat natürlich noch nicht mit den neueren Forschungen auf dem Gebiete der Eiweißchemie rechnen können, deswegen muß man wohl annehmen, daß den Zellen unseres Organismus das Eiweiß nicht in Form des ganzen Moleküls vorgeworfen wird, sondern daß es hauptsächlich die Produkte der Eiweißverdauung sind — Aminosäuren, Polypeptide —, die die eigentliche Eiweißnahrung der Gewebszellen darstellen. Im Prinzipe ändert dies an den Anschauungen von Starling und Cohnstein und auch Roth nichts. Im Gegenteil, es erleichtert ihnen so manches, denn mit ihrer Vorstellung, daß beim Austausch zwischen Gewebsflüssigkeit und Blutplasma rein physikalisch-chemische Kräfte von Bedeutung sind, war eigentlich die Annahme eines Durchtretens größerer Eiweißmengen unvereinbar. Eine kolloide Membran, und als solche dachten sich die meisten Autoren die physiologische Kapillarwandung, ist in praxi doch für Eiweiß kaum durchlässig. Das Eiweißmolekül ist viel zu groß, als daß es in nennenswerter Menge gegen die Gewebszellen durchtreten würde, zum mindesten nicht in jener Quantität, wie es die Zelle zur Erhaltung ihres Lebens braucht. Die bloße Überlegung macht es daher schon sehr wahrscheinlich, daß es nur Bruchstücke der Albuminate sein können, die die eigentliche Eiweißnahrung der Körperzellen darstellen. Im übrigen verweisen wir hier auf die bekannten Untersuchungen von Loewi, die das in praxi bestätigen konnten.

Die Diskussion dieses Gegenstandes bringt uns aber noch auf ein anderes wichtiges Grenzgebiet zwischen Physiologie und Pathologie, nämlich auf die Frage nach dem Eiweißgehalte der normalen Gewebsflüssigkeit. Zieht man die Beschaffenheit der Lymphe, wie sie sich gelegentlich auch beim Menschen in größerer Menge gewinnen läßt, zu Rate, so würde man, was den Eiweißgehalt betrifft — vorausgesetzt, daß eine solche Parallele überhaupt statthaft ist —, sagen müssen, sie ist zwar nicht so eiweißreich wie das Serum, aber auf keinen Fall eiweißarm.

Leider sind wir nicht in der Lage, normale Gewebsflüssigkeit in die Hand zu bekommen; auf keinen Fall scheint es mir aber statthaft, die Beschaffenheit der z. B. aus einer Fistel gewonnenen Lymphe auf die Zusammensetzung der Gewebsflüssigkeit zu übertragen. Wir müssen uns daher auf bloße Vermutungen beschränken. Nachdem wir aber mit einiger Bestimmtheit annehmen können, daß die Zerebrospinalflüssigkeit oder das Kammerwasser gleichfalls in die Gruppe der Gewebsflüssigkeiten gehören und beide unter normalen Bedingungen als außerordentlich eiweißarm bezeichnet werden müssen, so werden wir wohl nicht zu weit gehen, wenn wir auch der normalen Gewebsflüssigkeit einen sehr geringen Eiweißgehalt zusprechen.

Ähnlich, wie das Ernährungstranssudat — nach der Nomenklatur von Klemensiewicz — unserer Anschauung nach nur sehr eiweißarm sein dürfte, in gleicher Weise kann auch beim Durchtreten der Zellschlacken in der Richtung gegen die venösen Blutkapillaren das Eiweiß wohl kaum eine sehr große Rolle spielen. Auch hier wollen wir an die Versuche von C. Schmidt erinnern, die ja in bester Weise zeigen, daß der Eiweißgehalt der Gewebsflüssigkeit nur gering sein kann.

Jedenfalls ergeben sich aus dem Gesagten wichtige Argumente dafür, daß ein Durchtreten von größeren Eiweißmengen durch die normale Kapillarwandung kaum sehr wahrscheinlich sein dürfte.

Auf Grund des hier Vorgebrachten müssen wir auch unter physiologischen Bedingungen mit zwei die Wand der Blutkapillaren in entgegengesetzter Richtung durchsetzenden Strömungen rechnen; die eine folgt wahrscheinlich mehr den Gesetzen der Filtration und der Diffusion und bringt die Nahrung an die Zelle heran, die andere, die die Sekrete der Zelle mit sich führt, leitet die Zellschlacken wieder in die Blutbahnen zurück; die Triebkraft der letzteren steht unter dem Einfluß der Diffusion und des Gewebsdruckes — also wieder Filtration und Osmose. Ob diese Flüssigkeitsströmungen, die sich unter normalen Verhältnissen wohl das Gleichgewicht halten müssen, sehr rasch erfolgen, entzieht sich vorläufig jeder Schätzung. Sicherlich ist aber die Intensität und die Schnelligkeit, mit der die unterschiedlichen Organzellen osmotische Unterschiede schaffen, eine der Triebkräfte, mit der die beiden Strömungen zu rechnen haben werden.

Den verschiedenen Organen unseres Körpers kommen verschiedene Funktionen zu und es ist nicht unwahrscheinlich, wenn die vom Darmkanale kommenden Moleküle unter den Organen eine gewisse Selektion treffen. Da sich in der Leber vorwiegend der intermediäre Kohlehydratstoffwechsel abspielt, so werden wohl durch die Kapillarwandungen der Leber relativ mehr Zuckermoleküle durchtreten und von den Leberzellen festgehalten werden als z. B. Chlorionen. Die Leber, die wir hier als Beispiel gewählt haben, ist namentlich befähigt, große Zuckermengen in Form von Glykogen zu speichern; eine ähnliche Funktion dürfte der Haut gegenüber dem Kochsalze eigen sein. Die Untersuchungen von Magnus und seinen Schülern sprechen entschieden dafür.

Jedenfalls muß man auf Grund des Vorgebrachten die Überzeugung gewinnen, daß schon physiologisch ein kontinuierliches Fließen von Flüssigkeiten zwischen Blutkapillaren via Interzellularräumen zu den Zellen und dann wiederum zurück in die venösen Anteile bestehen muß. Das Hauptargument für diese Vorstellung erblicken wir in der Tatsache, daß die lebenswichtigen Zellen nicht direkt mit den BlutHowever räumen in Verbindung stehen, sondern von diesen durch die Lymphräume getrennt erscheinen.

Was für Ergebnisse haben sich für die Pathologie, vor allem für die Beurteilung des Ödems aus diesen physiologischen Befunden ableiten lassen? In vielen Arbeiten, die sich mit dem Problem der Ödembildung beschäftigen, wird immer wieder darauf verwiesen, wie sehr es für das Verständnis der menschlichen Wassersucht nötig ist, dabei die Mechanik der physiologischen Bildung von Gewebsflüssigkeit und Lymphe heranzuziehen; nur auf ihr aufbauend dürfen sich Theorien über die Entstehung der Ödeme entwickeln.

Ich habe nun nicht den Eindruck gewinnen können, daß man hier ganz konsequent vorgegangen ist. Denn fast immer haben die Pathologen, das gilt allerdings in erster Linie von der Beurteilung der renalen Ödeme, sich gleichsam mehr oder weniger ihre eigene Physiologie gebildet und kamen dadurch vielfach mit den Tatsachen in Widerspruch.

Da es sich beim menschlichen Ödem um eine Ansammlung von Flüssigkeit innerhalb der Gewebsspalten, also um eine scheinbare Vermehrung der physiologischen Gewebsflüssigkeit handelt, so hat man sich auf Grund rein theoretischer Überlegungen gesagt, daß es zu Ödem kommen muß, wenn entweder die Bildung der Lymphe gesteigert oder ihr Abfluß behindert ist. Die Ursache der Ödeme wäre somit in einem Mißverhältnis zwischen Bildung und Abfluß der in den Gewebsräumen angesammelten Flüssigkeit zu erblicken.

a) Störungen, die ihre Ursache in einer vermehrten Bildung der Gewebsflüssigkeit finden sollen. Als Ludwig die Theorie vertrat, daß die Lymphe ein Filtrat der Blutflüssigkeit darstellt, da schien es logisch nachzusehen, ob auch durch Vermehrung des Druckes im arteriellen Kapillarbereiche, eventuell durch aktive Erweiterung der feinsten Gefäßschlingen sich nicht nur ein vermehrter Lymphfluß, sondern vielleicht sogar auch Ödem erzeugen läßt; leider stößt dieser Versuch auf so große Schwierigkeiten, daß eigentlich eine exakte Durchführung desselben in dieser Richtung noch aussteht. Hier konnte also die experimentelle Pathologie, um eventuell beim Tier Ödem zu erzeugen, nicht einsetzen.

Einen anderen Weg, um einen erhöhten Lymphfluß hervorzurufen, weisen die Versuche von Ludwig und von Heidenhain. Da es z. B. durch Injektion von Salzlösungen leicht gelingt, den Lymphstrom anzuregen, so mußte sich die Frage aufdrängen, ob es nicht doch gelingen könnte, durch extremste Steigerung dieses Vorganges Ödeme zu provozieren. Die Antwort darauf war ein völlig negatives Resultat. Bekanntlich hat sich Cohnheim damit beschäftigt, ob nicht Diluierung des Blutes — eine Vermutung über die Entstehung der Ödeme, die bis auf Bright zurückreicht — zu Wassersucht führen könnte. Auch wenn man noch so große Mengen physiologischer Kochsalzlösung Tieren intravenös beibringt, so kommt es doch niemals zu einer Ödemansammlung. Also auch auf diese Weise gelingt es nicht, Wassersucht durch Steigerung des Lymphstromes zu erzeugen.

Wegen dieser negativen Resultate hat Cohnheim die Ursache der Ödeme in einer vermehrten Durchlässigkeit der Kapillarwandungen gesucht. Sehr zugunsten seiner Anschauung sprachen die Versuche, in denen er Hydrämie und lokale Schädigungen der Haut miteinander kombinierte. So gelingt es leicht, durch alle möglichen Eingriffe lokales Ödem zu erzeugen. Dieser Gedanke wurde später von Magnus wieder aufgegriffen; auch er konnte zeigen, daß bei der Ödembildung in erster Linie die Beschaffenheit der Kapillarwandung maßgebend ist.

Zur Stütze seiner Theorie zog Cohnheim auch die Erfahrungen bei der Scharlachnephritis heran, indem er sagte: Nachdem die Hautkapillaren schon vorher durch das Scharlachvirus geschädigt wurden, sind sie bei einer hinzukommenden Nephritis besonders durchlässig, so daß es hier viel leichter zu einer ödematösen Nephritis kommt, als wenn z. B. vorher die Kutis nicht geschädigt worden wäre. In ähnlicher Weise wollte er auch die Erkältung, die in erster Linie die Haut betrifft, als ätiologischen Faktor bei der Ödementstehung der sogenannten Erkältungsnephritis berücksichtigt wissen.

Cohnheim hat bei seinen Versuchen auch die Frage einer erhöhten Transsudation im Sinne von Ludwig berührt. Es war ja sehr wahrscheinlich, daß die mit Flüssigkeit überladenen Blutgefäße sich zum Teil durch Steigerung der normalen Diurese zum Teil durch die Transsudation entlasten wollen. In der Tat zeigt sich auch auf der Höhe der Hydrämie ein beschleunigter Lymphstrom aus dem Ductus thoracicus (z. B. floß einmal bei einer Infusion von 50$^0/_0$ des Körpergewichtes in der Zeiteinheit 25 mal mehr Lymphe ab, als vor Beginn des Versuches); wesentlich anders waren aber die Resultate, wenn die Lymphe der einzelnen Gefäßbezirke gesondert aufgefangen wurden; untersucht man nämlich ebenfalls auf der Höhe der Hydrämie den Lymphfluß aus einem Extremitätengefäße, so fließt jetzt die Lymphe nicht schneller als vor der Kochsalzinfusion. Wir sehen also, daß einerseits die Hydrämie nicht unbedingt zu vermehrter Transsudation führen muß und daß andererseits Steigerung des physiologischen Lymphflusses nicht unbedingt mit Ödembildung einhergeht; Ödeme lassen sich dagegen bei gleichzeitiger Hydrämie erzeugen, wenn es gelingt, durch irgendwelche Schädigungen die Kapillarwandungen durchlässig zu machen; ob diese Schädigungen danach sind, daß es nur zu einem vermehrten Durchsickern von physiologischem Transsudate kommt, oder ob es auf diese Weise nicht doch auch zu einer Modifikation der Gewebsflüssigkeit kommt, wollen wir vorläufig dahingestellt sein lassen.

b) Störungen, die vielleicht ihre Ursache in einem verminderten Abflusse von Gewebsflüssigkeit finden. Die Abflußwege der Gewebsflüssigkeit gegen die Blutbahnen sind doppelt angelegt: es stehen einerseits die Lymphbahnen zur Verfügung, andererseits der direkte Weg gegen die venösen Kapillaren. Es ist daher verständlich, warum es z. B. durch Abbinden größerer oder kleinerer Lymphgefäße nicht gelingen muß, Schwellungen im Sinne einer Wassersucht zu erzeugen. Wenn auch auf diese Weise eine vorübergehende Schwellung innerhalb der Gewebsräume entsteht, so sind sowohl die Kollateralen der Lymphgefäße als auch die Bahnen, die direkt gegen die Blutkapillaren führen, genügend, um diese vorübergehende Stockung wieder rasch zu beheben. Falls man also auf diesem Wege eine Wassersucht erzeugen wollte, müßte man eine Möglichkeit finden, um einerseits alle Kollateralen der Lymphgefäße zu verschließen und andererseits müßten auch die direkten Wege gegen die venösen Bahnen zu verlegt werden. Mit den bis jetzt bekannten Mitteln ließ sich ein solcher Versuch nicht durchführen.

Wie stehen nun die Verhältnisse, wenn man den Abfluß der Gewebsflüssigkeit durch passive Stauung im venösen Kreislaufe zu hemmen sucht. Hier begegnen wir zwei Tatsachen, die sich teilweise zu widersprechen scheinen. Im Experiment gelingt es niemals, durch bloßes Abbinden von großen Venenstämmen eine Erscheinung auszulösen, die an Ödem erinnert. Auf der anderen Seite wissen wir aber, eine wie große Rolle bei der Entstehung von Ödemen in der menschlichen Pathologie gerade die passive Hyperämie spielt. Allerdings muß man hinzufügen, daß wir auch gelegentlich beim Menschen Erscheinungen schwerster venöser Stauung kennen, wo es trotz ihres langen Bestehens nicht zu Ödemen kommt. Eben wegen dieser Tatsache, die sich schwer mit den physiologischen Befunden in Einklang bringen läßt, sah man sich gezwungen, auf andere Gelegenheitsmomente zurückzugreifen, wie z. B. auf eine erhöhte Durchlässigkeit der Kapillarwandungen (Cohnheim). Unter dem Einfluß einer schlechten Ernährung, die in letzter Linie ebenfalls auf eine venöse Stauung zurückgeführt werden kann, soll mehr Blutplasma durchtreten können und so die Entstehung der Ödeme begünstigen.

Wir sehen also, wie schwer es wird, die Ödeme ausschließlich im Sinne einer rein passiven Stauung zu deuten. Auch hier mußte man zu einer Hilfshypothese greifen, nämlich zu einer pathologischen Läsion der Kapillarwandungen. Welche weitere Folgen dies für den Kreislauf der Lymphe haben kann, haben wir schon oben vermutungsweise gesagt; die Schädigung braucht nicht nur zu einer vermehrten Bildung von Gewebsflüssigkeit zu führen, sie kann auch eine Modifikation in ihrer Zusammensetzung zur Folge haben.

c) Wie läßt sich das Zusammenwirken zwischen geschädigter Nierentätigkeit und Lymphkreislauf physiologisch in Einklang bringen? Auf die Tatsache des häufigen Nebeneinandervorkommens von Erkrankungen der Niere und allgemeiner Wassersucht wurde stets das größte Gewicht gelegt. Die Häufigkeit dieses Befundes ist eine so große, daß man sich vielfach dazu veranlaßt sah, ein unbedingtes Kausalitätsverhältnis anzunehmen. Als dann von Bartels bei der Nephritis auf die Koinzidenz zwischen Oligurie und Ödem verwiesen wurde, und wieder umgekehrt sich zeigen ließ, wie wachsende Diurese und schwindende Ödeme in Parallele stehen, da machte man in erster Linie die erkrankte Niere verantwortlich; nach den Vorstellungen von Bartels soll infolge der Schädigung des Nierengewebes das Wasser primär im Blute retiniert werden; damit es aber nicht zu einer zu starken Hydrämie kommt, wird ein Teil des Wassers an die Gewebe abgegeben; dies sei die eigentliche Ursache des renalen Ödems. Ganz ähnlich stellt sich Grainger-Stewardt[1]) den Vorgang bei der Entstehung des Hydrops vor; der Hydrops müsse der ungenügenden Wasserausfuhr (nonelimination of water) durch die Nieren und der daraus resultierender Steigerung des Blutdruckes auf die Wandungen der Kapillaren und Venen zugeschrieben werden. Die Vorstellung, daß die Ödeme bei der Nephritis auf eine Schädigung des Nierenparenchyms zurückzuführen wären, ist eigentlich noch immer vorherrschend. Besonders der praktische Arzt liebt und vertritt diesen Standpunkt. Diese rein renale Theorie setzt sich wohl über manche klinische als auch experimentelle Befunde, die nicht zu ihr passen, einfach hinweg. Was die klinischen Tatsachen betrifft, die gegen den Zusammenhang von Nierenschädigung und Anlage zu Ödemen sprechen, so sei hier vor allem an den Verlauf bei akuter Anurie erinnert. Trotz tagelang anhaltender und schließlich sogar zum Tode führender Harnsperre kommt es nicht zu Ödemen, obwohl das Blut stark hydrämisch werden kann. Von der Kenntnis dieser Tatsache ausgehend hat Cohnheim zu einer experimentellen Schädigung der Hautgefäße gegriffen, deren Resultate wir bereits besprochen haben. Den Lymphfluß aus den Extremitäten bei gleichzeitiger Hydrämie und Schädigung der Kutis hat Cohnheim nicht untersucht. Dieser Versuch, den wir in der physiologischen Einleitung bereits erwähnten, ist 17 Jahre später von Starling nachgetragen worden, und zwar ganz im Sinne Cohnheims. Auch wenn man die hintere Extremität eines Hundes für einige Minuten in Wasser von 56^0 eintaucht, so fängt die Lymphe an schneller zu fließen und sie wird reicher an festen Bestandteilen.

Diejenigen Kliniker, die sich von den Anschauungen Bartels nicht trennen konnten, indem sie die Schädigung des Nierenparenchyms als das Punctum saliens bei der Entstehung der renalen Ödeme ansahen, sich aber doch durch die Lehren Cohnheims beeinflussen ließen, kombinierten beide Theorien, so z. B. Senator[2]). Seither steht auch die Mehrzahl der Ärzte auf dem Standpunkte der Cohnheim-Senatorschen Lehre, nach der die Ursache des Ödems bei der Nephritis in der kombinierten Einwirkung der Folgen der Nierenschädigung und der Alteration der Hautgefäße zu suchen seien. Uneinigkeit besteht nur darüber, ob beide Faktoren voneinander ganz unabhängig sind, also gleichsam dieselbe Noxe, sowohl die Schädigung der Gefäße und der

[1]) Grainger-Stewardt, A practical treatise of Bright's disease. Edinburg 1871.

[2]) Senator, Erkrankungen der Niere. Nothnagels Handbuch 1896. p. 54 bis 60.

Niere besorgt, oder ob die Ursache der Kapillarschädigungen in der Einwirkung retinierter harnfähiger Stoffe zu suchen sei, die durch die Erkrankung der Niere nicht zur Ausscheidung kommen.

Diejenigen Kliniker, die ein Interesse daran hatten, den Nierenveränderungen bei der Entstehung der Ödeme die größte Bedeutung zuzuschreiben, haben natürlich den anatomisch-histologischen Verhältnissen erhöhte Aufmerksamkeit geschenkt. Nachdem speziell den Tubuli eine große Wichtigkeit beim Exporte des Kochsalzes zugeschrieben wurde, hoffte man bei den Ödemnephritiden besonders in ihnen Schädigungen zu finden. Die pathologische Untersuchung aber läßt uns hier scheinbar ganz im Stich; es ließ sich ein prinzipieller Unterschied im anatomischen Substrate zwischen Nephritiden mit und ohne Ödemen absolut nicht finden.

d) Die osmotische Theorie der Lymphbildung und ihr Einfluß auf die Auffassung der Pathogenese der Ödeme. Als Hauptvertreter der Lehre, daß bei der Entstehung menschlicher Ödeme osmotische Spannungsdifferenzen in Betracht zu ziehen seien, kommen vor allem Jacques Loeb[1]) und Martin Fischer[2]) in Betracht. Ich zitiere hier einen Satz aus der Arbeit von Loeb, der am besten seinen Standpunkt charakterisiert. ,,Dem gegenüber behaupte ich (Loeb), daß die Triebkraft für die Bewegung von Flüssigkeiten in den Geweben im Falle von Ödemen (wie in allen anderen Fällen) wesentlich in dem osmotischen Drucke zu suchen ist, und daß es zu ödematösen Zuständen d. h. zum Eindringen von Flüssigkeiten in die Gewebe kommt, wenn der osmotische Druck in den Geweben höher ist als der des Blutes und der Lymphe. Es müssen also dem Ödem solche Ursachen zugrunde liegen, welche den osmotischen Druck des Blutes oder der Lymphe vermindern.“

Wieweit die praktische Konsequenz der Lehre von Loeb, speziell in der Auffassung von der Pathogenese des Ödems geführt hat, beweist am besten die Arbeit von Martin Fischer. Sie ist nicht nur aus rein theoretischen Gründen abgelehnt worden; wir wissen, daß das Ödem ein rein interzellulärer Vorgang ist, nach der Vorstellung von Fischer müßten sich am Ödeme auch die Zellen beteiligen; man sieht daraus, wie Fischer Quellung und Schwellung miteinander verwechselt.

e) Welchen Einfluß hat bis jetzt die Ashersche Theorie bei der Beurteilung der Ödementstehung geübt? Darüber läßt sich nur so viel sagen, daß die Ashersche Theorie über den Bewegungsmechanismus der Gewebsflüssigkeit und die Lymphbildung für die Lehre vom menschlichen Ödem nicht befruchtend gewirkt hat. Wieso ich mich veranlaßt sah, die Auffassung Ashers in ihrer großen Bedeutung für die Pathologie zu erfassen und daher der Organarbeit

---

[1]) Loeb, cf. Körner, Klemensiewicz p. 104.

[2]) Fischer, Das Ödem. Dresden 1910.

als Triebkraft der Lymphbewegung den mächtigsten Einfluß zuzuschreiben, sollen die folgenden Abschnitte lehren.

Rekapitulierung unserer Versuchsergebnisse. Wenn man bei Menschen oder Tieren die Wasser- und Salzausscheidung nach peroraler Zufuhr einer größeren Kochsalz- und Flüssigkeitsmenge bestimmt, so kommt man zu Anschauungen, die von den bis jetzt üblichen in vieler Beziehung abweichen. Wäre die Verbindung zwischen Magen-Darmkanal und Niere eine unmittelbare, so zwar, daß das Wasser und Salz, das wir zu uns nehmen, direkt nach der Aufnahme in das Blut, sofort seinen Weg zur Niere finden würde, dann müßte das Genossene viel rascher im Harn erscheinen. In Wirklichkeit sehen wir, daß z. B. ein gesunder Hund (Tabelle 16) von 300 ccm Wasser, die ihm gereicht wurden, innerhalb dreier Stunden nur 61 % zur Ausscheidung bringt. Wenn tatsächlich für die Nieren das Wasser noch in irgendeiner Weise leicht verfügbar wäre, so würde die Diurese nicht wieder zur Norm abfallen. Ganz dasselbe müßte auch vom Kochsalz vorausgesetzt werden, denn auch dieser Stoff ist kein unbedingtes Nahrungsmittel, mit dem die lebenswichtigen Zellen in jene innige Beziehung treten, wie z. B. mit dem Zucker oder den Abbauprodukten des Eiweißes. Wie Tabelle 20 und 21 zeigt, ist die Kochsalzausscheidung nach ca. $1^1/_2$ Stunden höher als am Ende der dritten Stunde, obwohl nach dieser Zeit erst kaum ein Viertel des Kochsalzes im Harn erschienen ist, das dem Tier per os gereicht wurde. Auch hier muß man sich fragen, ob nicht das Salz, da es doch nicht mehr im Darmkanal sein kann, der Niere in irgendeiner Weise entrückt wurde, denn sonst könnte unmöglich die Diurese, die schon höhere Grade erreicht hatte, wieder abgesunken sein.

Auch beim normalen Menschen, bei dem die stündliche Abgrenzung viel schwieriger und auch die ganze Versuchsanordnung nicht so eindeutig demonstriert werden kann, zeigt sich im wesentlichen dasselbe. Das Kochsalz, das wir mit einer größeren Wassermenge getrunken haben, kommt nicht mit einem Male aus der Niere heraus, es ist auch hier die Ausscheidung prolongiert, so zwar, daß der normale Mensch selbst nach 24 Stunden (Tabelle 3 und 4) erst 40—52 % des alimentär zugeführten Salzes zur Ausscheidung gebracht hat. Auch aus der Tabelle 5 gewinnt man die Überzeugung, daß die auf einmal gereichte Salzmenge fraktioniert, also partienweise in den Harn gelangt.

Da der Harn in allen diesen Fällen vorübergehend eine hohe Kochsalzkonzentration zeigen kann (1 % und auch höher) und die Resorption vom Darmkanale her längst abgeschlossen sein muß, so kann für diese verzögerte Salzausfuhr weder die Niere, noch die Darmschleimhaut verantwortlich gemacht werden. Das Kochsalz und selbstverständlich auch das Wasser muß daher auf dem Wege vom Magendarmkanale zur Niere irgendwo, und zwar wahrscheinlich schon unter physiologischen Umständen, festgehalten werden. Nach diesem Umwege sind vielleicht die Bahnen offen, worauf der Ausscheidung durch die Nieren kein weiteres Hindernis gegenübersteht.

Als wir beim Menschen intravenöse Injektionen von physiologischer Kochsalzlösung durchführten, glaubten wir gleichsam der Niere näher zu kommen und hofften auf diese Weise eine rasch ansteigende Kochsalzausscheidung durch den Harn auszulösen. Die Tabellen 30—33 belehren uns aber eines anderen! Offenbar ist die Ausflußgeschwindigkeit aus dem Injektionsgefäße eine zu langsame gewesen und war auch vielleicht die Distanz zwischen der Injektionsstelle und der Niere eine zu große. Denn weder bei einem normalen Menschen noch bei einer Polydipsie noch bei einem Basedow konnte die einfließende Salzlösung dauernd einen solchen Grad von Hydrämie verursachen, daß die Niere unbedingt mit einer Diurese reagiert hätte. Also auch hier muß die Attraktion irgendeines Gewebes, das zwischen Vena renalis und der Niere selbst gelegen sein muß und schwammartig aus der vorbeifließenden Blutsäule das überschüssige Wasser und Salz wiederum an sich gerissen hat, größer gewesen sein, denn sonst hätte die relativ große Menge des injizierten Kochsalzes (3 g) sofort im Harn auftreten müssen. Wenn man beim Tier größere Mengen isotonischer Kochsalzlösung injiziert, so kommt es selbstverständlich auch zur Diurese. Aber was sind die injizierten Mengen im Verhältnisse zum Gewichte eines Tieres, resp. zur Menge des Blutes im betreffenden Organismus im Vergleiche zu unseren Versuchen am Menschen. Aber selbst beim Tier, wo es, wie gesagt, nach intravenöser Injektion von größeren Mengen physiologischer Kochsalzlösung fast immer zur Diurese kommt, bleibt stets ein Defizit, das sich der momentanen Ausscheidung durch den Harn entzieht.

Gibt es eine Chlorwanderung im Gewebe und hat das Unterhautzellgewebe auch einen intermediären Chlorstoffwechsel? Auf Grund von chemischen Analysen gilt das Unterhautzellgewebe als die Hauptablagerungsstätte für das Kochsalz. Fast ein Drittel des ganzen Chlors ist in der Haut aufgestapelt; nach intravenöser Salzzufuhr wächst, wie sich durch vergleichende Hautanalysen feststellen läßt, der prozentische Chlorgehalt in der Haut am stärksten. Bis 76 $^0/_0$ der dargereichten Salzmenge können in der Haut verschwinden. Umgekehrt zeigt sich, wie bei chlorarmer Diät die abgegebene Kochsalzmenge zum größten Teil der Haut entstammt (60—90 $^0/_0$). Man wird sich daher die Frage vorlegen müssen, ob nicht das Unterhautzellgewebe im intermediären Kochsalzstoffwechsel gleichsam wie ein Schwamm aus dem vorbeifließenden Blute Wasser und Salz an sich zieht, so daß weder das genossene, noch das intravenös injizierte Kochsalz sofort seinen Weg zu den Nieren finden kann, den man bis jetzt vielfach als den einzig möglichen angenommen hatte.

Nachdem beim menschlichen Ödem, bei dem ja die größten Mengen von Kochsalz im Unterhautzellgewebe zur Ablagerung kommen, die Salze wohl ausschließlich interzellulär festgehalten werden, so wird man wohl nicht fehlgehen, wenn man die physiologische Gewebsflüssigkeit, resp. die Räume, in der sie zu liegen kommt, mit dem Schwamme analogisiert, in der sich Wasser und Salz bald länger, bald kürzer aufhalten können. Wenn uns auch die histologischen Details über das gegenseitige Verhalten der interzellulären Räume und Blutkapillaren nicht so geläufig sind, wie z. B. die analogen Beziehungen in der Leber, so kann man sich doch vorstellen, daß auch hier die morphologischen Verhältnisse ganz ähnliche sind. Das Blutplasma und natürlich auch die roten Blutkörperchen kommen im Unterhautzellgewebe kaum in Berührung mit den echten Bindegewebsfibrillen oder anderen analogen Elementen, die teils als Stützgewebe, teils anderweitig funktionell eine Rolle spielen. Ganz ähnlich wie in der Leber wird offenbar auch hier Gewebsflüssigkeit und Blut durch eine kapillare Wandung getrennt, so daß ganz dieselben Prämissen für einen osmotischen Austausch der Moleküle vorliegen dürften.

Die Theorie von Asher sieht die Ursache des Lymphstromes vor allem in der Organarbeit. Nachdem ana- und katabolische Stoffwechselvorgänge im Gewebe den Lauf der Lymphe bestimmen, so fragt es sich, ob das Fließen des Kochsalzes durch das Unterhautzellgewebe von ähnlichen Gesichtspunkten aus betrachtet werden kann, wie die Zirkulation in einem parenchymatösen Organ, z. B. der Zucker durch die Leber. Wenn man sieht, mit welcher Zähigkeit der Organismus an der Konstanz der gesamten Konzentration des Blutes festhält, obwohl beständig Stoffe aus dem Darmkanale kommen und dauernd Moleküle aus dem Blute austreten, so muß man notwendig mit irgendwelchen Vorrichtungen rechnen, die trotz dieses fortwährenden Kommens und Gehens der Stoffe die Isotonie im Körper aufrecht erhalten. Als ein solches physiologisches Stopfmittel, das jederzeit gleichsam in die Bresche einzutreten vermag, wenn es durch Aufnahme von hochmolekularen Stoffen oder durch Abgabe von relativ kleinen Molekülen zu osmotischen Schwankungen im Blute kommt, die mit der Resorption nicht in direktem Zusammenhange stehen, spielt sicher das Kochsalz eine große Rolle. Dem Unterhautzellgewebe mit seinem leicht verfügbaren Kochsalzvorrate und seinem steten Kochsalzhunger dürfte hauptsächlich die Aufgabe zufallen, die Isotonie des Blutes zu regulieren. Die Haut und ihre Anhänge sind aber nicht nur Depots im obigen Sinne, sondern sie sind vor allem Organe, die ihren eigenen Stoffwechsel besitzen. Jedenfalls gewinnt man den Eindruck, daß schon unter physiologischen Verhältnissen in der Haut ein fortwährendes Kommen und Gehen der Flüssigkeiten und natürlich auch der gelösten Bestandteile existieren muß. So richtig diese Vorstellung auch sein mag, so mahnen doch einige Tatsachen, nicht gar zu schematisch zu denken. Vor allem kennen wir im Unterhautzellgewebe kaum so viele lebenswichtige Elemente, von denen wir uns vorstellen könnten, daß sie einen regeren Stoffwechsel für sich in Anspruch nehmen. Sicher sind sie vorhanden, trotzdem halten sie aber keinen Vergleich mit der zellulären Tätigkeit aus, wie sie zum Beispiel in der Leber vor sich gehen dürfte.

Weiters lehren uns die Aderlaßversuche, speziell beim Tier, daß auf rein mechanische Impulse hin Salz und Wasser wahrscheinlich aus dem Unterhautzellgewebe verfügbar gemacht werden können. Es müssen daher auch viel lockere Bindungen möglich sein, über deren feineren Mechanismus wir uns aber kaum eine Vorstellung machen können. Das soll aber kein Grund sein, die zelluläre Tätigkeit im Unterhautzellgewebe und ihre Bedeutung auch für den Chlorstoffwechsel zu gering zu veranschlagen.

Kann man die diuretische Wirksamkeit des Schilddrüsensaftes im Sinne der Asherschen Theorie deuten? Die aus dem Ductus thoracicus fließende, oder aus den Extremitätenstämmen gewonnene Lymphe enthält Salze und andere feste Bestandteile, die in der Ökonomie unseres Körpers von Bedeutung sind. Nach der Theorie von Cohnstein-Asher stellt die Gewebsflüssigkeit das Produkt der Zelltätigkeit dar. Je tätiger — nach der Vorstellung von Asher — ein Organ ist, desto größer ist auch die von diesem Organe sezernierte Menge an Lymphe. Nun stellt ja die Lymphe, wie wir sie aus den größeren Gefäßstämmen auffangen — um mit Cohnstein zu reden —, nur den Überschuß der in einem Organe gebildeten Gewebsflüssigkeit vor; sie kann daher hinsichtlich Menge und Zusammensetzung nur als Hinweis der Tätigkeit der innerhalb der interzellulären Räume gebildeten Gewebsflüssigkeit gelten. Wenn wir also sehen, wie bei erhöhterer Tätigkeit eines Gewebsabschnittes sich die Lymphe, wie sie aus den größeren Gängen abfließt, vermehrt, wie rege muß dann erst der Austausch zwischen Gewebsflüssigkeit und Blutplasma im Bereiche der Kapillaren sein. Offenbar spielen sich hier Vorgänge ab, von deren Intensität und Vehemenz wir uns kaum entsprechende Vorstellungen machen können.

Das Sekret der Schilddrüse scheint nun ein Stimulans fast aller Zellen unseres Organismus zu sein, denn fehlt die Thyreoidea, so verläuft so mancher zelluläre Vorgang viel langsamer; das thyreoprive jugendliche Tier hört auf zu wachsen, das alternde Epithel der Haut und deren Anhänge wird nicht abgestoßen, weil darunter kein lebhaftes Wachstum keimt, die Wunde beim schilddrüsenlosen Hunde heilt schlechter usw. Bei reichlicher Zufuhr von einem Plus an Thyreoidea scheint in mancher Beziehung das Gegenteil aufzutreten. Mit Recht bezieht man wohl den erhöhten Umsatz nach Fütterung von Thyreoid auf eine lebhaftere Tätigkeit der Gewebszellen. Jedenfalls kommt die Schilddrüse, resp. ihr Sekret als wichtigster Faktor unter den vielen Möglichkeiten in Betracht, ob die Gewebszelle schneller oder langsamer ihre Tätigkeit entwickelt.

Zur Illustrierung des Gesagten möchte ich hier eine Tabelle einschalten, die uns den Einfluß der Thyreoidea auf die Geschwindigkeit der Gewebsfunktionen von einem anderen Standpunkte aus zeigt (cf. Abb. 35).

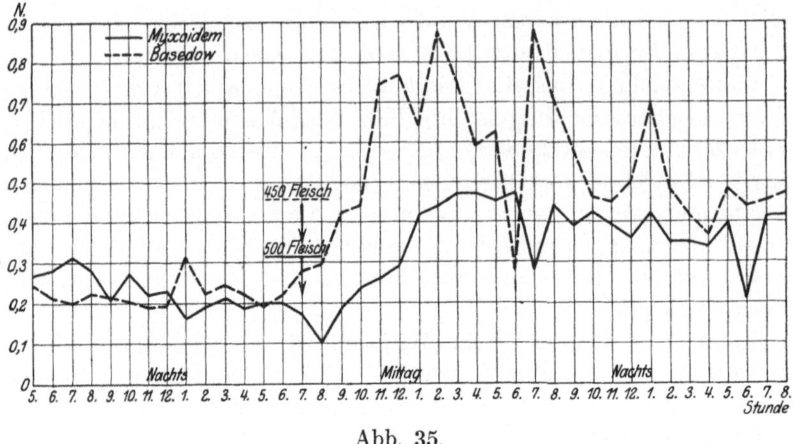

Abb. 35.

Wir haben sowohl einem Basedow-, als auch einem Myxödemkranken, nachdem wir beide durch 24 Stunden bei möglichst N-armer Kost gehalten haben, zur selben Zeit (7 Uhr früh) 450—500 g Fleisch gereicht. Der Harn wurde vorher und nachher in stündlichen Perioden gesammelt; die darin gefundenen N-Werte sind in der Abbildung 35 wiedergegeben. Obwohl die N-Werte in der Vorperiode ziemlich parallel gehen, steigt die Basedowkurve unmittelbar nach Genuß des Fleisches rasch in die Höhe und hält sich während der folgenden 24 Stunden stets über dem Niveau der Myxödemzahlen. Ohne mich weiter in die Diskussion des Gesagten einzulassen, glaube ich, daß gerade dieses Beispiel sehr zugunsten meiner Auffassung spricht. Der Basedowkranke verarbeitet offenbar das genossene Fleisch viel rascher und bringt daher die Stoffwechselschlacken des Eiweißes viel rascher zur Exportierung, als der Myxödemkranke. Sicherlich spielt auch die Schnelligkeit der Resorption vom Darmkanale mit, aber diese Verzögerung kann sich doch keineswegs 24 Stunden hindurch bemerkbar machen.

Wir stellen uns also vor, daß das Kochsalz — um wiederum auf die Wanderung der Chlorionen durch unseren Körper zurück zu kommen — von den Geweben resorbiert wird und in den interzellulären Räumen verschieden lang retiniert bleibt. Bei trägerer Tätigkeit der Zellen wird es vermutlich länger festgehalten, bei rascherer oxydativer Zellfunktion diffundiert es leichter ins Blut zurück. Die beiden oben demonstrierten N-Kurven scheinen uns einen ausgezeichneten Maßstab der Gewebstätigkeit zu geben. Man bekommt daraufhin wirklich die Überzeugung, daß bei Hyperthyreoidismus nicht nur absolut mehr Eiweiß verbrannt wird, sondern daß auch der ganze Prozeß schneller verläuft, als beim Myxödem, was sich aber nur aus einer erhöhten Zelltätigkeit erklären läßt.

Dies auch auf einem anderen Gebiete gezeigt zu haben, schien uns wegen des Parallelismus mit dem Chlorstoffwechsel wichtig.

Auf die Frage, ob man sich auf Grund der Asherschen Theorie den diuretischen Erfolg nach Schilddrüsenfütterung erklären kann, muß man folgendes antworten: Wenn tatsächlich gewisse Gewebe den Fluß von Wasser und Salz durch unseren Organismus hemmend beeinflussen können, indem sie vorübergehend beides an sich ziehen und daher den Körper vor einem überstürzten Verluste bewahren, dann kann man sich vorstellen, daß eben die Thyreoidea auf dieses „Schwammorgan" belebend Einfluß nimmt und auf den Wasser- und Salzexport begünstigend wirken kann.

Zusammenhang von Ödementstehung und Schilddrüsentätigkeit im Sinne der Asherschen Theorie. Ursprünglich haben wir uns aus rein praktischen Gründen die Frage vorgelegt, ob Thyreoidtabletten als Diuretika in Betracht kommen. Die Klinik hat uns gezeigt, wie enorme Erfolge manchmal bei schweren Ödemen durch Darreichung von Schilddrüsensubstanz erzielt werden können. Die Erfolge wurden um so höher bewertet, als in den meisten Fällen andere Diuretika bis dahin zu keinem ersprießlichen Resultate geführt hatten. Um zu prüfen, ob wir hier auf der richtigen Bahn einer kausalen Therapie schreiten, oder ob es sich nicht doch um Zufälligkeiten handelt, haben wir den Weg des Experimentes betreten. An Blasenfisteltieren ließ sich zeigen, daß nach Fütterung von Thyreoid das per os gereichte Wasser innerhalb 3 Stunden nicht wie unter normalen Bedingungen zu 60 % im Harn wiedererscheint, sondern völlig ausgeschieden wird. Es fehlen scheinbar jene Faktoren, die schwammartig in den Kreislauf des Wassers auf dem Wege vom Magen zur Niere eingreifen sollen oder der Schwamm zieht zwar Wasser an sich, muß es aber gleich wieder abgeben. Nimmt man nun demselben Tiere die Schilddrüsen weg, so erfolgt das Gegenteil; statt der normalen 60 % erscheinen nach 3 Stunden von dem gereichten Wasser nur 30 % im Harn wieder (vgl. Abbildung 16—19). Würde die oben vertretene Anschauung die richtige sein, so müßte beim thyreopriven Hunde eine erhöhte Tätigkeit jener Kräfte in Erscheinung treten, die das aufgenommene Wasser vor einem sofortigen Abfließen gegen das Nierenfilter abhalten.

Nicht nur die per os gereichte Flüssigkeit, sondern auch die Salze finden auf dem Wege zur Niere gewisse Haltpunkte im Körperinneren. So sehen wir, wie der Hauptrepräsentant unter den Salzen, das Kochsalz, sich irgendwo — ein großer Teil bleibt sicher im Unterhautzellgewebe — vorübergehend verankert, und können dadurch verstehen, warum die Ausscheidungsdauer eine so verschleppte sein kann. Auch diese Funktion unseres Körpers scheint unter der Einflußsphäre der Schilddrüse zu stehen. Denn reichen wir einem Tiere (vgl. Abbildung 20 und 21) 10 g Kochsalz per os in 2 %iger Lösung, so werden unter normalen Bedingungen innerhalb von 3 Stunden 2.34 g eliminiert, nach Schilddrüsenfütterung unter denselben Bedingungen 3.45 g. Wie wiederum hemmend der Schilddrüsenmangel wirken kann, zeigen die Abbildungen

22 und 23. Während das gesunde Tier unter ähnlichen Bedingungen von 6 g, die gereicht wurden, 3.11 g innerhalb von 3 Stunden im Harne wiedererscheinen, kommen nach Schilddrüsenexstirpation in derselben Zeit nur 1.9 g zur Ausscheidung.

Ein ganz analoges Verhalten hat sich bei subkutaner Darreichung von Kochsalz in physiologischer Konzentration gezeigt. Durch Schilddrüsenfütterung läßt sich das injizierte NaCl viel rascher wieder aus dem Körper treiben, als wenn sich das Tier unter normalen Bedingungen befindet. Zu einer fast völligen Stase kann es dagegen nach der Thyreoidektomie kommen. Diese Retention zeigt sich nicht nur im Stoffwechselversuche, wo innerhalb von 24 Stunden viel weniger Kochsalz im Harn erscheint, wie bei demselben Tiere, als es noch gesund war, sondern vor allem auch darin, daß beim normalen sowie beim schilddrüsengefütterten Tiere, die unter die Haut injizierte Kochsalzmenge rasch wieder verschwindet, so daß nach längstens 12 Stunden kaum mehr Reste eines „Ödems" zu sehen sind, während beim thyreopriven Hund das Kochsalzinfiltrat Tage hindurch bestehen bleibt.

Wir haben oben den Parallelismus zwischen Zelltätigkeit und Lymphproduktion betont: durch eine erhöhte Zellfunktion ergibt sich auch eine regere Fluktuation in der Gewebsflüssigkeit. Bis jetzt ist mit der Möglichkeit, durch Schilddrüsenfütterung einen regeren Verkehr der Gewebsflüssigkeit zu erreichen, nicht gerechnet worden. Versuche an Ductus thoracicus-Fisteltieren fehlen. In einwandsfreier Weise könnte dieser Versuch nur an Dauerfisteltieren durchgeführt werden. Sehr erwünscht wäre es, wenn man bei einer menschlichen Lymphfistel nachsehen wollte, ob sich durch Thyreoidfütterung eine Steigerung im Lymphflusse erzielen ließe. Leider war es mir bis jetzt nicht möglich, diese Lücke auszufüllen. Doch glaube ich, daß unsere „Diureseversuche" in gewisser Beziehung diese Experimente sogar überholen. Denn wenn wir bei einem Tier oder auch beim Menschen subkutan physiologische Kochsalzlösung injizieren, so vermehren wir eigentlich die interstitielle Gewebsflüssigkeit. Ist die Vorstellung von Starling, Cohnstein, Asher usw. richtig, so muß das zwischen den Zellen aufgestapelte Kochsalz um so rascher in die Blutbahn geschafft werden, je reger die Tätigkeit der Zellen ist, die von der vermehrten Gewebsflüssigkeit umspült werden. Das vorbeifließende Blutplasma wird sicher auch imstande sein, allmählich zufolge seines höheren Eiweißgehaltes die aufgestapelte physiologische Kochsalzlösung zur Resorption zu bringen; wenn wir aber sehen, daß bei demselben Tiere einmal die injizierte Salzlösung rasch, das andere Mal nur sehr langsam verschwindet, so wird die Ursache in dem verschiedenen Verhalten nicht so sehr in den Zirkulationsbedingungen zu suchen sein, als vielmehr in anderen Momenten. Da sich nun tatsächlich der sichere Beweis erbringen ließ, daß durch Schilddrüsenfütterung die künstlich vermehrte Gewebsflüssigkeit rascher aus dem Organismus verschwindet und umgekehrt beim thyreopriven Tier die Salzlösung wie bei einem Ödem durch Tage hindurch liegen blieb, so scheint gerade durch dieses Verhalten ein neuer Beweis für die Richtigkeit der Starling-Cohnstein-Asherschen Theorie erbracht zu sein. Nach dieser Vorstellung müssen wir also sagen: Weil durch Schilddrüsenfütterung die Zelltätigkeit erhöht wurde, erfolgt auch ein rascherer Austausch zwischen Gewebsflüssigkeit und Blutplasma. In der regeren Zellfunktion beim schilddrüsengefütterten Tiere und in dem Nachlassen der Gewebstätigkeit beim thyreopriven sehen wir den Grund, warum das eine Mal die injizierte physiologische Kochsalzlösung relativ rasch zur Resorption gelangt und daher früher im Harn erscheinen kann, während nach Schilddrüsenexstirpation die Salze und das Wasser viel länger im Unterhautzellgewebe liegen bleiben.

Von ganz demselben Gesichtspunkte aus sind auch die Trinkversuche bei unseren Versuchstieren zu deuten. Wir sind von der Vorstellung ausgegangen, daß das Wasser und natürlich auch die Salze, die dem Körper per os gereicht werden, wahrscheinlich im Unterhautzellgewebe vorübergehend halt machen. Nachdem beide nur durch Hydrodiffusion in die Gewebsflüssigkeit gelangt sein dürften, so wird das Verschwinden aus den interstitiellen Räumen, abgesehen von anderen Faktoren, auch von der Zelltätigkeit, die ja in letzter Linie die osmotischen Spannungsdifferenzen beherrscht, abhängig sein. Auf diese Weise könnte ein Verständnis angebahnt sein, warum das eine Mal das Wasser und auch das Salz viel rascher die Zwischenstationen auf dem Wege vom Magendarmkanale zur Niere passiert als in einem anderen Falle. Sehr zugunsten dieser Vorstellung sprechen nun die Versuche, wo einmal Schilddrüse gefüttert wurde, also Hyperthyreoidismus bestand, das andere Mal die Resultate nach Thyreoidektomie. Die Unterschiede in der Wasser- und Salzbilanz sind zu groß, als daß man hier an bloße Zufälligkeiten denken könnte. Daher glauben wir, die Beschleunigung im Salz- und Wasserexport ist bei Hyperthyreoidismus deswegen größer, weil Wasser und Salz infolge der regeren Zelltätigkeit viel rascher jenes von uns supponierte Schwammorgan passieren können, als beim Normalen. Umgekehrt macht sich wieder beim schilddrüsenlosen Tiere dieses Organ viel stärker bemerkbar; deswegen müssen die wahrscheinlich ins Unterhautzellgewebe einmal eingedrungenen Moleküle viel länger hier verweilen, als es wünschenswert erscheint.

Wir haben an einem großen menschlichen Material die stündliche Chlorausscheidung nach alimentärer Zulage einer größeren Kochsalzmenge studiert. Auch hier zeigten sich große Unterschiede!

Nachdem man in der klinischen Pathologie eine Verzögerung im Salzexporte hauptsächlich bei Nierenkrankheiten beobachtet hatte, so sei besonders darauf verwiesen, daß auch bei ganz gesunden Nieren zuweilen eine mächtige Salzretention bestehen kann. Die Versuche an unseren Fisteltieren sprechen sehr dafür, hier jene extrarenalen Faktoren verantwortlich zu machen, von denen wir oben gesprochen haben. Daß sicherlich eine weitgehende Übereinstimmung existiert, dafür sprechen die Salzkurven bei unseren Patienten. Wir verweisen einerseits auf die Kochsalzkurven bei unseren Basedowkranken (Tabelle 6 und 7) und auf der anderen Seite auf die Ausscheidungsverhältnisse beim menschlichen Myxödem (Tabelle 8 und 9). Im ersteren Falle trotz starker Neigung zu Diarrhöen im Harn Kochsalzzahlen, wie sie kaum bei normalen Menschen zu finden sind, in letzterem, nämlich beim Myxödem, Zeichen von Retention, wie wir sie bis jetzt nur noch bei Nephrosen gesehen haben.

Um die Verhältnisse beim Menschen jenen im Tierversuche möglichst ähnlich zu gestalten, haben wir auch die Kochsalzausscheidung nach subkutaner Darreichung verfolgt. Hier (vgl. Tabelle 3) ließ sich auch beim Menschen demonstrieren, wie fördernd das Verfüttern von ganz kleinen Thyreoiddosen auf die Kochsalzausscheidung wirken kann.

Die Übereinstimmung zwischen den Beobachtungen am Menschen und an unseren Versuchstieren führt dazu, dieselben Vorstellungen, die wir im Anschluß an die Experimente entwickelt haben, auch für die menschliche Pathologie und Physiologie zu entwickeln. Wir müssen uns als Physiologen und vor allem auch als Ärzte mit dem Gedanken vertraut machen, daß die Flüssigkeit und auch die Salze, wie wir sie zu uns nehmen, nicht unmittelbar nach ihrer Resorption aus dem Darmkanale, der Niere zur Verfügung stehen. Ihr intermediärer Kreislauf ist viel komplizierter, als wir es bis jetzt geahnt haben. Sicher dringt ein großer Teil des Wassers und des Salzes, das nach der Aufnahme aus dem Darmkanale in unserem Blute kreist, in die interzellulären Räume der verschiedensten Partien unseres Körpers ein. Hier kann es nun verschieden lang retiniert bleiben und wahrscheinlich — wie wir glauben möchten — ganz unabhängig von der Nierentätigkeit. So rasch kann sich die Funktion der Niere nicht ändern, daß einmal in einer dreistündigen Periode doppelt und dreimal so viel Kochsalz zur Ausscheidung gelangt, als in einem vorhergehenden Intervall. Unter den zahlreichen Faktoren, die auf die Retention von Wasser und Salz in unserem Körper Einfluß nehmen, spielt daher sicher die Thyreoidea eine große Rolle. Denn wie sollen wir es uns anders deuten, daß beim Basedowiker und auch beim Myxödemkranken so ganz verschiedene Resultate sich ergeben. Ähnlich wie im Tierexperiment werden wir auch hier die bald regere, bald trägere Zelltätigkeit dafür verantwortlich machen müssen, ob bald das Salz und das Wasser, welches zur Gewebsflüssigkeit hinzugekommen ist, früher oder später die interstitiellen Räume wieder verläßt.

Kochsalz und Wasser spielen sowohl in der Pathologie der Nephritis, als auch im Symptomenbilde vieler Kreislaufstörungen eine große Rolle. Wir haben gleich im Anfange unserer Darlegungen auf die vielfachen Mißverhältnisse zwischen Disposition zu Ödemen und der Grundkrankheit verwiesen. Der renale oder der kardiale Faktor kann es nicht allein sein, warum einmal die Ödeme in den Vordergrund der Ercheinungen treten, während sie ein andermal bei viel schwererer Grundkrankheit bis zum Schluß des ganzen Prozesses sich nicht Geltung verschaffen können. Es mußten daher, speziell in der Nephritisfrage, noch Nebenumstände mitberücksichtigt werden, die wahrscheinlich mit dem eigentlichen Grundleiden, also in unserem Falle mit der Nierenerkrankung, nicht in unmittelbarem Zusammenhange stehen müssen. Ebenso wie für die Hypertonie und die konsekutive Herzhypertrophie eine Miterkrankung des Gefäßapparates angenommen wurde, hat man auch bei der Pathogenese der Ödeme eine erhöhte Durchlässigkeit der Kapillarwandungen beschuldigen wollen. So sagt z. B. Volhard[1]): „Bei einer Schädigung der Kapillarendothelien, als deren Folge oder Ausdruck die Ödembereitschaft anzusehen ist, haben wir es mit einem abnorm gesteigerten Wasseraustritte aus den Gefäßen und einer abnorm herabgesetzten Wasseraufnahme, Wasserresorption aus den Maschen und Spalten des Gewebes zu tun.“ Gegen die erstere Argumentation möchten wir folgendes anführen: Wir haben uns bis jetzt bemüht zu zeigen, daß ein großer Teil des Wassers und auch der Salze wahrscheinlich schon unter physiologischen Bedingungen die Blutbahn verläßt und temporär zur Gewebsflüssigkeit werden dürfte. Durchlässig sind nach unserer Anschauung die Kapillaren an der Berührungsgrenze zwischen Blut und Gewebsflüssigkeit immer. Der Unterschied bei den einzelnen Individuen dürfte nur der sein, daß einmal das aufgesaugte Salz oder Wasser rasch wieder die interzellulären Räume verlassen kann, das andere Mal nicht. In dem Sinne möchten wir nun auf den zweiten Teil des Satzes von Volhard das größere Gewicht legen und sagen: es besteht tatsächlich bei manchen Nephritiden eine „abnorm herabgesetzte Wasseraufnahme, Wasserresorption aus den Maschen und Spalten des Gewebes“ zurück in die Blutkapillaren.

Bevor wir uns weiter mit dieser Frage beschäftigen wollen, sollen zuerst noch einmal unsere Beobachtungen bei den einzelnen Formen von Nephritis besprochen werden. Daß Menschen, die mit einer Nephritis behaftet sind und außerdem zu Ödemen neigen, das per os gereichte Kochsalz und auch das getrunkene Wasser verzögert ausscheiden, ist eine bekannte Tatsache. Es schien mir daher auch müßig nachzusehen, ob nach subkutaner Darreichung gleichfalls das Kochsalz schwer exportiert wird. Überhaupt hatte es keinen Zweck, das von uns supponierte Schwammorgan bei schweren Nephritiden zu studieren, da hier stets der berechtigte Einwand zu erwarten war, daß die Ursache der Salzretention renal bedingt sein könnte. Aus eben diesen Gründen haben wir nur ganz leichte Fälle verwertet. Überblicken wir nun die Tabellen, die die einzelnen Nephritiden betreffen, so läßt sich eine unsere Anschauungen sehr unterstützende Tatsache feststellen. Fast alle normalen Individuen, denen wir in aufeinander folgenden Zeiten einmal Kochsalz per os und später dasselbe Quantum subkutan gereicht

[1]) Volhard und Fahr, Die Brightsche Nierenkrankheit. p. 121.

haben, konnten das unter die Haut gespritzte Salzquantum rascher mit dem Harn absondern, als das alimentär zugeführte. Ein umgekehrtes Verhalten zeigten nach den bis jetzt gemachten Erfahrungen, die Nephritiden. Dieser Befund scheint uns vor allem deswegen wichtig, weil damit gleichsam der exakte Beweis erbracht wird, daß die Niere es nicht allein sein kann, die die Retention bedingt. Denn wäre in ihr die Ursache zu suchen, so müßte die Ausscheidung in beiden Fällen gleich schlecht gewesen sein. Zum mindesten wird man sagen können, daß, falls die Ausscheidung des Salzes nach peroraler Darreichung günstig verläuft, sie nach subkutaner aber auf Widerstand stößt, die Ursache der Retention eher im Unterhautzellgewebe zu suchen sei als in der Niere.

Gibt es nicht auch andere Möglichkeiten, um den trägen Transport der Salze durch die Gewebe zu erklären? Meine Theorie von der Albuminurie ins Gewebe. Es gilt nunmehr einen sehr wichtigen Punkt zu diskutieren; der ganze Gegenstand, der hier in dieser Abhandlung zur Sprache kam, ging von einer Frage aus — ist nämlich die Haut des Basedowikers weniger zur Ödembildung disponiert, und umgekehrt, neigt der Myxödemkranke leichter zu Schwellungen, wenn sich sonst durch irgendeine Ursache dazu Gelegenheit bietet. Von dieser Fragestellung aus haben wir es versucht, Thyreoidea zur Behandlung von Ödemen in Anwendung zu ziehen. Daß wir hier auf dem richtigen Wege waren, haben uns die Erfolge bei vielen Patienten gezeigt; die Resultate waren um so höher zu bewerten, als es sich hier zumeist um Leute gehandelt hatte, die vorher mit den üblichen Diuretizis vergebens behandelt wurden. Bei einseitiger Betrachtung ließe sich diese Tatsache verwerten, die oben aufgeworfene Frage in dem Sinne zu beantworten, daß wirklich Menschen, die an einem „Zuwenig“ an normaler Schilddrüsenfunktion leiden, eher zu Schwellungen neigen als andere, die zu Hyperthyreoidismus disponieren. Auch die Tierexperimente sprechen im selben Sinne ein lautes Wort. Das Dispositionelle, also in diesem Falle die vermehrte oder verminderte Schilddrüsenfunktion, spielt sicher bei der Auslese der Symptome, mit der die einzelnen Menschen auf die gleiche Noxe reagieren, eine große Rolle. Und doch drängt sich bei unseren Überlegungen namentlich bei Betrachtung unseres großen Tatsachenmateriales die Überzeugung auf, daß es unmöglich ist, alles einheitlich deuten zu wollen und vielleicht zu sagen, bei jedem Menschen, der zu Ödemen neigt, muß die Thyreoidea krank sein oder zum mindesten in der einen Richtung hin minderwertig arbeiten. Die klinische Beobachtung war natürlich in allen diesen Fällen bemüht, nach anderweitigen Erscheinungen zu fahnden, ob der betreffende Patient, der bald mehr zu Ödemen neigte, bald geringere Veranlagung dazu bot, nicht auch andere Zeichen einer verminderten oder erhöhten Schilddrüsentätigkeit zeigte. Ebenso waren wir bemüht, in Fällen, die mit schwersten, nicht ganz geklärten Ödemen verliefen, und schließlich zur Sektion kamen, die Schilddrüse einer genauen histologischen Untersuchung zuzuführen.

Manchmal, und das gilt von der Beobachtung am Lebenden und auch von der speziellen Untersuchung der Schilddrüse selbst, ergaben sich Befunde, die ganz in unserem Sinne zu sprechen schienen, oft aber waren wieder gar keine Anhaltspunkte für eine Schilddrüsenveränderung vorhanden, so daß wir uns immer mehr gewarnt sahen, hier verallgemeinernd vorzugehen und alle Fälle einheitlich erklären zu wollen. Und doch schwebte uns immer wieder die Frage vor: warum nützt aber doch das Thyreoid?

Überlegungen, wie die eben genannten und auch völlige Mißerfolge mit Schilddrüsensaft bei Menschen mit nicht ganz geklärten Ödemen lenkten natürlich unsere Aufmerksamkeit auch auf andere Drüsen mit innerer Sekretion. Therapeutisch haben wir bis jetzt mit anderen Organextrakten bei Ödemen keine Erfolge gesehen. Immerhin erschien es zweckmäßig, mit ähnlichen Methoden, wie sie hier beschrieben wurden, auch den Ausfall anderer endokriner Drüsen zu studieren. Wir haben in unseren Tabellen nur an einer Stelle auf die Wirkung des Pituglandol hingewiesen. Ohne uns über diesen Gegenstand, der speziell noch bearbeitet werden soll, weiter zu verbreiten, möchten wir auf die Möglichkeit hinweisen, daß der Extrakt des rückwärtigen Hypophysenabschnittes in ähnlicher Weise auf den von uns supponierten Schwammapparat wirken könnte, auf den die Thyreoidea einen fördernden Einfluß nimmt.

Bevor wir noch einmal auf den Zusammenhang zwischen Schilddrüsenfunktion und Disposition zu Ödemen zurückkommen wollen, möchten wir eine weitere Frage aufrollen. Nach unseren bisherigen Vorstellungen wirkt die Thyreoidea deswegen treibend auf die Gewebsflüssigkeit, weil durch sie die oxydative Tätigkeit der Organzellen, osmotische Differenzen zu schaffen, vermehrt wird, wodurch es leichter zu einem rascheren Austausche zwischen interzellulärer Flüssigkeit und Blutplasma kommen kann. Was kämen noch für andere Möglichkeiten in Betracht, die dem Flusse von Salz und Wasser zurück in die Blutbahnen hinderlich sein könnten. Der Weg hinein in die Gewebe scheint für Lösungen gangbarer zu sein, als umgekehrt. Bei näherer Betrachtung der verschiedenen Möglichkeiten hat sich uns nun eine Vorstellung aufgedrängt, die nicht nur für die Beurteilung der Pathogenese der Ödeme überhaupt, sondern vielleicht auch für das Verständnis mancher anderer Stoffwechselfragen sehr fruchtbringend zu sein scheint.

Ähnliche Vorgänge, wie sie sich an der Grenze zwischen Blutkapillaren und Gewebsflüssigkeit abspielen, müssen in der Niere im Glomerulus auch stattfinden. Als Produkt einer solchen hier sich abspielenden Hydrodiffusion ist der Harn anzusehen. Analog wie der normale Harn eiweißfrei oder zum mindesten sehr eiweißarm bezeichnet werden muß, wird meiner Ansicht nach auch die normale Gewebsflüssigkeit als Diffusionsprodukt im Kapillarbereiche, z. B. des Unterhautzellgewebes relativ arm an Eiweißsubstanzen sein müssen. Wir haben bereits an früherer Stelle auf die geringen Spuren von Albuminaten im Kammerwasser und in der normalen Zerebrospinalflüssigkeit hingewiesen. Ebenso haben wir bei der Diskussion der Anschauungen von Roth der Meinung Ausdruck gegeben, daß es nicht sehr wahrscheinlich erscheint, daß die Gewebszellen intakte Eiweißmoleküle in größerer Menge als Nahrung vorgelagert bekommen; wir haben uns vielmehr für die Aufnahme von Abbauprodukten der Eiweißkörper durch die Zellen eingesetzt, und nehmen an, daß diese die Kapillaren leichter passieren, als die großen Moleküle des Eiweißes.

Unter pathologischen Bedingungen kann Eiweiß durch den Glomerulus durchtreten, also die Kapillarwandung durchwandern; die Albuminurie ist eine sehr häufige Erscheinung, die bei den verschiedensten pathologischen Zuständen auftreten kann. Speziell bei den sogenannten primären Nierenkrankheiten ist Albuminurie ein Hauptkriterium des ganzen Prozesses. Wir sehen nun in der Pathologie, daß sehr häufig bei scheinbar primären Erkrankungen eines Organes, auch andere Gewebselemente gleichsam sympathisch mitreagieren. Auf einem anderen Kapitel der Pathologie läßt sich eine solche Systemerkrankung noch viel deutlicher demonstrieren. Wir meinen bei Erkrankungen jenes Apparates, den Aschoff den retikulären genannt hatte. Milz, Leber und Knochenmark reagieren vielfach gleichsinnig. Ähnliches dürfte auch von vielen Nierenkrankheiten gelten; hier ist zumeist nicht nur das Nierenparenchym affiziert, sondern auch die Gefäße und das Herz treten bald früher, bald später mit in Reaktion. Bereits Cohnheim hat sich eben bei der Nephritis für eine gleichzeitige Schädigung der Blutkapillaren eingesetzt und gemeint, daß es deswegen zu Ödem kommen kann. Die Versuchsanordnung, die ihn zu dieser Vorstellung geleitet hat, ist bekannt — wir haben sie in einem früheren Abschnitte auch erwähnt. In Fortsetzung der Theorie von Cohnheim möchte ich nun folgende Hypothese aufstellen: ähnlich wie der endotheliale Apparat im Glomerulus bei der Nephritis für Eiweiß durchlässig werden kann, stelle ich mir vor, daß gleiches auch an den Kapillarendothelien des Unterhautzellgewebes erfolgen kann. Ebenso wie bei der Entzündung neben Erythrozyten und weißen Blutkörperchen auch Blutserum aus den Kapillaren auszutreten vermag und es zum entzündlichen Exsudat kommt, in gleicher Weise kommt es auch bei einem „essentiellen“ Übertritte von Albumin in die Gewebe zu Ödemen.

Wenn man unseren Darlegungen gefolgt ist, so wird man verstehen, warum wir uns einerseits für den geringen Eiweißgehalt der normalen Gewebsflüssigkeit eingesetzt haben und andererseits den Standpunkt vertraten, daß die Nahrung der Gewebszellen kaum ausschließlich aus intakten Eiweißmolekülen bestehen dürfte. Der Abbau von kleineren Molekülen wird den Gewebszellen, beim Aufschließen derselben, geringere Schwierigkeiten bereiten, als wenn das ungespaltene Eiweiß der Zelle vorgelagert wurde. Je geringer die Aufgabe der Zerkleinerung, desto schneller die Möglichkeit, im interzellulären Raum Konzentrationsunterschiede zu bereiten.

Meiner Ansicht nach kann nun der Hydrodiffusion, aus der Gewebsflüssigkeit zurück in die Blutkapillaren, ein großes Hindernis bereitet werden, wenn es, wie wir annahmen, zu einem pathologischen Übertritt von Eiweiß in die Gewebsspalten kommt. Das atypisch eingedrungene Eiweiß kann sich nun in verschiedener Weise pathologisch bemerkbar machen. Das Eiweiß hat, kraft seiner großen molekularen Zusammensetzung, die Fähigkeit, zu quellen. In ähnlicher Weise wie bei entzündlichen Vorgängen, nach meiner Meinung ebenfalls wegen des Austrittes von Eiweiß, Kochsalz festgehalten werden kann — denken wir hier vor allem an die Salzspeicherung in pneumonisch affizierten Lungenabschnitten — und an die plötzliche Ausschwemmung der Chloride mit dem Aufhören der Exsudation, ebenso stelle ich mir den Einfluß des Durchtretens von echten Eiweißsubstanzen in die interzellulären Räume vor.

Dieser Theorie in irgendeiner Weise eine greifbare Unterlage zu geben, war natürlich mein Streben. Ich habe es auf verschiedenste Weise versucht, hier einen Schritt weiter zu kommen. Die histologische

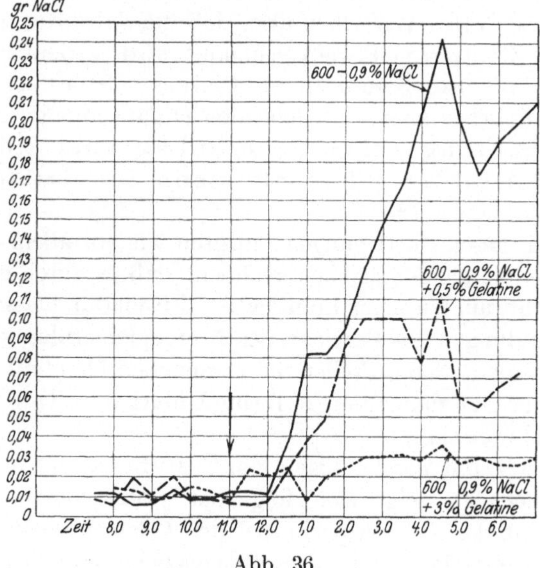

Abb. 36.

Untersuchung hat uns ganz im Stiche gelassen; ähnlich wie es gelingt, im Glomerulus das Eiweiß zu koagulieren, worauf es sich färberisch leichter nachweisen läßt, haben wir auch ödematöse Hautpartien analog behandelt; der Eiweißnachweis ist natürlich leicht gelungen, aber damit haben wir nicht mehr erfahren, als durch die chemische Analyse der verschiedenen Hautpunktate; das Wesentliche der ganzen Frage, ob nämlich die normale Gewebsflüssigkeit eiweißfrei oder viel ärmer an Albumin als Ödemflüssigkeit ist, denn das ist ja der springende Punkt, war aber damit nicht weiter geklärt. Wir haben bereits erwähnt, daß alle unsere Versuche, sowohl beim Menschen als auch beim Tier durch Punktion der Haut normale Gewebsflüssigkeit zu bekommen, fehlgeschlagen sind; wir sind auf dieselben Schwierigkeiten gestoßen, wie alle jene, die schon vor uns sich mit diesem beschäftigt haben. Immerhin schien es ganz wichtig nachzusehen, ob tatsächlich Eiweiß imstande ist, beim normalen Tier die Ausscheidung von Kochsalz, das subkutan gereicht wurde, zu hemmen. Wir haben daher bei demselben Versuchstier in drei aufeinander folgenden Perioden physiologische Kochsalzlösung, einmal unverändert, einmal unter Zusatz von etwas fast salzfreier Gelatine und einmal bei Gegenwart von 3 % Gelatine injiziert. Da das Tier eine Blasenfistel hatte, so war es leicht, die Kochsalzausscheidung in halbstündigen Intervallen zu verfolgen. Wie Tabelle 36 zeigt, kommt es in den der Injektion folgenden 8 Stunden, bei Darreichung von physiologischer Kochsalzlösung allein, zu einer deutlichen Salzdiurese. Wiederholt man den Versuch, indem man zur Kochsalzlösung, die man injiziert, 0,5 % Gelatine zusetzt, so ist der Salzexport viel langsamer. Fügt man nun 3 % Gelatine hinzu, so ist der diuretische Erfolg fast Null. Wir sehen also, daß die Salzdiffusion nicht nur in vitro durch Zusatz von Eiweiß gehemmt wird — denken wir doch, wie schwer es oft ist, Serum durch Dialyse salzfrei zu machen —, sondern daß Ähnliches auch vom lebenden Organismus gilt: Die normale Ausscheidungskurve nach subkutaner Kochsalzinfusion wird mächtig gehemmt, wenn zur Salzlösung Eiweiß hinzugefügt wird.

Auf Grund dieser Überlegungen möchten wir vor allem bei unseren Nierenkranken mit der Möglichkeit rechnen, daß es durch eine gemeinsame Noxe nicht nur zu einer krankhaften Eiweißdurchlässigkeit durch die Kapillarwandungen im Bereiche des Nierenglomerulus kommt, sondern daß auch an anderen Stellen die trennenden Membranen zwischen Bluträumen und Gewebsspalten, z. B. im Unterhautzellgewebe, für Eiweiß permeabel werden.

Wenn wir also die Vorstellungen von Cohnheim mit meiner Hypothese vergleichen, so zeigt sich folgender prinzipieller Unterschied: Cohnheim sieht das Pathologische bei der Ödementstehung in einem Durchtreten von Flüssigkeit, resp. von Blutplasma durch die geschädigten Kapillarwandungen. Für ihn ist es gleichgültig, von welcher Beschaffenheit die Flüssigkeit ist, die hier in pathologischer Weise durchtreten soll.

Unsere Untersuchungen haben uns davon überzeugt, daß schon unter physiologischen Bedingungen an der Grenze der Blutkapillaren, also dort, wo Cohnheim in dem Durchsickern von Flüssigkeit etwas Krankhaftes erblicken will, ein sehr reger Austausch vor sich gehen dürfte. In dem Sinne, glaube ich, kann man kaum von einer gesteigerten Permeabilität als etwas Krankhaften reden. Dagegen erscheint es mir sehr wahrscheinlich, daß unter pathologischen Verhältnissen die Kapillarwandungen in **qualitativer** Weise durchlässig werden können. Wir sehen also, es kommt uns nicht auf die Quantität, sondern ausschließlich auf die Qualität des Transsudates an. Auch ich sehe, ganz wie Cohnheim, das Krankhafte in einer Durchlässigkeitsänderung der Gefäßwandungen, doch mit dem Unterschiede, daß ich annehme, die normale Wandung läßt nur wenig oder gar kein Eiweiß durch, während sie unter pathologischen Bedingungen das Blutplasma durchsickern läßt.

Nephritis sine albuminuria. Der intermediäre Kreislauf des Kochsalzes bei der ödematösen Nephritis. In dem Maße wie bei Nierensklerosen und auch bei der echten Nephritis (im Sinne von Volhard) die Gefäße bald mehr an der Peripherie, bald stärker im Nierenparenchyme sklerotisch verändert sein können, ebenso müßte es auch, wenn unsere Vorstellungen von der Entstehung der menschlichen Ödeme richtig sind, Unterschiede geben in der Durchlässigkeit für Eiweiß. Einmal würde mehr — sit venia verbo — die Albuminurie ins Gewebe im Vordergrunde stehen, ein andermal stärker die Eiweißausscheidung durch die Niere.

Oft müßten — unserer Ansicht nach — beide Prozesse bis zu einem gewissen Grade miteinander parallel gehen. Es muß aber ein solches gleichzeitiges Vorkommen nicht immer statthaben. Die Fälle, wo bei schwerer Albuminurie oft durch Jahre hindurch die Ödeme fehlen können, sind durchwegs keine Seltenheit; sie wären nach unserem obigen Schema leicht zu erklären; es kam eben hier nur zu einer stärkeren Eiweißdurchlässigkeit im Bereiche der Nierengefäße, bei scheinbarer Suffizienz an der Peripherie; wäre nun nicht nach Analogie der Sklerosen, wo sich manchmal der Prozeß an der Peripherie viel stärker bemerkbar macht, als an der Niere, gelegentlich auch eine Nephritis sine albuminuria denkbar — also ein Prozeß, wo eine Noxe, die sonst die typischen Erscheinungen einer Nierenerkrankung hervorgerufen hätte, sich in diesem Falle vorwiegend im Unterhautzellgewebe abspielt? Folgende Beobachtung hat mich nun in der Überlegung, daß so etwas möglich ist, bestärkt.

Fall XII. 49 Jahre alte Kutscher, der bis jetzt immer gesund war, erkältete sich. Er fiel in einen Wasserbehälter und mußte dann in den nassen Kleidern bei Sturm und Regen noch 2 Stunden lang marschieren. Zwei Tage später begannen ihm die Beine anzuschwellen. Sein Gesicht wurde gedunsen und auch die Haut der Hände und des Bauches wurde dicker. In diesem Zustande wurde er an die Klinik gebracht.

Der kräftige, sehr gut genährte Mann zeigte diffuse Ödeme über den ganzen Körper. Dabei war er nicht auffallend dyspnoisch; der Puls schwankte zwischen 80—90, die Gefäße waren nicht auffallend geschlängelt, der Blutdruck betrug 115 mm Hg. Das Herz schien nicht pathologisch verändert, auch röntgenologisch ließ sich nichts Abnormes feststellen. Die Lungen erschienen nicht verändert, röntgenologisch waren sie weder gebläht, noch nach Art einer Stauung verdunkelt. Die Leber schien normal groß, Aszites fehlte. Im Harn, der in der Menge von 400—700 ccm entleert wurde, waren nur Spuren von Eiweiß zu finden, an manchen Tagen war er sogar völlig frei von Albumin. Das Sediment zeigte vereinzelte Trümmer von Zylindern, hie und da einen Erythrozyten. Das spezifische Gewicht schwankte

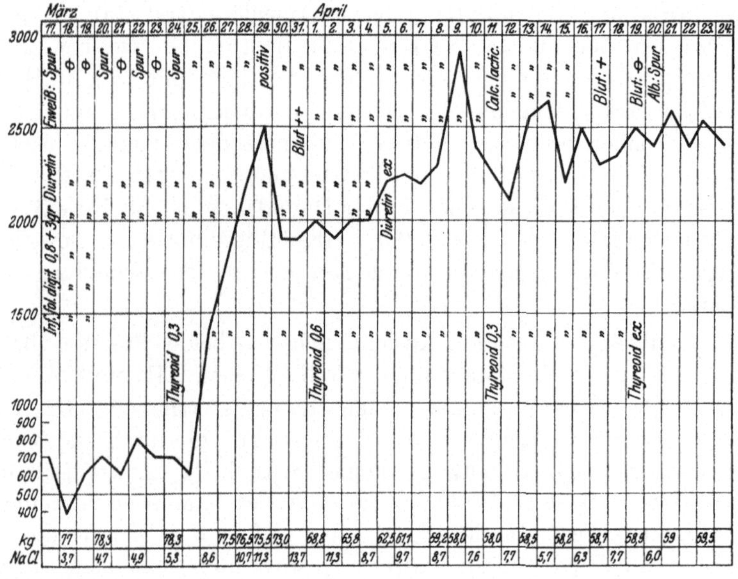

Abb. 37.

zwischen 1015—1020. Der Mann hatte guten Appetit und fühlte sich bis auf die Ödeme vollkommen wohl. Wir haben dem Patienten (vgl. Abbildung 37) zuerst Digitalis gegeben; es hatte ebensowenig Erfolg wie Diuretin. Auf Eiweiß im Harn wurde täglich nachgesehen. Wir haben nun dem Patienten Thyreoid gegeben. Das Diuretin wurde weiter belassen, obwohl es bis dahin durch 9 Tage keinen Erfolg gehabt hatte. Schon tags darauf stieg die Harnmenge und das Körpergewicht begann zu fallen. Die Gewichtsabnahme ist um so auffälliger, als der Patient in der letzten Zeit unter Digitalis und Diuretin sogar schwerer wurde. Im Verlaufe von 16 Tagen hat nun der Mann fast seine ganzen Ödeme verloren. Die gereichte Schilddrüsendosis war eine sehr geringe, ein Einfluß auf die Pulsfrequenz war nicht zu konstatieren. Der Mann hatte während der ganzen Zeit gemischte Kost bekommen, sein Appetit hat sich in letzter Zeit wesentlich gebessert. Erst nach der Thyreoidfütterung, und zwar am vierten Tage derselben, hat sich der Harn eigentümlicherweise verändert. Auf der Höhe der Diurese wurde der Harn über Nacht dunkler und es ließ sich jetzt Blut und auch Eiweiß in vermehrter Menge nachweisen. Im Sedimente waren reichlich Blutzylinder. In diesem Stadium hätte niemand an der Provenienz der Ödeme, als echte nephritische, gezweifelt. Als die Ödeme geschwunden waren, wurde die Hämaturie geringer — allerdings gaben wir auch etwas Calcium lacticum —; die Albuminurie schwand und der ganze Prozeß schien ausgeheilt.

Während wir bei kardialen Affektionen, niemals unter der Schilddrüsendarreichung, ein Auftreten von Hämaturie gesehen haben, kam dieses vorübergehende Ereignis manchmal bei Nephritiden (nicht aber bei Nephrosen) vor. Nachdem nun gerade in diesem Falle, wo Erscheinungen von kryptogenetischen Ödemen bestanden, unter dem Einflusse des Thyreoids Hämaturie und auch eine Zunahme des Eiweißes zu bemerken war, so möchten wir gerade in diesem Gelegenheitsmomente den Beweis erblicken, daß schon zur Zeit der starken Ödeme gleichsam eine Bereitschaft zur Albuminurie, wahrscheinlich auf Grundlage einer Nephritis bestanden hatte; im Beginne der Scharlachnephritis sieht man auch gelegentlich ein Stadium, wo offenbar die Ödeme früher zu sehen sind, als die Albuminurie; dasselbe dauert aber in der Regel nur wenige Stunden, höchstens Tage, so daß es leicht übersehen werden kann. In unserem Falle scheint nun dieses Zwischenstadium sich auf ca. 2—3 Wochen ausgedehnt zu haben.

Wenn unsere Theorie richtig ist, daß die Ödeme bei Nierenerkrankungen auf einer Albuminurie ins Gewebe beruhen, so könnte man hier an einen Fall denken, wo das Durchtreten von Eiweiß durch die Kapillarwandungen im Bereiche der Haut stärker war, als im Nierengewebe selbst — vielleicht erscheint hier der Name Nephritis sine albuminuria ganz besonders angebracht.

Die Kochsalzausscheidung hat, wenn wir nun wieder auf die Wirkung des Thyreoids bei der Resorption von subkutan injizierten Kochsalzlösungen zurückgreifen wollen, mit der Tätigkeit der Gewebszellen scheinbar nur indirekt etwas zu tun. Wir haben gesagt, daß z. B. nach Thyreoidfütterung das Kochsalz deswegen rascher aus den Gewebsspalten wieder austreten kann, weil die erhöhte Zellaktion mit ihrer vermehrten Produktion von Zellschlacken zu Konzentrationsunterschieden leichter und reichlicher Gelegenheit bietet. Es ist ja möglich, daß dadurch das Kochsalz und natürlich auch das Wasser leichter in Fluktuation geraten können, aber im Prinzip ist eigentlich nicht einzusehen, warum bei einer erhöhten Zelltätigkeit z. B. nach Schilddrüsenfütterung das Salz die perizellulären Räume rascher verlassen soll, als beim thyreopriven Tier. Ich sah mich daher gezwungen die Ashersche Theorie zu modifizieren und berücksichtigte noch einen Faktor, auf den wir bei der Analyse der menschlichen Ödeme aufmerksam geworden sind. Mir erscheint diese meine Theorie um so besser begründet, weil ich glaube hier den Weg gefunden zu haben, warum einerseits Thyreoid bei menschlichen Ödemen mit Thyreopenie wirkt, und anderseits bei der Wassersucht, die ihre eigentliche Ursache in einer Albuminurie ins Gewebe gefunden hat.

Beim Myxödem liegt wahrscheinlich die Tätigkeit aller Zellen darnieder. Ein damit behaftetes Individuum scheint viel langsamer und auch weniger (vgl. Abbildung 35) zu verbrennen, als ihm geboten wird. Man kann sich ganz gut vorstellen, daß eben wegen der mangelhaften Zelltätigkeit in der Gewebsflüssigkeit Nahrungsmaterialien sich aufspeichern, weil die Zellen die ihnen angebotenen Substanzen nicht verbrannt haben. Es können daher in den Geweben niedrige und hoch zusammengesetzte Moleküle in Bereitschaft liegen bleiben. Wenn auch diese teilweise jedenfalls abgebauten, aber doch noch höher molekularen Substanzen — vielleicht Peptone — ein geringes Quellungsvermögen besitzen, so ist doch für Salz und Wasser Gelegenheit vorhanden, an sie gebunden länger liegen zu bleiben, als wenn nur geringe Mengen dieser Nahrungsstoffe der Verarbeitung durch die Gewebszellen warten.

Dadurch, daß durch Verfütterung von Schilddrüse die Zellen die vorgelagerten Nahrungsbestandteile rascher in Arbeit nehmen, können nun die durch die Quellung gebundenen Salze ebenso wie das Wasser frei werden und für die Ausscheidung durch die Nieren disponibel sein.

Das Thyreoid wirkt nach unseren Erfahrungen auch beim Ödem der echten Nephritis und auch bei den hochgradigen Schwellungen der Nephrosen, wo ja ein ursächlicher Zusammenhang zwischen Thyreopenie und Disposition zu Ödemen nicht so handgreiflich erscheint. Die Frage, die sich jetzt aufdrängt und die sehr schwer eindeutig zu beantworten ist, lautet: Ist die Verfütterung von Schilddrüsensubstanz bei den Fällen von Albuminurien ins Gewebe — um kurz gesagt jene Fälle zusammenzufassen, die bei Nierenerkrankungen zu sehen sind — ebenso zu erklären, also gleichfalls im Sinne einer erhöhten Tätigkeit der Gewebszellen, oder spielen hier noch andere Momente eine Rolle, von denen wir uns aber vorläufig keine entsprechende Vorstellung machen können?

Eine Tatsache, die wir so oft zu beobachten Gelegenheit hatten und die immerhin zu einiger Vorsicht vor Verallgemeinerung unserer Vorstellungen mahnt, ist die Schnelligkeit, mit der manchmal die Diurese einsetzt. Oft schon am nächsten oder übernächsten Tage sehen wir die Diurese einsetzen und in relativ rascher Zeit die Ödeme völlig verschwinden; Analogien aus der Klinik, aus denen man ebenfalls auf ein rasches Wirken von Thyreoidsubstanzen schließen könnte, sind uns fast nicht bekannt. Im Gegenteil, ein guter Einfluß von Schilddrüsentabletten, z. B. beim Myxödem, macht sich in der Regel erst im Verlaufe von Tagen, sogar Wochen bemerkbar. Wenn tatsächlich erst auf die vermehrte Zirkulation von Schilddrüsensaft im Körper des Nephritikers die Gewebszellen intensiver arbeiten und daher das ihnen vorgelagerte Eiweiß rascher verbrennen, so müßte man nach dem Gesagten annehmen, daß es hierzu einer gewissen Zeit bedarf. Bei Nephrosen und auch manchmal bei der sogenannten Myodegeneratio cordis, wie wir solche in der Abbildung 1 und 2 beschrieben haben, ist auch wirklich eine längere Zeit verlaufen, bevor die Wirkung des Thyreoids sich Geltung verschaffen konnte. Aber im allgemeinen sehen wir den Effekt der Schilddrüsenbehandlung oft schon viel früher eintreten.

Trotzdem wollen wir vorläufig an der Theorie festhalten, daß unter krankhaften Bedingungen Salze und Wasser in den Geweben durch kolloidale Körper in den Geweben festgehalten werden, die vielleicht durch ein pathologisches Übertreten von Eiweißkörpern in die Gewebsspalten gelangt sind. Die Vorstellung, daß die Salze deswegen den Organismus so langsam durchlaufen und sich daher ebenfalls stauen können, weil die Tätigkeit der Zellen des Schilddrüsenimpulses entbehrt, ist zu diskutieren, hat aber — wie bereits erwähnt — ihre Schwächen. Der Erfolg der Schilddrüsentherapie wäre darin zu suchen, daß wegen eines regeren Zellstoffwechsels das Eiweiß, welches durch die Albuminurie ins Gewebe übergetreten ist, rascher abgebaut wird. Je hochgradiger die Ödeme, desto eher kann die vermehrte Gewebsflüssigkeit deletär auf die Funktion, vielleicht sogar auf das Leben der von ihr umflossenen Zellen wirken. So kann es vielleicht verständlich werden, warum in einem Falle die Wirkung früher eintreten kann als in einem anderen, und eventuell in hochgradigen Fällen sogar ganz ausbleiben kann. Die vorgebrachte Theorie hat selbstverständlich nur den Wert einer Hypothese, ist aber, wie ich glaube, gut begründet! Es lassen sich mit ihr so viele Tatsachen in Einklang bringen, daß sie mir für die Pathogenese verschiedener Krankheiten wertvoll erscheint.

Betrachtungen über die Pathogenese der kardialen Ödeme. Einen ganz ähnlichen Standpunkt wie bei der Entstehung der renalen Ödeme möchte ich, natürlich mit gewissen Einschränkungen, auch bei der Erklärung der „kardialen“ Ödeme einnehmen. Es gibt bekanntlich eine Stauungsalbuminurie, bei der es infolge venöser Drucksteigerung zu einem Auftreten von Eiweiß im Harn, also zu einer Durchlässigkeit der Kapillarwandungen im Glomerulus kommt. Warum soll es nun nicht unter gewissen Umständen auch zu einer pathologischen Durchlässigkeit für Eiweiß im Bereiche der peripheren Kapillaren kommen? Von Ludwig ist bereits gezeigt worden, wie es infolge passiver Hyperämie zu einer vermehrten Lymphbildung kommt, was doch beweist, daß Flüssigkeit in vermehrter Menge aus den Blutgefäßen gegen die

Gewebsflüssigkeit übertritt. Offenbar kommt es aber beim gesunden Tier nicht zu einer Stauung der Gewebsflüssigkeit, denn sonst müßte sich ja Ödem entwickeln. Auch bei den Versuchen von Ludwig und Magnus, wo es zu einem beträchtlichen Übertritt von Kochsalzlösung kam, fanden sich keine Gewebsschwellungen; wenn unsere Anschauung richtig, offenbar deswegen, weil es zwar zu einem Übertreten von Flüssigkeit, nicht aber von Eiweiß kam. Nur wenn man regionäre Entzündungen setzt, gelingt es, dauernd Ödeme zu erzeugen; bei dieser Gelegenheit soll noch einmal daran erinnert werden, wie Starling nach Einlegen einer Tierextremität in heißes Wasser aus der betreffenden Lymphfistel Flüssigkeit bekam, die jetzt viel eiweißreicher war als zuvor.

Die Versuche von Magnus, der nach Durchspülen mit physiologischer Kochsalzlösung bei toten Tieren gleichfalls Ödeme erzeugen konnte, lassen sich meiner Ansicht nach ebenso deuten. Man braucht die Zirkulation einer Niere durch Abknicken einer Arterie nur für einen Moment zu unterbrechen und sofort reagiert die Niere mit einer Albuminurie. Warum sollen nicht auch andere Kapillarwandungen für Eiweiß durchlässig werden, wenn die Zirkulation und die normale Ernährung aufgehört hat?

Die Verschiedenheit, warum es einmal bei venöser Stauung sofort zu Ödemen kommt, während es in anderen Fällen lange auf sich warten läßt, möchten wir folgendermaßen erklären: Ist die venöse Stase infolge der mit ihr verbundenen Stoffwechselstörungen bereits imstande, die Kapillarwandungen so zu schädigen, daß auch Eiweiß übertreten kann, dann kommt es auch zu Ödemen, während ein bloßes Durchsickern von physiologischem Transsudate kaum zu Schwellungen führen dürfte. Auf die vielfachen Analogien, die sich beim Studium des menschlichen Lungenödems ergeben, soll nur kurz verwiesen sein.

Läßt sich der negative Erfolg einer Thyreoidbehandlung beim Höhlenhydrops ebenfalls mit der modifizierten Asherschen resp. meiner Theorie in Einklang bringen? Da wir dem Vorhandensein von Zellen, die sich durch Thyreoid zu erhöhter Tätigkeit reizen lassen, bei der Resorption von Ödemen im Unterhautzellgewebe so große Bedeutung zusprechen, glauben wir eben in dieser Theorie auch die Erklärung zu sehen, warum Schilddrüsenzufuhr bei Ansammlungen von Transsudaten in den großen serösen Höhlen keinen oder nur einen sehr geringen Erfolg zeitigt. Denn die die serösen Höhlen auskleidenden Zellen sind ihrer Menge nach für die Aufsaugung größerer Flüssigkeitsmengen unzureichend und die großen Organe, die im Cavum peritonei liegen, beziehen physiologisch ihr Nahrungsmaterial nicht aus der freien Bauchhöhle, sondern aus den Blutgefäßen des Darmes.

Schlußbetrachtungen. Bei unseren Überlegungen, die sich nach Betrachtung der von uns gewonnenen Tatsachen ergeben haben, sind wir zu dem Resultate gekommen, daß man bei der Resorption unserer

Nahrungsmittel der Gewebsflüssigkeit mehr Bedeutung zumessen muß, als es bis jetzt geschehen ist. Bevor die einzelnen Bestandteile unserer Nahrung zu den Zellen gelangen, müssen sie zuerst die Räume passieren, die zwischen Blutkapillaren und Zellen liegen. Hier müssen offenbar Zucker und Aminosäuren vorübergehend halt machen, bevor sie von den Zellen zur Resorption gelangen. Der Grund, warum solche aufgesaugte Moleküle bald länger, bald kürzer hier verweilen können, kann ein verschiedener sein; vielleicht ist ein gewisser Gehalt an Kolloiden notwendig, damit die den Zellen vorgelagerten Moleküle nicht sofort wieder verloren gehen. Auch hier würde also zwischen physiologischem Geschehen und pathologischen Vorgängen nur ein gradueller Unterschied bestehen; *so wichtig möglicherweise ein gewisser geringer Eiweißgehalt für die normale Funktion der Gewebsflüssigkeit notwendig sein kann, so deletär kann er stärker zunehmend werden.*

Mit der Existenz der interzellulären Gewebsräume müssen auch Wasser und Salze, die wir mit der Nahrung zu uns nehmen, rechnen. Denn wie sollten wir uns sonst die Tatsache erklären, warum diese beiden Substanzen nach dem Genusse nicht sofort im Harn erscheinen, und warum sich ihre Ausscheidung durch viele Stunden hindurch hinziehen kann.

Es ist der Weg — um einen Vergleich heranzuziehen —, den das Wasser und Salz nach ihrer Resorption aus dem Darmkanale bis zur Niere zu nehmen haben, nicht eine gerade Flußlinie mit einem weiten Quellgebiete und nur einer Mündung.

Ich glaube, der Flußlauf ist an vielen Stellen eng und wird vielleicht des öfteren durch Talsperren aufgehalten. Um diesen Engen zu begegnen, sind gleichsam Nebenwege für den Ablauf des gestauten Wassers gebaut. Es können also Hindernisse für den Abfluß an den verschiedensten Stellen liegen und wir dürfen nicht glauben, daß die Barriere an der Mündung selbst gelegen sein muß, wenn wir, falls der Abfluß an der Mündung selbst geringer wird oder ganz aufhört. Gut angelegte Stauungsbecken mit Seitenbahnen im Verlaufe des ganzen Flusses können einer drohenden Überschwemmung noch begegnen, doch haben auch sie ihre Grenzen.

An Hand dieses Vergleiches wollen wir uns vergegenwärtigen, daß das „Symptom" Überschwemmung nicht nur dann zustande kommt, wenn ein Hemmnis an der Mündung des Flusses vorliegt, sondern daß an allen möglichen Stellen Störungen vorkommen können. Sicher ist daher *die Niere nicht allein jener Faktor, der für die Diurese bestimmend ist; meiner Ansicht nach spielt das große Schwammorgan — der ganze Komplex der interzellulären Gewebsräume — im Wasser- und Salzstoffwechsel eine ebenso große, wenn nicht größere Rolle als die Niere.*

In der Beurteilung der unterschiedlichen Diuretika wird man meiner Ansicht nach eine weitere Einteilung treffen müssen. Sicher greifen eine Menge dieser Medikamente an der Niere selbst an und können sie zu erhöhter Tätigkeit reizen. Wer sagt uns aber, ob nicht so mancher Körper, dem wir bis jetzt wegen seines mächtigen Einflusses auf die Harnflut eine typische Nierenwirkung zugeschrieben haben, auch extrarenal Angriffspunkte findet. Als Typus eines solchen extrarenalen Diuretikums dürfte die Schilddrüsensubstanz anzusehen sein.

Wenn man einmal sich mit dem Gedanken vertraut gemacht hat, daß der intermediäre Flüssigkeitskreislauf sich nicht nur innerhalb des Blutgefäßsystemes abspielt, sondern daß auch die Gewebsflüssigkeit als ein funktioneller Faktor in Frage kommt, wird man gewisse Fragen der Physiologie und der Pathologie von einem anderen Gesichtspunkte aus betrachten. Meine Theorie steht mit vielen Tatsachen, die wir zum größten Teil auch angeführt haben, in Einklang; es wäre verfehlt, wenn man glauben wollte, auf diese Weise sei nun die ganze Ödemfrage gelöst. Hier spielen sicher sehr viele Faktoren eine wichtige Rolle; viele Details sind bereits geklärt gewesen, und ich hoffe, daß das hier Vorgebrachte als weiterer Beitrag zur Pathogenese der Ödeme Beachtung finden wird.